股骨头缺血性坏死
整体综合疗法

U0038978

车兆勤 著

人民卫生出版社

图书在版编目（CIP）数据

股骨头缺血性坏死整体综合疗法 / 车兆勤著 . —北京：人民卫生出版社，2018

ISBN 978-7-117-26811-0

Ⅰ. ①股… Ⅱ. ①车… Ⅲ. ①股骨 – 骨坏死 – 综合疗法 Ⅳ.①R681.805

中国版本图书馆 CIP 数据核字（2018）第 095560 号

人卫智网　www.ipmph.com　医学教育、学术、考试、健康，
购书智慧智能综合服务平台
人卫官网　www.pmph.com　人卫官方资讯发布平台

股骨头缺血性坏死整体综合疗法

著　　者：车兆勤
出版发行：人民卫生出版社（中继线 010-59780011）
地　　址：北京市朝阳区潘家园南里 19 号
邮　　编：100021
E - mail：pmph @ pmph.com
购书热线：010-59787592　010-59787584　010-65264830
印　　刷：北京盛通印刷股份有限公司
经　　销：新华书店
开　　本：787×1092　1/16　　印张：14
字　　数：314 千字
版　　次：2018 年 6 月第 1 版　2018 年 6 月第 1 版第 1 次印刷
标准书号：ISBN 978-7-117-26811-0/R·26812
定　　价：118.00 元

打击盗版举报电话：010-59787491　E-mail：WQ @ pmph.com
（凡属印装质量问题请与本社市场营销中心联系退换）

写在前面

谨将此书献给我热爱的祖国！献给我的 4867 位忠实的股骨头缺血性坏死的患者及其家属亲友们！献给热爱中医，关注人类健康事业，关心呵护、支持帮助我的海峡两岸的挚友及亲人们！

——车兆勤

"疾虽久，犹可毕也，言不可治者，未得其术也。"

——《灵枢·九针十二原》

股骨头缺血性坏死
整体综合疗法

车兆勤简介

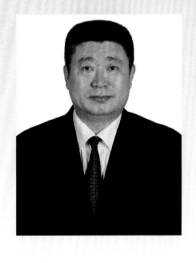

首届国医大师张灿玾门人，中医副主任医师，毕业于山东中医药大学。上海中医药大学附属龙华医院浦东分院特聘专家；上海中医药大学固生堂中医门诊部特聘专家；上海闸新中西医结合医院特聘专家；中国医药物资协会名老中医专家委员会特聘专家。兼任世界中医药学会联合会中医外治操作安全研究专业委员会理事会副会长、眼针专业委员会理事会副会长，中华中医药研究促进会针刀医学专业委员会副秘书长、新中医分会副秘书长，中华中医药学会针刀医学分会常务委员、骨伤人才分会常务委员，上海市康复医学会肌肉骨骼专业委员会常务委员，上海东方整体医学研究所理事长。

1994年师从朱汉章教授学习针刀医学，长期致力于针刀医学的研究、推广和普及工作；致力于整体医学的临床研究，倡导整体医学、服务治疗学；致力于中医学外治技术的挖掘传承以及治疗疑难病症、急危重症的临床研究，在股骨头缺血性坏死、颈肩腰腿痛及疑难骨病等方面疗效显著。参加国家中医药管理局关于"刺骨术治疗骨痹的临床观察研究"，完成了刺骨术治疗股骨头缺血坏死、膝关节骨性关节炎、顽固性根痛症的临床疗效和安全性的研究。现承担"针刀疗法结合通络生骨胶囊治疗缺血性股骨头坏死的临床疗效研究"科研课题(纵向课题)。"整体医学治疗股骨头缺血性坏死"被国家标准委立项选入"一带一路"项目，并参加第一批泰国推广项目。

股骨头缺血性坏死
整体综合疗法

张灿玾寄语

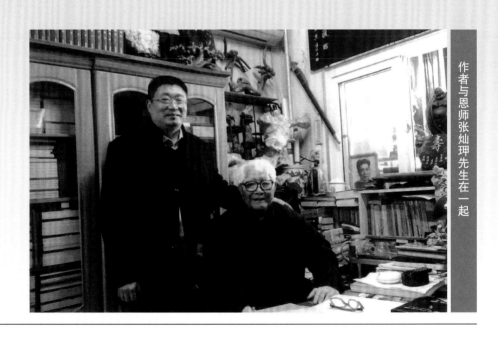

"治身格言：敏勉好学，克己修身，笃行务本，安道求真。"

"习业训词：厚德怀仁，乐群敬业，医文并茂，理用兼优。"

"我这一辈子对生活没有太多的要求，有衣服就能挡风，有饭就能充饥，有床板就能睡觉，有房子就能栖身。我把所有的精力都放在做学问上了。"

"不论中医还是西医，都永远在路上，谁也没有顶峰，谁也没有终点。"

"中医是通过理论思维来判断病因病机，辨证求因；不像西医看病，一切追求看得见，摸得着，可以量化的东西，是一种机械唯物论。实际上疾病是瞬息万变的，中医没有办法量化。"

"首次方不开大量，小量试探，一付即可，以至为度，'至'是感觉、感受到了，有效果、还是不好的感觉都是信息；好的感觉适当增加剂量，继续服用，不好的感觉立马停药，重新辨证论治。以平为期，'平'就是把矛盾解决了，达到了平衡状态，这就是一个界限，不要再吃了。这就是我的医学思想。"

"看了 70 多年病了，我感觉没有秘方，一人一方，随机应变。"

"我也不迷信名人，我看到的名家诊病，都是小心翼翼。"

"学术发展，无论是哪一门科学都是按着自身的规律发展。"

"中医自身的规律是：人与天地相参，天地变了，病也变了，人也变了，就是自身的规律，天气变化，引起机体的变化，不以人的意志而转移。"

"季节的变化，就是生物竞争，生存竞争。"

曹明冉序

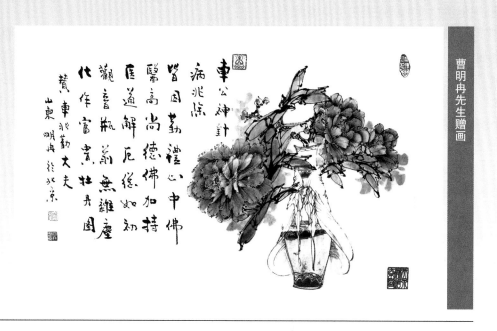

　　车兆勤先生是著名的中医骨伤科大夫,对骨科疾病、疑难杂症有独到见解和治疗手段,特别是对各种形式的股骨头坏死症有独到、深刻、准确的诊断。他以高妙、熟练的针刀法,快速、少疼、轻松为患者解除痛苦,常以习惯性的先仁心而后仁术治病行为,轻松自如地和患者打成一片,推心置腹,积极沟通,主动交流。在患者眼里他是亲人,是朋友,是医生,让患者在愉悦中配合治疗,推进康复,经他治疗的4867位股骨头缺血坏死患者的康复概率及康复速度是医界的新突破。

　　车兆勤先生出生于中医世家,他爷爷车继学先生是定陶县(山东)远近闻名的百姓郎中、"苍生大医",街坊邻里男女老幼,谁有个头疼脑热、伤筋动骨,或疑难杂症上门求治,不管白天黑夜、风雪雨晴皆是来者不拒，像对家人、对朋友一样和颜悦色，平心静气地望、闻、问、切……

儿时兆勤就在这种传统中医文化的环境中浸泡着成长，在学堂背诵课文，回到家里背诵药方，常常念爷爷读过的《医学三字经》《汤头歌诀》《药性赋》等。奶奶常看到他摇头晃脑地背药方就时时提醒他："孩子，不能死记硬背，天也变，人也变，季节也变，草木也变；药方子也要随机应变呀，死方子活用嘛。"

在那年月里，他也是爷爷的小帮手，帮着爷爷给父老乡亲们推拿、针灸，帮着父亲为"病号"拔罐、煎药，对开出的"药方"也是悉心揣摩而心领神会，因而对人体的五脏六腑、经络穴位、骨骼关节的功能等就有了初步认知。

苦心人天不负，他1988年考取了山东中医药大学，三年时间，顺利通过了十二门课程，并以全区第三名的成绩完成了学业，同年又拜山东中医药大学附属中医医院针灸科著名教授张登部先生为师，学习针灸，并实习一年，这就为他后来的发展奠定了坚实的基础。后来他被首届国医大师张灿玾收为入室弟子，在师父的悉心指导下又把《黄帝内经》研习了一遍，为他治疗疑难病症提供了丰富营养。

先辈们以仁之心行医于百姓之中，赢得了百姓亲情似的拥戴。先辈的形象高大而平易，也如影随形地影响着他。就在这种传统医道、惠民氛围中熏陶着的车兆勤，带着朴实的亲民、为民的心态辛辛苦苦、踏踏实实做了十五年的乡村医生，被评为"农村优秀科技拔尖人才""定陶县十大杰出青年""菏泽市科技拔尖人才""山东省青年星火带头人"，被定陶县中医院破格录用为国家正式医务工作者，任命为定陶县中医院业务副院长，晋升至副主任医师。这一干又是十二年。

2008年，这个接着二十七年"地气"的车兆勤被上海仁济医疗集团作为人才引进，聘为上海西郊骨科医院业务院长；由此，"车氏整体医学治疗股骨头缺血性坏死"被国家标准委立项，成为首批向泰国推广的医疗项目之一。并成立了上海东方整体医学研究所，被上海中医药大学附属龙华医院浦东分院聘为特需专家，在上海中医药大学固生堂中医门诊部设立整体医学临床中心、车兆勤中医传承工作室。这就为他的理想和事业的发展插上了翅膀。

五年前的腊月，我的左腿根及膝盖疼痛难忍，不能走路，朋友把车大夫介绍给我，当日在朋友照料下到了上海，车兆勤先生派车把我直接拉到了他的治疗室，躺在治疗床上，与我边聊家常、边问病情、边抚摸患处，在我不经意中小针刀下去了，问：酸吗？答：有点酸。问：疼吗？答：有点酸疼，但比腿疼轻多了。两番的问答，他笑着说：这和股骨头没关系，你起来吧。我很轻松地坐起来下了床，当晚，他和朋友陪我愉快地游览了东方明珠和黄浦江夜景。

去年冬天一个周末，车大夫去三亚度假，正逢老朋友聚会，有个沈阳朋友的妻子，笔直而痛苦地坐在丈夫身边，勉勉强强地应酬，我低声问她怎么啦？回答：腰酸背痛二十余年了，天南地北求医无效。我说：我身边有个骨科大夫你试试看。于是乎，她躺在沙发上，车先生义不容辞地进入了治病状态，也就是一壶茶的工夫，就结束了治疗，这位夫人高兴地直流泪，边频频扭腰、踢腿、边连连鞠躬道谢说：老天爷呀，这就是缘吧……

对他的医德医术我曾感而赋诗：车公神针病兆除，皆因勤礼心中佛。医高尚德佛加持，医道解厄总如初。观音瓶前拂杂尘,化作富贵牡丹图。

当然,类似以上两例病症很多很多,在他手上都是小事一桩,治疗骨骼怪病、疑难杂症,特别是股骨头坏死才能体现他的妙手绝招,因而赢得了社会认可,也必然增加了他的治病压力。面对诸多病员,不管是异病同治,还是同病异治,也不管男女老幼,高低尊卑,他总是耐心、冷静、准确细致地把握和履行着良心职业而必需的医德和医术。几十年的骨科专业,以及对股骨头缺血性坏死的探索,又从近五千股骨头缺血性坏死的患者病例中总结、提炼,概括了治疗感受,又找到了治疗经验和方法,而编著成册。

我是医疗界外人,出于对车先生严谨敬业精神和他精湛医术的感佩而认真读了《股骨头缺血性坏死整体综合疗法》。虽然我对陌生的专业术语知之甚微,但从艺术角度品味看:不是就事论事,孤立谈"骨病坏死"症,而是从当今医疗现状,中西医的发展趋向,大胆揭示弊端,并对医疗界整体"缺氧"提出了自己的主见,甚至是呐喊。倾吐了隐潜多年的医术理想,也是自我生命节奏的展现与释放。从人的七情、五脏及医源性致病,层层递进"骨病"之原理,并以他诸多的临床经验积累,作了新的诠释。这本书的出现是患者之福音,也是业内重要的参考文献,因为这书里有一把"钥匙"。

山东财经大学教授曹明冉于北京

2017 年 7 月 7 日

股骨头缺血性坏死
整体综合疗法

前　言

笔者 36 年的医海生涯,深谙患者求医问药,乘兴而至、败兴而归之心理:渴望疗效满意的同时,又不得不面对诸多"无效医疗"的现实,出于求生的本能,又以"卖炭翁"的心理,改换门庭;期盼名医圣手回春的同时,又担心再一次的误诊失治。三十余年如一日,研习岐黄之术,寻古问今,挖掘继承,创新弘扬,同时潜心学习西医学、心理学等现代医学之基础理论、基本知识、实用技能,博采众家之长,以为民除瘼为当务之急。临床中发现"服务治疗学"的神奇作用,是医源性致病因素的克星,随即潜心研究,悉心实践,每每救人于水火,除危于悬崖,良心稍有安慰。

本书仅以股骨头缺血性坏死一个病种入手来阐述整体医学思想,剖析医源性致病因素的根源,呼唤"服务治疗学"的回归,彰显中医学的伟大。

目前对医疗机构发展评价指标是:床位数量;床位的使用率、周转率;门诊人次;营业额等,原本整体的生命体,一旦生病,就被切割成越来越精细的部分,整体观的缺失使得原本简单的疾病就诊过程变得复杂化。

我的医疗实践中发现,股骨头坏死这种疾病很容易使患者对治疗产生两个极端行为和两个误区,一是高期望值的行为,认为立即手术疾病就会马上痊愈,永不复发,草率选择手术,留下遗憾;二对保守治疗持怀疑态度,认为不手术只能控制病情的发展,不能根治,心理纠结,产生新的致病因素。误区一是认为中医是"慢郎中",只会调理,不治急危重症;误区二是认为专业性越强,水平越高。事实证明,医学上分科过细,会影响该病的治疗。我有一个被治愈的股骨头缺血性坏死的患者,以他的亲身经历推荐刚刚被确诊为右侧股骨头缺血性坏死的同乡找我做保髋治疗,听说手术完马上就痊愈,于是乎就放弃了保守治疗的想法,选择了人工关节置换术,手术后的疗效和术前的期望值产生了巨大的反差,陷入了疼痛之中。一年之后左侧也被确诊为股骨头缺血性坏死,死活不肯再做手术,毅然决然找到我并接受整体医学保髋治疗,三年下来痊愈,和右侧形成了明显的对比,右侧人工关节置换术后的髋关节在阴天下雨的时候酸胀不适感觉非常明显,左侧保髋治愈的髋关节没有任何不舒服的感觉。

据《中国历代官制词典·太医院》载,我国元明时期,把医学分为十三科。元代为大方脉科、杂医科、小方脉科、风科、产科、眼科、口齿科、咽喉科、正骨科、金疮肿科、针灸科、祝由科、禁科;明代为大方脉、小方脉、妇科、疮疡、针灸、眼、口齿、接骨、伤寒、咽喉、金镞、按摩、祝由。自古就有"一医而看十三科"的说法,又重视医德的教育。历代的中医学家都是德艺双馨的全科医生,比如扁鹊是我国最早的全科医生。现代中医大家蒲辅周先生治气虚心痛(冠心病),即冬用膏、夏用散,以与季节相适应,既考虑到疗效,亦方便了病人。我的师父张灿玾先生在《金匮要略》的基础上巧用地浆水治疗食物中毒,疗效显著。2003年非典肆虐时期,岭南名医、现代中医学家邓铁涛先生,87岁高龄率领弟子们亲临一线拉开中医抗击非典的序幕,在给其爱徒身患非典高热不退的妻子(急诊科护士长)辨证论治时明确指出:"必须停止应用抗生素和激素的治疗",结果是服用中药三天就退热了。广州中医药大学一附院收治36例非典患者,无一例死亡,医护人员无一人被感染,绝大部分痊愈出院,没有任何后遗症,以铁的事实向世界展示了中医治疗急危重症的实力。邓老谈到"非典"的致病原因和走势时说:"按《素问·五运行大论》中五运六气的学说,2003年是火运不及之年,司天之气,为太阴湿土;在泉之气,为太阳寒水。所以这一年的气候以湿寒为主导。而'非典'的致病物质与气候有关,到了夏天,天气转暖,寒湿过去了,'非典'就会逐渐消失。"疫情的走势,也证实了邓老的预言。又说"中医在治疗传染性、流行性热病上积累有丰富的经验,非典并非重症",给医疗界同仁及患者家属传递了正能量,缓解了当时"非典是急危重症"的说法给人们带来的恐惧心理,也是整体观念及服务治疗的具体应用。中医之所以治好病的同时没有后遗症的发生,是因为服务治疗学发挥着重大的作用,抑制了医源性致病因素的发生。

现代医学也发现医学分科过细,越来越具体化的专科建设给医疗带来的弊端,全科医生是整个医疗体系中不可或缺的重要组成部分,所以也提倡全科医生的培养和配置,满足医疗市场的需要。

身为一个普通医生,虽然衣食无忧,但却能时刻体会到中医学诸多实效性的治病救人的技术被轻视,甚至受到质疑,痛心疾首,寝食难安。老早就想学鲁迅之"呐喊",但又惧怕自己人微言轻,再加上生性愚钝,才疏学浅,发现的问题、提出的观点、倡导的技术,受到非议,贻笑大方事小,不能推广治病救人事大。可是,"天下兴亡,匹夫有责"的豪言,医者的天职,以医报国的志向,时时激励着我不甘沉默,在沉默中不断爆发的冲动,终于使我勇敢地拿起笔来,不揣浅陋,将二十余年的医疗经验,公诸于世,并非常自信地期待,能给股骨头缺血性坏死的患者带来福音。

给我留下永久记忆的是:家乡的父老乡亲养育了我,接受过我治疗的近40万个患者上帝成就了我,在风雨行医路上,许许多多的人帮助了我。他们是:原山东省定陶县卫生技术进修学校的许中宽、石世启、吴祥振、孔令梅等恩师;菏泽市定陶区人民医院刘传民院长;菏泽市定陶区东方眼科医院石军院长;菏泽市立医院中医科张汉启主任;山东省菏泽高等医学专科学校崔振芳教授;山东中医药大学的张灿玾师父、刘奎臣老师、姜静娴老师、张登部老师;北京中医药大学针刀医学创始人朱汉章老师;北京汉章针刀医学研究院名誉院长,原内蒙古医学院附属第二人民医院院长李力教授;山东滨州医学院"高应力点"技术创始人王令习教授;辽宁中医药大学附属医院田维柱教授;上海中医药大学附属龙华医院胡志俊教授;上海中医药大学附属龙华医院浦东分院张兵院长;南方医科大学筋膜学创始人原林教授;南京新中医研究院王自平院长;深圳大学医学部王军教授;黑龙江省武警总院刘晓化院长、骨科主任武震博士;大庆市骨伤病医院王秀义院长等等。正是有了他们的无私奉献,才有了今天的整体医学概论,如果说我对人类医学有沧海之一滴的贡献,那也是他们鼎力支持的结果,这也是我完成此书的动力源泉。

本书中涉及的完整病例,得益于上海仁济医疗集团西郊骨科医院提供的良好平台,为了整体医学对股骨头缺血性坏死治疗的临床研究,院方引进了最先进的 PACS 影像系统,为完成影像资料的收集、整个治疗过程中的影像演变的对比创造了条件;并在上海市康复医学会成立每年 20 万元的股骨头缺血性坏死专病救助基金,对特困病人进行救助,使得研究顺利进行,确保了病例的完整。在此深表谢意。

在此书的撰写过程中,得到师父张灿玾的关心指导,师父在生命的最后时刻,在病床上还念念不忘此书的写作进展情况,为不能为我审稿而致歉,慈父般的教诲,让我泪流满面,备受鼓舞。受到我国著名诗书画家山东财经大学曹明冉教授从文学的角度对本书文字、语法、修辞上的指导及专业性与可读性兼容的宝贵建议;受到上海东方整体医学研究所领导及社会各界贤达多方关注;患者朋友也给予了鼓励支持与帮助。还有许多医学同仁、患者朋友参与了对病例的文字整理、图片处理、数据统计、病人随访、英文翻译、文字校对、摄影等工作,他们是:白紾贻、车橘红、车圣惠、车圣楠、杨于捷、刘伟、唐亚雯、陈小刚、陈昭、陈俊嘉、兰守峰、黄柏庭、杨创、徐威等,在此一并表示衷心感谢。

基于本人的学识水平有限,书中错误难免,恳请广大同仁批评指正,希望后人不断地完善它、发展它。

车兆勤

2018 年 1 月

股骨头缺血性坏死
整体综合疗法

目　录

第一章

整体医学概论

　　人类以整体的生命体生活在整体、运动、发展、变化中的世界里,并且与宇宙万物万象融为一体。人类的生命活动,生老病死的过程,无一不是在自然界的整体中完成。人体疾病的发生都不是单一的个体因素,而是与自身以及所处的社会、工作、家庭、自然环境等整体因素休戚相关。因而对于疾病的病因、病理、诊断、治疗、预防、保健也应该从整体进行考虑,抛开整体的内部联系,局部的、片面的或断章取义,其结果只能是脱离实际,如同一叶障目,不能指导实践。东方哲学派生的中医学,以天人合一的"整体观念""辨证论治"的原则性和灵活性为其特点,几千年来从未间断。《素问·至真要大论》"谨守病机,各司其属",法随证立,药因症异,标本缓急,内外兼治,同病异治,异病同治,万变不离其宗,以至为度,以平为期。西方哲学派生的现代医学,也逐渐认识到,社会现状、工作压力、自然环境、家庭生活等整体现象对人体生命活动的影响,德国心理学家韦特海默(M.Wertheimer)创立格式塔心理学,格式塔(Gestalt)在德文中意味着整体,认为:"整体不能还原为各个部分、各种元素;整体先于部分而存在,并且制约着部分的性质与意义;部分相加不等于整体,整体大于部分之和"。20世纪后期,"社会-心理-生物"综合医学模式的兴起,以及随着系统生物学与系统生物技术的飞速发展,21世纪伊始走向后基因组时代的系统医学与个性化医疗的时代,标志着整体医学也受到西医学的高度重视。

　　再看中医学与西医学历史及现状。首先是中医学有悠久的历史,为中华民族的繁衍昌盛、卫生保健、文化传承、弘扬发展,乃至全人类的健康事业,做出了巨大贡献。中医学的价值观体现在四个方面:一、救世济人,实效性的技术遍及全球;二、仁心仁术,大医精诚的人文精神惠及全人类;三、未病先防,未雨绸缪,打造上工,不治已病治未病;四、医患和谐,尊重生命,敬畏自然,治人治病。西医学发展历史较短,1543年维萨里发表《人体构造论》,创立了人体解剖学,至今也不过470余年,1835年传入中国广州至今只有180余年。其次是中医学的特点逐渐凸显出来,人性化的近乎绿色的治疗理念,攻克疑难病症的潜质,越来越受到世人重视。西医学的快速发展,药物的毒副作用、耐药性、破坏性的治疗手段,所导致的并发症、后遗症,以及诸多疑难病症的"无效医疗"也逐渐引起人们的关注。概而言之,中西医本是一个战壕的战友,面对着共同的敌人,那就是:"疾病",谁也取代不了谁,只能在医道中互相补充,扬长避短,我的师父,我国首届国医大师张灿玾90岁感言:"不论是中医还是西医,都永远在路上。"人生代代无穷,医道亦无止境,我认为中西医的归途必定是从中西医结合到中西医融合的整体医学模式。

整体医学就是把西医学的治疗理念与方法融入到现代中医学的临床实践之中,并与服务治疗的新理念结合在一起,形成一门新的医学体系。整体医学是时代的产物,是顺应人类与时俱进的健康需求而产生的。当下人类对健康的重视程度越来越高,对"未病先防"理念认识程度越来越深,对疾病诊疗过程的要求越来越实际,亦即变复杂为简单的快速诊断,速效性治疗,远期疗效的保障,治愈疾病的同时要求痛苦小、无毒副作用、确保体表完整无损不留痕迹。这也是人类对当代医学界提出的亟待解决的问题。

那么,什么是现代中医学呢?现代中医学应该具备三个特点:首先是继承了传统中医学"整体观念、辨证论治"的基本特点;二是对传统中医学理论的挖掘、创新发展,不断地把现代医学的新鲜血液注入到传统中医理论之中;三是大道至简,实效性的实用技术应用。

整体医学是将西医学的系统医学模式融入到现代中医学之中,从人体、自然、社会的层面研究人体生命科学。整体医学全方位地考量患者的病情、发病经过、诊疗历程、社会关系、工作环境、家庭状况、经济现状、心理素质等因素在疾病中所占的比例,为治疗方针的制定提供科学依据。

整体医学的创新点:第一,发现了"医源性致病因素"。第二,提出了"服务治疗学"的概念。第三,崇尚"未病先防,既病防变,治疗整体"的养生保健、寓防于治的理念。当今医疗技术是飞速发展了,但疾病是越治越多,这就是没有把"未病先防"落到实处。真正意义的医学科普、健康养生教育缺如,铺天盖地的所谓健康养生讲座,我把它称之为"营销性科普教育",使得人们真假难辨,陷入误区。"未病先防"真正的缺如还不仅仅是这些,更重要的是"未病"诊断标准、治疗技术、疗效评定标准的缺如。比如通过对颈椎的保养来预防心脑血管疾病即脑血管意外和心肌梗死的发生,业界目前还没有统一的标准。既病防变:一旦生病,就要马上治疗,防止传变。张仲景《金匮要略》云:"夫治未病者,见肝之病,知肝传脾,当先实脾,四季脾旺不受邪,即勿补之;中工不晓其传,见肝之病,不解实脾,唯治肝也。"当今的过度检查、过度用药、手术适应证的扩大等,使得"治未病"步入误区,使得"既病防变"难以实施。治疗整体:对疾病的治疗,内外兼顾,整体配合,递次跟进。应该先用药食同源的食药,即食疗,花钱少、安全的方法给予治疗,无效再用药物,再无效,再考虑选择针或者刀治疗。运动医学、康复医学合理介入,协调善后。《素问·异法方宜论》曰:"故圣人杂合以治,各得其所宜,故治所以异而病皆愈者,得病之情,知治之大体也。"就是关于对疾病整体治疗的最早论述。

整体医学的内涵是:读懂病,更读懂人;既要技术,又要服务;既要疗效,又要满意。可以用两个公式表示:

$$技术 + 服务 = 疗效$$
$$服务 + 技术 = 满意$$

以技术治疗为主、服务治疗为辅的医疗行为,得到的是疗效。以服务治疗为主、技术治疗为辅的医疗行为,得到的是满意。技术治疗和服务治疗齐头并进的医疗行为,疗效和满意双收。这便是整体医学之灵魂,也是我在荆棘丛丛、崎岖蜿蜒的医道上,艰苦跋涉半生,朦胧中慢慢发现,竟然是为了寻求"疗效"和"满意"这四个字而已。

第一节　医源性致病因素初探

人们熟知西医学的致病因素有病原微生物,即细菌、病毒、寄生虫等;中医学的致病因素有外感六淫,内伤七情,饮食劳倦等。殊不知医源性致病因素对患者也有很大的影响。

我所说的医源性致病因素不是传统的"医源性感染""二重感染""院内感染"等,而是患者就医的环境和过程中医生的诊疗行为,导致患者原有的疾病加重,或者新的症状出现的因素。医生的各种医疗行为,一个眼神,一个面部表情,一句话,一个肢体动作,有可能对患者产生影响而成为致病因素。

产生医源性致病因素的诊疗行为主要包括:①问诊简单,忽略查体。②过度检查,断章取义,盲从结果。③过度用药,扩大手术适应证,忽视围手术期的康复治疗。

此外,患者在就医过程中的得不到良好的服务,也会感到失望,影响个人情绪。甚至有的患者背着沉重的思想包袱勉强地接受治疗,为医疗纠纷埋下了隐患。有一天我查房时,一个患者家属指着病房里墙壁上的污渍说每天看到它心里很不高兴,刷一下也就几分钟的时间,不知道贵院为什么还每天让我们病人看到它? 可笑的是三个月前是自己住的这间病房,并且向院方提过建议,五个月后是太太生病,住的还是这一间病房,看到墙壁上的污渍依然存在。这就是小细节,但反映了大问题。

第二节　服务治疗学的理论基础与发展历史

一、服务治疗学的理论基础

服务治疗学的历史渊源可以追溯到神农氏和《黄帝内经》时代,《淮南子·修务训》载:"神农乃始教民播种五谷……尝百草之滋味,水泉之甘苦,令民知所避就,当此之时,一日而遇七十毒。"其中的舍己精神、人文思想就是服务治疗学的起源。服务治疗学的理论基础的精髓就是以人为本。中医学以人为本的人文思想精髓体现在以下几个方面:

(一) 对人体生命的尊重和敬畏

"仁心"就是中医学对人体生命尊重和敬畏的人文精神。《素问·宝命全形论》曰:"天覆地载,万物悉备,莫贵于人。人以天地之气生,四时之法成。"人的生命是最宝贵的,人体生命的保护者就是医生。历朝历代社会各阶层对医生的行为规范要求非常严格,从医人员要达到"圣人"的标准,珍爱生命,注重养生,技术精湛,医德高尚,亦即德艺双馨,才能称之为合格的医生,这也是医生受人们尊重的原因。《素问·四气调神大论》曰:"是故圣人不治已病治未病,不治已乱治未乱,此之谓也。夫病已成而后药之,乱已成而后治之,譬犹渴而穿井,斗而铸锥,不亦晚乎?"中医学的"治未病"思想,是对人体生命的尊重和敬畏的最高境界体现。

(二) 授业传道,择人而育

培养医生的最佳人选应该是:重视个人修养,珍爱他人生命,一心为他人着想,道德高尚品行端正的人。《灵枢·师传》记载:"黄帝曰:余闻先师,有所心藏,弗著于方,余愿闻而藏之,则而行之。上以治民,下以治身,使百姓无病。上下和亲,德泽下流。子孙无忧,传于后世,无有终时,可得闻乎?"书中的"黄帝",其实就是医生的代名词,他说:"我听说古代先贤,有许多医疗经验,没有形成文字记载。我想把先辈们的医疗心得,总结成书,作为准则推广。上以治民,下以治身,使百姓无病,社会和谐,高尚道德教育流行于民间。老幼无病可虑,代代相传,永无终止,所有这些,可以讲给我听吗?"这就是古代选择培养医生人选的要求。

(三) 培养上工,铸就"仁心仁术"

《说文·酉部》:"医,治病工也。"而上工,则指知识全面、诊断准确,治愈率高的行医者,现指医德上上、医术精湛的医生。《内经》和《难经》对"上工"就有具体标准。《素问·八正神明论》曰:"上工救其萌芽,必先见三部九候之气,尽调不败而救之,故曰上工。"就是说:高明的医生,在疾病刚刚发生的时候,就把它消除于萌芽状态,一定是首先通过对患者进行"三部九候"整体诊查,来判断人体正气与邪气的关系,对病情下一步的发展变化做出正确的预判,趁着人体正气还没有被邪气击败,病情没有进一步发展的良好机遇,进行调治,把疾病的势头消除于萌芽状态,这样的医生就可以称之为高明的医生。大凡高明的医生,都修炼仁心,铸就仁术。仁心仁术,首要的就是仁心,就是对生命的尊重怜悯之心,这份力量源自对生生不已、周而复始、德泽的效仿和顺应。《孟子·公孙丑上》说:"无恻隐之心非人也";《孟子·梁惠王上》说:"无伤也,是乃仁术。"《素问·征四失论》载:"黄帝曰:夫子所通书受事,众多矣……是以世人之语者,驰千里之外,不明尺寸之论,诊无人事。治数之道,从容之葆,坐持寸口,诊不中五脉,百病所起,始以自怨,遗师其咎。是故不能循理,弃术于市,妄治时愈,愚心自得。呜呼!窈窈冥冥,孰知其道?道之大者,拟于天地,配于四海,汝不知道之谕,受以明为晦。"就是黄帝说:你研究医学理论,从事医疗实践活动已经很久了……但是有的医生,说起话来不着天际,不知道疾病的诊断方法,在诊疗过程中也不考虑病人及家属的内心感受和当务之急。诊疗疾病至关重要的规律是:医生发自内心的自信的体现,在整个诊断诊疗过程中一言一行,一招一式,处处表现出从容和缓,自然亲切,让病人及家属倍感暖心放心。如果一个医生独取寸口,单凭一脉诊病,忘记四诊合参,就不可能找到疾病的部位所属脏腑经络,也不可能发现真正的致病因素,盲目处置,疗效不佳,甚至导致病情加重,开始自责学医不精,继则怪罪老师及教科书的误导。所以作为一个医生,不能遵循医学原理,乱用医疗技术给人治疗疾病,偶尔治愈一人,就违心炫耀自己的功德。唉！深奥致远、精细微妙的医学原理,有谁能够理解其中的终极真理呢？博大精深的医学原理,就像太阳一样照耀天地万物,衬托五湖四海,比方一个医生不用心去学习和领悟医学原理,就是睿智的老师讲得再清楚,也依然糊涂朦胧。《素问·离合真邪论》曰："用实为虚,以邪为真,用针无义,反为其气贼,夺人正气,以从为逆,荣卫散乱,真气已失,邪独内著,绝人长命,予人夭殃。不知三部九候,故不能长久。"离合真邪论篇,顾名思义,主要是讨论人体正气与邪气的分离与结合情况,为达到早期治疗的目的,必须"三部九候"整体地诊查疾病的虚实,邪气与真气尚未结合,及早应用针刺泻法,病可立已,已经结合,要谨查虚实,辨证施治。把实证当作虚证,把邪气当作真气,无道理地盲目用针去泻,结果助长邪气,耗散真气,把顺证变成逆证,导致人体气血运行逆乱,真气耗尽,邪气独留于体内,断送病人性命,给患者家庭带来不能弥补的灾难。作为一个医生不认真学习掌握和运用中医学整体观念、辨证论治的精髓与真谛,是不会长久的。《黄帝内经》整个篇幅,始终都在向医务工作者灌输"仁心仁术"的人文思想。

(四) 构建和谐的医患关系

医患关系主要是医生对患者的责任担当,义务履行。医生不是商人,患者不是商品。医生和商人的区别是:商人以利益最大化为目的,医生以救死扶伤为目的。商人对商品,有着极大的随意性,想卖就卖,不想卖随时可以关门。医生对患者,没有时间地点的限制,只要遇上病人就要竭尽全力,救死扶伤,责无旁贷。患者不是被破坏的机器,医生不是修理机器的人。一个好医生的标准是:所治病人花钱少,痛苦小,效果好,患者及其家属满意度高,救死扶伤,德医双馨。

我从学医那一天起,是没有什么鸿鹄之志的,心里只想做一名治病救人的医生,证明自己是凭本事吃饭的人,从来没有想到当医生还能挣钱,但是通过对中医基础理论的学习及临床实践,在一个个鲜活生命面前逐渐认识到医生的使命不仅仅是技术,更重要的是医德的修养。

在上世纪80年代还在农村行医的我,有这么两个亲身经历的事。

一个发生在我们村里,当时的农村缺医少药,众多的患者使得我一个月当中有一半以上是吃不上中午饭的,常常是中饭和晚饭一起吃,有一天已经是下午两点多了,好不容易处理完最后一个病人,拿起碗筷准备吃饭的时候,我的一个邻居大嫂匆匆赶来就诊,其实她也不是什么急症,只是普通感冒而已,我说让我吃完饭再给你看好吗？不成想她不依不饶,一定要马上给她看病,旁边一个老奶奶告诉她:"这个小医生从早上一直忙到现在,看了这么多病人还没有吃饭呐,就让他吃完饭再给你看病嘛。"大嫂毫不客气地说:"他不吃饭活该,谁让他只顾着挣钱了嘛。"我只能给她处置完才吃饭。不成想没有几天,她突发阑尾炎,我到了她的床前,看到她痛苦不堪的样子,故意给她说:"嫂子,我现在不想挣钱啦,您另请高明吧！"装着要走的姿态,她马上就起身苦苦哀求:"好兄弟,您就救救我吧,快要痛死了,我知道前几天说错话了,对不起啊！"我就一边治疗一边告诉她,我从学医那天起,从来就没有想到挣钱,医生绝对不是商人！当今之世,有人把医生看作商人,我每每听到患者或者家属看到门前长长的候诊队伍说:"你的生意真好啊",心里非常难过,我认为,如果一个医生被患者认为是商人的时候,那么就是医生的失败,是人类的灾难。

另外一个事,发生在麦收大忙季节,一个农民小伙子在麦田里被突然倒塌的高压电线杆上的高压电线触及,被打倒在田边的小河沟里,家人和村里人皆惊慌失措,恰好有我们定陶县(现在的菏泽市定陶区)公安局的一个法医,名叫刘明月,身着便衣,骑自行车去看望住在农村的老人,路经此地,看到此状,扔掉自行车,急招呼人把小伙子抬到路上,就跪在地上,给他施行口对口人工呼吸和胸外按压急救。当我赶到现场时,只见他艰难地从患者身边爬起来,满头的大汗,心情沉痛地告诉我,已经抢救45分钟了,瞳孔已经散大,实在是无力回天了,惋惜怜悯之情溢于言表。忙于死者的家属及村里人,也没有一个人顾及他,更没有人道一声谢,只有我知道他是一个人民法医。看着满身泥土、疲倦不堪的他独自扶起自行车悄然远去,医生的神圣使命,良医的伟岸身躯一下子深深烙印在我的脑海之中。其实在生活中,何止这些,在飞机上、轮船上、火车上、高速公路上都有医生奋不顾身、抢救病人生命的动人故事,有的甚至献出了宝贵的生命。这就是医生不是商人,患者不是商品的最好诠释。

(五) 医患之间良好的沟通

《素问·汤液醪醴论》曰:"帝曰:形弊血尽而功不立者何也? 岐伯曰:神不使也。帝曰:何谓神不使? 岐伯曰:针石,道也。精神不进,志意不治,故病不可愈。今精坏神去,荣卫不可复收,何者? 嗜欲无穷,而忧患不止,精气弛坏,荣泣卫除,故神去之而病不愈也……病为本,工为标;标本不得,邪气不服。此之谓也。"

此段经文笔者对数家先贤的注解持有不同观点,特别是对"形弊血尽"的注释,从《素问·汤液醪醴论》整个篇幅所阐述的观点,笔者的理解是:"形"是指人身的形体;"弊"是疲惫之意;"血"是心主血脉,其华在面;"尽"是表示某个范围界限。亦即气血不能到达面部这个区域,就会出现面色无华。因此对此段经的译文应该是:黄帝说:人体疲惫,面色无华,看似不太严重的这一类疾病治疗往往没有明显的效果,为什么呢? 岐伯说:是人的精神不能发挥作用了啊。黄帝又问:什么是人的精神不能发挥作用了啊? 岐伯答曰:砭石磨成的针,是中医学的源头,但就针而言,就是一种治疗方法而已,如果病人精神消沉,疑虑重重的心态不能消除,那么疾病治疗就不会痊愈。是什么原因导致了精神受伤,荣卫失调? 就是思念的欲望没有穷尽,忧虑的事情连续不停,正气迅速损伤,营血瘀滞,卫气消失,因此病人精神散去疾病就治不好了……在医患关系上,病人为本,医生为标,医患之间不能成功地沟通("标本不得"的"得"是"成功,完成"的意思),病邪就不会顺服地被祛除,说的就是这种情况啊。

那么医患之间怎样才能成功沟通呢?《内经》创立"望、闻、问、切"四诊法,为医患沟通制定了规范。中医学强调天人合一及病人自身的能动性,所谓上医治国,中医治人,下医治病,好的医生与病人的沟通能力是技术和艺术的最佳结合。具体的沟通技巧,不外乎以下几个方面。

1. 树立"病为本,工为标"的思想　医生一言一行,一举一动,时时刻刻地体现着发自内心的尊重、接纳、理解、关爱,不可以有半点的私心杂念。正如孙思邈《大医精诚》曰:"凡大医治病,必当安神定志,无欲无求,先发大慈恻隐之心,誓愿普救含灵之苦……勿避险巇、昼夜寒暑、饥渴疲劳,一心赴救,无作工夫形迹之心……不得起一念蒂芥之心。"《灵枢·师传》

曰:"黄帝曰:顺之奈何? 岐伯曰:入国问俗,入家问讳,上堂问礼,临病人问所便。"通过询问病人的喜恶,顺应其情志,是完成良好沟通,让患者积极配合治疗的必要条件。俗语"三分治疗,七分养护",老百姓也知道在疾病的过程中病人自身修复和康复能力起着主导作用,医生只是起着帮助的作用。

2. 给患者营造良好舒适的就医环境　《素问·移精变气论》做了这样的设计:"闭户塞牖,系之病者,数问其情,以从其意。得神者昌,失神者亡。"对诊疗环境提出了要求,在封闭幽静的环境中,在医生的诚心开导感召之下,病人会从容地述说全部发病经过,才会讲出难言之隐,让病人的精神因素发挥正向作用,促进疾病的康复。

3. 给患者以正能量、将心比心　要做到雨中送伞、雪里送炭,切忌火上浇油,雪上加霜。假如我是一个患者,尽管病情比较重,还是最希望、最想听到医生的表白是所患的疾病不严重,可以治疗,并且效果非常好,痊愈后不易复发等正面的消息。最怕听到的是病情严重,难治,需要手术,不易断根等负面消息。其实笔者曾经患肺脓肿,在请呼吸内科、胸外科、肿瘤科、影像科医生会诊时,对不同的过程和结果对心理产生的影响深有体会,对服务治疗的作用机理研究产生了更加浓厚的兴趣,没有休息,正常上班,一个月就治疗好了自己的顽疾,其结果让西医同仁感到不可思议。清代徐延祚在《医粹精言》中所说:"我之有疾,望医之救我者何如? 我之父母妻子有疾,望医之相救者何如? 易地以观则利心自淡矣。利心淡则良心现,斯畏心生……似局外之身,引而进之局内,而痛痒相关矣。"

4. 对于不配合者,动之以情,晓之以理　对于骄恣之辈,循循善诱,苦口婆心,用诚心打动患者及家属。正如《灵枢·师传》曰:"黄帝曰……且夫王公大人血食之君,骄恣从欲,轻人,而无能禁之,禁之则逆其志,顺之则加其病,便之奈何? 治之何先? 岐伯曰:人之情,莫不恶死而乐生,告之以其败,语之以其善,导之以其所便,开之以其所苦,虽有无道之人,恶有不听者乎。"黄帝的意思是:高官贵人喜食大鱼大肉,骄恣纵欲,看不起人,不肯接受别人的意见,如果规劝他们遵医嘱就会违背他们的意愿,顺从他们就会使病情加重,像这种情况如何处置? 以什么为根本呢? 岐伯说:怕死求生,是人之常情,告诉病情对他可能造成的危及生命的伤害,友好地述说良好的行为品质对治疗疾病的益处,引导他要把握住治疗疾病的便利机会,尽力地启发患者从疾病的困扰中走出来,就是再不讲道理的人,也不会不听从劝告,而是积极采纳意见,满怀信心地接受并配合治疗。

良好沟通的目的就是让患者的精神作用发挥到极致,也就是"神之使也"。

总之,一切以人为本,为患者着想,让患者和家人感受到被尊重是服务治疗的物质基础。《黄帝内经》及历代名著都不乏篇幅呼唤医学人文精神,就是服务治疗学之源。

二、服务治疗学的发展历史

自《黄帝内经》之后,服务治疗学也随着中医学的发展而发展着。历代的先辈们,在传承弘扬发展祖国医学基础理论和实用性技术的同时,也在不断地完善丰富服务治疗学的内容。

张仲景《伤寒杂病论》原序,曰:"夫天布五行,以运万类,人禀五常,以有五藏,经络府俞,阴阳会通,玄冥幽微,变化难极,自非才高识妙,岂能探其理致哉?上古有神农、黄帝、岐伯、伯高、雷公、少俞、少师、仲文,中世有长桑、扁鹊,汉有公乘阳庆及仓公,下此以往,未之闻也。观今之医,不念思求经旨,以演其所知,各承家技,始终顺旧。省疾问病,务在口给,相对斯须,便处汤药,按寸不及尺,握手不及足,人迎、趺阳,三部不参,动数发息,不满五十,短期未知决诊,九候曾无仿佛,明堂阙庭,尽不见察,所谓窥管而已。夫欲视死别生,实为难矣!"批判学医不精,缺乏仁心仁术,草菅人命的凡医庸医,训诫医界,要培养服务百姓的良心医生。

到了唐代,服务治疗学达到了鼎盛,代表人物就是孙思邈,其《大医精诚》是最早的服务治疗学专门文献,字里行间彰显服务治疗学的理念,每每读之,自愧不如,孙思邈《大医精诚》:"……唯用心精微者,始可与言于兹矣。今以至精至微之事,求之于至粗至浅之思,岂不殆哉……世有愚者,读方三年,便谓天下无病可治;及治病三年,乃知天下无方可用。故学者必须博极医源,精勤不倦,不得道听途说,而言医道已了,深自误哉。凡大医治病,必当安神定志,无欲无求,先发大慈恻隐之心,誓愿普救含灵之苦。若有疾厄来求救者,不得问其贵贱贫富,长幼妍媸,怨亲善友,华夷愚智,普同一等,皆如至亲之想。亦不得瞻前顾后,自虑吉凶,护惜身命。见彼苦恼,若己有之,深心凄怆。勿避险巇、昼夜、寒暑、饥渴、疲劳,一心赴救,无作工夫形迹之心。如此可为苍生大医,反此则是含灵巨贼……其有患疮痍下痢,臭秽不可瞻视,人所恶见者,但发惭愧、凄怜、忧恤之意,不得起一念蒂芥之心,是吾之志也。夫大医之体,欲得澄神内视,望之俨然。宽裕汪汪,不皎不昧。省病诊疾,至意深心。详察形候,纤毫勿失。处判针药,无得参差。虽曰病宜速救,要须临事不惑。唯当审谛覃思,不得于性命之上,率尔自逞俊快,邀射名誉,甚不仁矣。又到病家,纵绮罗满目,勿左右顾眄;丝竹凑耳,无得似有所娱;珍羞迭荐,食如无味;醽醁兼陈,看有若无。所以尔者,夫一人向隅,满堂不乐,而况病人苦楚,不离斯须,而医者安然欢娱,傲然自得,兹乃人神之所共耻,至人之所不为,斯盖医之本意也。夫为医之法,不得多语调笑,谈谑喧哗,道说是非,议论人物,炫耀声名,訾毁诸医,自矜己德。偶然治瘥一病,则昂头戴面,而有自许之貌,谓天下无双,此医人之膏肓也……医人不得恃己所长,专心经略财物,但作救苦之心,于冥运道中,自感多福者耳。又不得以彼富贵,处以珍贵之药,令彼难求,自炫功能,谅非忠恕之道。"《大医精诚》对医生提出了高要求,从初诊对待病人的态度"先发大慈恻隐之心",到诊疗行为"勿避险巇、昼夜寒暑、饥渴疲劳,一心赴救,无作工夫形迹之心",都要全力以赴,诚心诚意,无怨无悔"不得起一念蒂芥之心"的为患者服务。孙思邈就为后人树立榜样,他在临床当中设身处地为患者着想,尽量让病人用最简单的方法,花小钱,治大病。他在《备急千金要方》中说:"安身之本必资于食……食能排邪而安脏腑,悦神爽志以资气血,若能用食平疴、释情、遗疾者可谓良工。"所以他在临床中都是先用食疗的方法给人治病,若不行再考虑针药。

宋金元时期,名医辈出,如宋代著名的儿科医家钱乙,出生于今山东菏泽郓城县,享年82岁,他把服务治疗学应用到了婴幼儿群体,"专一为业,垂四十年",钱乙在行医过程中,深感到小儿病难治,他说:"脉难以消息求,证不可言语取者,襁褓之婴,孩提之童,尤甚焉。"为此,他以近四十年时间,将临证心得著书立说,把仁心仁术传于后世,代表著作《小儿药证直诀》惠及全人类。元祐年间的唐慎微,语言朴讷,其貌不扬,但睿智明敏,医术精湛,医德高尚,患者不分贵贱,有召必往,风雨无阻,为服务治疗学的发展作出了表率,著作《经史证类备急本草》广传于世。

明清时期的名医大家,进一步发展丰富了服务治疗学的内涵。明代医家汪机注重服务治疗,强调不可轻视人之生死,对重危病人"竭力治之,至忘寝食",在《推求师意·序》中说:"医乃仁术也,笔之于书,欲天下同归于仁也。今若刻布以广其传,则天下病者有所益,而天下医者有所补,其仁惠及于天下大矣!"刘纯在《杂病治例》感叹:"良方录传,不惟及于一家一国,且遍于天下而传于后世,岂不愈于身亲为之者耶"。让更多的经验代代相传是学医者的责任。陈实功创立"医家五戒",一戒便是"凡病家大小贫富人等,请视者便可往之,勿得延迟厌弃"。薛己在《女科撮要·序》中指出:"不忘其亲之谓孝,不私其有之谓仁,孝则仁,仁则公,公则溥。"清代喻昌在《医门法律》中指出:"医,仁术也……视人犹己,问其所苦,自无不到之处。"刘仕廉《医学集成》曰:"医之为道,非精不能明其理,非博不能至其约。"王士雄在《回春录》中说:"医者,人生之术也,医而无术,则不足生人。"认为一个医生如果医术不精湛,那么即使仁心厚重,也毫无用处,不能救人于水火之中。叶天士又特别指出"术不精则无异于杀人",告诫后人:"医可为而不可为,必天资能悟,语书万卷,而后可借术济世。不然,鲜有不杀人者,是以药饵为刀刃也。"对服务治疗提出了更高的要求。

当下中医的春天到了,也给服务治疗学的发展创造了机遇,因而倡导复兴服务治疗学的核心思想,尤为必要。

第三节　服务治疗学理念

一、树立服务治疗理念,消除医源性致病因素

服务是一种重要的防病治病的方法,服务治疗是无公害的天然疗法。服务治疗学强调就医环境,医务人员的仪容仪表、表情语言、肢体语言、沟通技巧、对技术自信的自然流露等。

整体医学创立"服务治疗"的理念,这个新理念的概述就是"在给病人的诊疗过程中,医生本人行为方式和所处的环境给病人及其家属的印象感知对疗效产生积极影响,称之为服务治疗",并提出在医疗行为当中"服务治疗"是一种重要的不容忽视的非药物的纯绿色的治疗方法,并贯穿于整个治疗过程,把医疗纠纷及事故消灭于萌芽状态,通过疗效和满意的双重作用,顽疾虽不愈,患者也理解。

服务治疗学是研究服务治疗的发生、发展、变化规律的一门科学。

服务治疗学研究的目的是让患者及其家属对医生的医疗行为产生顺从、同化、内化,从而提高患者的自信及自我康复能力。也就是说把患者的家属纳入我们的医疗行列,成为医生的同盟军,帮助医生共同为病人找回自信,配合治疗。

一人生病,全家不安。特别是慢性疾病,久治不愈,疑难病症,多家医院不能明确诊断,病人精神紧张,家属亲人揪心,朋友跟着担心,情绪相互影响,形成恶性循环,紧接着就会产

生消极悲观情绪。我们当前的医疗现状是,只注重患者本人的情绪,而忽略了家属、朋友情绪对病人的直接影响,服务治疗的对象应该是病人和家属、朋友等,消除家属、朋友的紧张消极情绪对病人产生的不良影响不可忽视。

医生及所处环境对病人及家属、朋友的影响是有直接效应的,心存善念,温馨环境,发自内心的真诚关怀,表面看似微不足道,但却能给患者带来无限的光明和希望。医生最重要的是给患者及其周围的人传递、输送正能量。一人生病,全家人或者朋友都配合医生治疗,就是中医学的"人文精神",在整个诊疗过程中向患者及其家属传递的都是积极能量。《内经》创立"望、闻、问、切"四诊法,为服务治疗制定了规范。

所谓"中医治人",从四诊"望、闻、问、切"到处方配药,特别是煎药这一环节,更是医患和家属协同工作,能给患者传递正能量的过程体现。中医的煎药,就像是一人给全家人做饭,让家人倍感温馨,其实,煎药的过程不仅仅传递的是亲情、爱情,更重要的是服务治疗的过程。

如果医学只是沿着技术至上的轨道狂飙,忽视"以人为本"的中医学思想,不去关注人的感受和需求,只有病本位,忽略人本位,也就是说占领了技术的制高点,却失去了人文的制高点,这就是单纯生物医学模式的"死穴"。时下有的医院医患关系紧张,医生做得越多,疾病的种类越多;医生承诺越多,患者及其家属的抱怨、疑虑越多,医疗纠纷越多。这就迫切需要医者确立以人为本的思想,急病人之所急,需病人之所需,要以最快的时间为其解决问题,而不是只寻找问题却没有结果,要避免重检查,轻治疗;重客观,轻主观;重循证,轻叙事;重医疗,轻照护的做法。有的医生虽然年高资深,却怠慢病人,忽视病人的彻心疾苦;有的医生虽然年青历浅,却能用心为病人诊疗,时时刻刻关注病人的疾苦,能及时为病人解决问题,被病人视为"放心医生""良心医生"。美国社会学家霍兰也认为医生有四个救生圈,即技术魅力、人格魅力、温暖陪伴、灵魂抚慰。"技术魅力救生圈"固然重要,但其他三个人文"救生圈"也不可或缺。关注病,更关注人。即便如此,一名医生即便是掌握了人类最高精尖的医学知识和诊疗技术,照样会有盲区和医疗差错,这就是不以人的意志为转移的客观规律。

二、服务治疗的机理

服务治疗的机理,《素问·汤液醪醴论》早有阐述:"精神不进,志意不治,故病不可愈……病为本,工为标;标本不得,邪气不服。"病人精神消沉,疑虑重重的心态不能消除,那么疾病治疗就不会痊愈……在医患关系上,病人为本,医生为标;医患之间不能成功的沟通,病邪就不会顺服地被祛除。亦即调动人体的"精气神",通过人体自身强大的自我修复和康复能力治愈疾病,但靠药物、针石治疗,只能是"邪气不服,病不可愈"。美国首位发现结核杆菌的医学博士——特鲁多,青年时期就不幸染上了肺结核病,无效的医疗曾经使他一度丧失信心,忘记一切地去度假,享受大自然,精神放松,心情愉悦时病情也好转,在多年临床实践和自己的亲身体验中得出结论:医生是"偶尔去治愈,常常去帮助,总是去安慰",死后刻在了他的墓碑上。他发现现代生物医学的无奈和困惑,所以说特鲁多的墓志铭,在某种意义上是西医学对服务治疗的认识和呼唤。现代心理学的新近研究发现:人体交感神经与免疫系统的细胞信号通路之间存在着的"对话"机制,会抑制保持免疫系统的许多基因的表达,而使免疫功能下降。通过医生与患者及其家属良好的沟通,舒适的就医环境,对抗和消除患者及家属精神紧张和消极情绪,特别使患者本人产生自信,充满希望,从而阻断交感神经与免疫系统的细胞信号之间的通路"对话"机制,解除抑制保持免疫功能的许多基因的表达能力,而防止免疫功能下降。心理因素对躯体健康最突出的影响就是精神紧张和负性情绪,精神紧张会导致躯体疾病,各种持续的或强烈的消极情绪同样也会使免疫功能下降导致躯体疾病的发生。

概之,中医学的诞生已经孕育了服务治疗学,同时西医学也越来越认识到了"服务治疗"的重要作用。不论中医还是西医对服务治疗机理的研究必将逐步走向深入,进一步指导临床实践活动。

第二章

股骨头缺血性坏死的治疗
现状与研究方向

第一节　整体医学对股骨头缺血性坏死治疗现状的思考

手术在医学中的地位及对人类的贡献毋庸置疑,但不是首选,万不得已而为之,尤其是股骨头缺血性坏死这个病,本来就不是急危重症。

股骨头缺血性坏死的治疗现状令人深思:

为什么大批的股骨头缺血性坏死的患者在排队,翘首以待"髋关节人工置换术"?

为什么手术专家对各种术式的疗效又产生质疑?

为什么诸多的非手术方法效果不尽如人意?

为什么散在民间的"名不见经传"的所谓"土办法"就能"偶尔"治好一些患者,并且远期疗效非常好?

为什么有的学者高呼"刀下留人",却没有任何反应?

这些到底是谁造成的?

当前对于股骨头缺血性坏死的治疗以多元化的开放性手术为主,常采用的比如:髋关节囊内减压术、股骨头髓内减压术、干细胞移植术、带血管蒂骨瓣移植术、钽棒植入术、股骨头置换术、全髋关节置换术、等等,所谓的微创保髋术,归根到底,还是以切开皮肉,到达股骨头进行对坏死骨的治疗,总之,都是针对骨头的治疗。

《灵枢·九针十二原》曰:"疾虽久,尤可毕也。言不可治者,未得其术也。"这个"术"是仁心之仁术,而非开刀之术。无论西医还是中医,无论手术还是非手术,疗效都不尽如人意,疗效不好只说明了一个问题,就是对股骨头缺血性坏死的真正致病因素和病理机制,还需要进一步地研究,找出真正的原因。某些"土办法",治愈顽疾,效果好,说明该疗法触及到了真正的致病因素。基于中西医对疾病谱认识的现状,把患者导向所谓"高科技"的诊断方法和手术方向,这就是医学的缺憾。民间的"土办法"在业界内非主流的"偶尔"治愈,因为名不见经传,人微言轻。如何让手术室外的长队,转移到非手术的所谓"土办法"的门外,让"偶尔"治愈变成大批的治愈,这也是世人的殷切期待。要达到此目的就要解决以下问题:

1. 走出研究方向的误区 因为股骨头缺血性坏死不是一个独立的病,而是一个全身性的疾病,所以不能只对着股骨头来研究,而是要从生命体自身、环境、社会的整体层面进行研究。这样才能真正找到并揭示股骨头缺血性坏死的原因和病理演变机制。

2. 填补早期诊断的空白 加强对中医学基础理论的研究,把现代医学的精髓融入中医学的基础理论当中,亦即中西医融合,把中西医从理论上融合在一起,填补股骨头缺血性坏死早期诊断和早期治疗的空白。

3. 出台实用性的诊疗标准和疗效评定标准,修订教科书 因为目前教科书里关于"股骨头坏死诊疗专家意见(2007)"和"成人股骨头坏死诊疗专家共识(2012)""成人股骨头坏死临床诊疗指南(2015)"与临床实际需要还有距离,所以出台实用性的股骨头缺血性坏死的诊疗标准和疗效评定标准显得尤为必要。

第二节 解析股骨头缺血性坏死的研究方向

目前国内外对股骨头缺血性坏死研究结果的共识有三点,即:发病,男性多于女性;发病年龄,以 40 岁左右为高峰;早期诊断和早期治疗的重要性。其他关于致病因素、发病机制、治疗方法等都存在着很大的争议。通过对国内外 27 篇学术论文进行分析,了解股骨头缺血性坏死的临床应用、基础理论、发病机制等方面的研究成果,分析大致的研究方向与轨迹,探讨其与临床实际应用的距离,佐证了整体医学对股骨头缺血性坏死致病因素、发病机制、临床应用研究的新路径,研究方向的新思考,填补了研究领域的一个空白。同时意识到建立国家股骨头缺血性坏死数据库,对不同民族、不同地域之间的差异进行统计分析,开展流行病学研究迫在眉睫。最好用能体现整体观、低成本、易普及的 X 光骨盆正位片做追踪随访。

一、临床应用研究

(一)《超短波早期治疗激素性股骨头缺血性坏死的实验研究》

刊登:《中华物理医学与康复杂志》2004 年第 12 期

摘要:目的:采用马血清、激素联合应用诱导股骨头坏死模型,观察超短波早期干预治疗的效果。方法:对新西兰大白兔联合应用马血清、激素造模处理,30 只大白兔随机分成对照组、模型组和超短波组,各组分别检测血栓素 A2(thromboxane A2,TXA2)、前列环素(prostaglandin,PGI2)和血脂(triglyceride,TG)、胆固醇(total cholesterol,TCh)及血液流变学指标,并进行分析比较。结果:10 周后模型组产生股骨头缺血性骨细胞死亡,骨髓细胞减少,出现高黏滞血症、高脂血症和 TXA2-PGI2 平衡失调,导致血栓形成,造成股骨头缺血性坏死,而超短波组进行超短波干预治疗后,血液循环加快,血脂水平降低,血液黏度降低,血小板活性下降,TXA2-PGI2平衡得以恢复,从而保护血管内皮,防止血栓形成。结论:上述各项指标的检测是激素性股骨头缺血性坏死较为敏感的指标,超短波早期干预治疗可能成为防治激素性股骨头缺血性坏死发生的一种新疗法。

(二)《股骨头骨缺血性坏死的介入治疗:附152例疗效分析》

刊登:《中华放射学杂志》1995年第11期

摘要:讨论股骨头骨缺血性坏死的治疗。股骨头骨缺血性坏死是较常见的疾病,至今尚无一种很有效的治疗方法。此文可贵之处是作了探索性尝试,并且取得了初步临床疗效,但尚需作深入的研究。希望能开展动物实验、注入药物的作用机制和治疗前后的影像学及其病理基础的比较等研究课题。任何一种疗法只有经过较长时间的临床观察,最好能应用CT和(或)MRI做追随访。

(三)《股骨头缺血性坏死患者骨密度检测结果及分析》

刊登:《中华骨质疏松杂志》2013年第1期

摘要:目的:探讨股骨头缺血性坏死与骨质疏松的关系。方法:选用法国MEDL公司生产的OSTEOCORE 3双能X线骨密度检测仪检测我院就诊的股骨头缺血性坏死患者88例。结果:股骨头缺血性坏死患者合并骨质疏松发病率高达56.815%,骨量减少35.22%,正常仅占7.95%。与对照组比较差异有统计学意义,$P<0.05$。结论:股骨头缺血性坏死患者有着骨质疏松高发病率,对股骨头缺血性坏死患者应加强骨密度的检测、加强对骨质疏松的预防,同时应积极治疗骨质疏松。

(四)《非创伤性股骨头缺血性坏死的临床病因分析》

刊登:《中国矫形外科杂志》2002年第11期

摘要:目的:探讨非创伤性股骨头缺血性坏死的临床病因构成及特点。方法:对成人非创伤性股骨头缺血坏死306例(504髋),按病因分组并行统计学处理。结果:306例中酒精性139例(46%),激素性105例(34%),酒精+激素性40例(13%),非酒精非激素性22例(7%),酒精性高于激素性($P<0.05$)。酒精+激素性的平均饮酒年数小于酒精性($P<0.05$),酒精+激素性的激素用量小于激素性($P<0.05$),酒精+激素性双髋坏死率高于酒精性和激素性($P<0.05$)。结论:酒精和激素是非创伤性股骨头缺血性坏死的主要致病原因,酒精性有上升趋势,酒精和激素具有协同致病作用。

(五)《治疗股骨头缺血性坏死的疗效分析》

刊登:山西医科大学外科学(专业学位)2015年硕士论文

摘要:目的:通过观察体外冲击波在治疗不同分期股骨头缺血性坏死方面的疗效评价,来验证体外冲击波是行之有效的治疗早期ONFH的方法。方法:本文回顾性分析了山西医科大学第一附属医院骨科收治确诊股骨头缺血性坏死患者26例;年龄18~60岁,平均43岁;病程3个月~1年。通过影像学诊断股骨头缺血性坏死有26例(30髋)患者进行体外冲击波治疗,通过Harris评分给股骨头缺血性坏死的患者进行疗效评定,再把30髋患者通过治疗前及后的第3、6、12个月分成四组,采用患侧髋关节Harris评分观察体外冲击波在治疗不同分期股骨头缺血性坏死方面的疗效;统计分析:认为$P<0.05$为差异有统计学意义。结果:

对于股骨头缺血性坏死的患者早期治疗效果明显优于中、晚期的患者。结论：①体外冲击波治疗股骨头缺血性坏死患者有效；②体外冲击波治疗股骨头缺血性坏死患者早期治疗效果明显优于中晚期患者，但治疗机制仍不十分明确，仍需进一步探讨；③早期运用体外冲击波疗法可延缓股骨头缺血性坏死、促进修复重建骨组织结构及改善关节功能。

（六）《保留股骨头手术治疗股骨头缺血性坏死1005例临床分析》

刊登：《中华外科杂志》2005年第16期

摘要：目的：探讨股骨头缺血性坏死保留股骨头的外科治疗方法。方法：对采用带旋股外侧血管升支髂骨瓣、带旋股外侧血管横支大转子骨瓣、带旋股外侧血管降支骨膜支骨膜瓣及旋髂深血管蒂髂骨瓣及联合骨瓣方法治疗并获得临床随访的1005例患者（1226髋）进行回顾分析。其中男性579例（695髋），女性426例（53l髋）；年龄17~65岁，平均年龄37.4岁；Fieat Ⅱ期485髋，Ⅲ期473髋，Ⅳ期268髋；Harris髋关节功能评分平均56.2分；术后随访1.5~15年，平均随访5.1年。根据Hams髋关节功能评分标准进行临床评价，根据手术前后Fieat分期改变进行影像学评价。结果57例61髋于术后l~6年改行人工全髋关节置换术。股骨头得到重建的病例，术后Hams髋关节功能评分提高至平均85.8分，其中临床成功率为89.4%（1041髋），影像学成功率为75.4%（878髋）。Fieat Ⅱ期优良率为95.3%，Ⅲ期为87.9%，Ⅳ期为60.8%。结论：应用显微外科技术，针对不同程度的股骨头缺血性坏死采用单纯或联合带血管蒂骨（膜）瓣转移，是青壮年股骨头缺血性坏死患者保留股骨头的有效治疗方法。

（七）《成人股骨头坏死临床诊疗指南（2016）》

刊登：《中华骨科杂志》2016年第15期

摘要：股骨头坏死曾被称为股骨头缺血性坏死和股骨头无菌性坏死，是骨科常见的难治性疾病。对任何年龄段、任何病理分期的患者，规范的诊疗方案都非常重要。"股骨头坏死诊疗专家意见（2007）""成人股骨头坏死诊疗专家共识（2012）"的制定为国内股骨头坏死诊疗的规范化起到了巨大的推动作用，但在分期规范化与治疗方式的选择方面仍存在不足之处。为了更加规范而有效地诊治股骨头坏死，中国医师协会骨科医师分会显微修复工作委员会、中国修复重建外科专业委员会骨缺损及骨坏死学组和中华医学会骨科分会显微修复学组共同组织国内股骨头坏死研究领域的专家，于2015年3月21日经过对既往专家共识的讨论、修改，结合近几年的研究进展，制定了成人股骨头坏死临床诊疗指南。

（八）Treatment of osteonecrosis of the femoral head with vascularized bone grafting《血管化成骨术治疗股骨头坏死》

刊登：Mod Rheumatol.2015 Mar；25（2）：278-81.

查阅：https://www.ncbi.nlm.nih.gov/pmc/articles/PMC4596199/

摘要：股骨头坏死（ONFH）的诊断对患者及医务人员均构成了一大挑战。虽然业内对其成因知之甚少，但已有采用不同方法进行治疗取得了不同程度的进展。血管化成骨术便是其中深受好评的一种，该方法通过回复活骨、结构支撑和向股骨头无血管部分供血等手段进行治疗，是一种从时间和资源角度评估均有较高效率的疗法。通过引入血管再生，与其他恢复手段相配合,为 ONFH 这一困扰人类健康的疾病的治疗描绘了美好的前景。

(九) Epidemiology of nontraumatic osteonecrosis of the femoral head in Japan
《日本非创伤性股骨头坏死的流行病学研究》

查阅:https://www.ncbi.nlm.nih.gov/pubmed/25036228

摘要:目的:阐明非创伤性股骨头坏死的流行病学原因,并对该疾病在日本的年发病率进行分析。方法:笔者对日本爱知县(人口 740 万)3 年内登记在册的非创伤性 ONFH 病例及放射影像进行了分析,同时将不符合日本非创伤性股骨头坏死研究会制定的临床诊断标准的病人排除在样本之外。结果:在 3 年期的研究中,327 名全国非创伤性 ONFH 登记患者有 285 人的病例、放射及磁共振影像资料符合诊断标准,另外 42 人(占 12.8%)则未被列入名录之中。患者平均年龄 50.4 岁,性别比为 2.1∶1(男∶女)。致病因素中,甾体激素致病135 例(47.4%),酒精致病 87 例(30.5%),甾体激素和酒精共同作用致病 14 例(4.9%),其余 49例则为原发性致病(17.2%)。结论:经年龄修正后,爱知县非创伤性 ONFH 病例为 138.5 例/年,由此推断,全日本(1.28 亿人口)的年发病率为 1.91/100 000。

(十) Prevalence of Osteonecrosis of the Femoral Head《股骨头坏死的患病率研究——全韩国流行病学分析》

查阅:http://www.arthroplastyjournal.org/article/S0883-5403(09)00211-3/abstract

摘要:本研究分析了韩国股骨头坏死的发病率。研究所用样本来自韩国国家健康保险病例库,选取 2002-2006 年被诊断为股骨头坏死的病例。笔者随机选取其中 382 例真实病例,对其诊断进行研究。结果显示,年发病率为 20.53%~37.96%,主要为男性。同时,笔者发现,32.4% 的患者有酗酒史,14.6% 的患者由服用甾体激素导致,另有 37% 为上述两种原因共同致病。除关节成形术外,减压术也是关节保护中常用的方法。上述研究成果为认识该疾病提供了重要依据。

(十一) Treatment for Osteonecrosis of the Femoral Head:Comparison of Extracorporeal Shock Waves with Core Decompression and Bone-Grafting《股骨头坏死的治疗研究:核减压辅助体外冲击波和骨移植疗法的比较》

查阅:http://jbjs.org/content/87/11/2380

摘要:背景:有关早期股骨头坏死的最佳疗法的争论从未平息,在本研究中,笔者对非介入疗法,如核减压辅助体外冲击波法和骨移植对相似患者的疗效进行了对比。方法:本研究随机筛选Ⅰ、Ⅱ、Ⅲ期患者进行冲击波法、核减压法和非血管化腓骨移植法,冲击波组为 23例(29 副髋骨),手术组为 25 例(28 副髋骨)。两组病人人口统计学特征、病程、分期及随访行程相似。冲击波组采用单次 28kV 电压,6000 次脉冲治疗患处。所得结果中,将通过视觉模拟疼痛量表分析出的疼痛程度、Harris 髋骨评分和日常生活与工作能力综合评估纳入评价体系。放射影像学分析则通过一系列平面放射影像和磁共振影像进行。结果:治疗前,两组患者的疼痛和 Harris 髋骨评分相似,而到治疗后 25 个月,冲击波组的上述两项指标较初始状态明显改善($P<0.001$)。该组中,79% 的患者髋骨症状明显好转,10% 无变化。髋骨接受非血管性腓骨移植术的组别中,29% 患者症状改善,36% 无变化,另有 36% 症状恶化。此外,

在冲击波组中,影像学分析结果显示,治疗前Ⅰ期或Ⅱ期13个病变中的5个出现减退,Ⅲ期病变则无变化。Ⅱ期和Ⅲ期则各有两个病变部位治愈。手术组中,有4个病变部位出现减退,15个(总数19,均为Ⅰ期或Ⅱ期)治愈。其余病变部位无变化。结论:体外冲击波疗法较核减压法和非血管性腓骨移植术对早期股骨头坏死患者效果更好。该方法在治疗股骨头坏死方面的创新性则需要通过其长期效果进行评判。

(十二) Nationwide Epidemiologic Survey of Idiopathic Osteonecrosis of the Femoral Head《原发性股骨头坏死的全国性流行病学研究》

查阅:http://link.springer.com/article/10.1007/s11999-010-1292-x

摘要:背景:特定人群的原发性股骨头坏死的临床特征虽已有诸多报道,其在全国范围内的适用性仍有待研究。问题/目的:笔者认为:年就医患者数和确诊患者数,以及年龄及性别分布,潜在病因,疾病轻重和所接受的手术为研究的关键问题。病人与方法:笔者于2005年进行了全国性流行病学调查,涵盖全日本各骨科,通过双重随机取样法根据病床数筛选病例样本。结果:统计显示,2004年因原发性ONFH就医的患者总数为11 400例(95%置信区间,10 100~12 800例)。笔者选取其中1502例研究其临床资料,结果显示,发病年龄峰值为40~49岁,潜在病因为系统性服用甾体激素(51%)和习惯性饮酒(31%)。髋骨移植为最常用治疗方法(65%)。在系统性服用甾体激素的患者中,系统性红斑狼疮最常见(31%),为基本病。40岁以下患者群众,服用甾体激素系最大潜在病因(60%),髋骨移植同样最为常用(45%)。65岁及以上年龄患者中,既无甾体激素服用史,也无饮酒史的占到多数(41%)。结论:对日本ONFH的研究表明,发展预防与治疗方法对减轻患者,尤其是年轻患者的痛苦具有重要意义。证据水平:等级Ⅳ,预后研究。本文全体作者声明,本研究符合其所在单位有关人体试验相关规定,并符合相关研究的伦理规范。本研究由大阪城市大学医学系公共卫生部(大阪,日本)、京都府立医科大学医学科学研究所整形科(京都,日本),名古屋大学医学科学研究所流行病学、生物统计学和医疗决策科及琦玉医科大学医学系公共卫生部(琦玉,日本)共同完成。

(十三) Influence of Alcohol Intake, Cigarette Smoking, and Occupational Status on Idiopathic Osteonecrosis of the Femoral Head. 《饮酒、吸烟及职业状况对原发性股骨头坏死的影响》

查阅:http://journals.lww.com/corr/Abstract/1988/09000/Influence_of_Alcohol_Intake,_Cigarette_Smoking,.21.aspx

摘要:笔者通过流行病学研究对比了112例服用类固醇皮质激素的原发性股骨头坏死(ON)病人及168例医院对照病例,两组病人在性别、年龄、种族、确诊时间等方面相近。本研究对饮酒、吸烟及职业状况对ON的疾病发展进行了分析;同时对相对风险,ON与危险因子制剂的关系进行了统计分析并建立了线性回归模型。结果显示,有饮酒习惯者(RR=7.8,$P<0.001$)的患病风险与饮酒量正相关($P<0.001$):当饮酒量为<400,400~1000和≥1000ml/周时,RR值分别为3.3、9.8和17.9;在有吸烟习惯者中,风险值较其他人群显著上升(RR =3.9,$P<0.05$),但其量效关系目前尚无确切数据。此外,肥胖与重体力劳动并不会增加

患病风险。研究结果显示,过量饮酒及吸烟为罹患原发性股骨头坏死的重要诱因,体力劳动等外界压力则与其发病并无关联。

（十四）Prognostication of Nontraumatic Avascular Necrosis of the Femoral Head: Significance of Location and Size of the Necrotic Lesion.

《非创伤性无血管股骨头坏死的预后:病变位置及大小的重要性》

查阅:http://journals.lww.com/corr/Abstract/1994/06000/Prognostication_of_Nontraumatic_Avascular_Necrosis.19.aspx

摘要:基于对149例患者非创伤性无血管股骨头坏死（ANFH）患者髋骨放射影像的分析,本研究建立了早期ANFH的预后评价方法。根据患者病变部位及大小,该方法首先对放射影像进行了分类。在其中一组120例中,符合下述两项诊断标准的病例均出现了大范围塌陷:一,在站立时,承重面中线前后三分之一均出现病变;二,股骨头侧面病变范围超过43%。而在另29例中,坏死的程度及范围均低于上述组别,髋骨塌陷风险的大小主要决定于ANFH病程的早期。

（十五）Core Decompression With Bone Grafting for Osteonecrosis of the Femoral Head.《核减压骨移植术治疗股骨头坏死》

查 阅:http://journals.lww.com/corr/Abstract/2001/05000/Core_Decompression_With_Bone_Grafting_for.9.aspx

摘要:核减压骨移植法是目前较为常用的治疗股骨头坏死的方法之一,然而,其安全性与有效性备受争议。笔者对一项采用核减压与骨移植单一手术治疗285例病人的406副髋骨的前瞻性研究进行综述,分析术后2~14年病人的相关情况。根据对结果进行Harris髋骨评分、放射影像定量分析及髋骨置换需求度分析。上述病例与采用非手术治疗的39位病人的55副髋骨及历史对照病例进行比较,结果显示,406例中有5例术后一个月出现并发症,其中2例为跌倒所致破裂。208例病人（312副髋骨）在最短期（术后2年）随访中,有36%（90位病人的113副髋骨）在平均29个月内需要进行髋骨置换,Ⅰ期的65例中有18例（28%）,Ⅱ期的133例中有45例（34%）,Ⅲ期的13例中有3例（23%）,Ⅳ期的92例中有45例（49%）。而在Ⅰ、Ⅱ期合并股骨头崩塌的病例中,77例轻微病变中的10例（14%）,68例中度病变中的33例（48%）,以及48例大面积病变患者中的20例（42%）需要进行髋骨置换。上述病例的Harris髋骨评分及放射影像技术均相似。相比之下,采用核减压及骨移植法治疗的患者并发症发生率极低。在股骨头崩塌前使用该方法治疗,较出现该症状后治疗效果显著提高。上述结果与坏死的阶段及面积有关。

二、基础理论研究

（一）股骨头缺血性坏死的研究进展

查 阅:http://www.sjzyyzz.com:8080/sjzyy/ch/reader/create_pdf.aspx?file_no=130539&year_id=2013&quarter_id=05&falg=1

摘要:目的:对股骨头缺血性坏死的研究进行综述。方法:查阅近几十年关于股骨头缺血性坏死的文献报告,对其进行分析。结果:国内外多数学者逐渐认可股骨头缺血性坏死的保头治疗,目前较为公认的方法有:关节镜疗法、冲击波疗法以及体外震波、高压氧、髓芯减压术、骨移植术、截骨术等。结论:随着现代科技的发展以及保头观念的提升,人们在股骨头缺血性坏死这一疾病的深入研究中发现多种疗法相结合将更有利于改善患者症状与减缓或消除骨坏死进程,这也将成为该病的研究领域的新热点。

(二) The 2001 revised criteria for diagnosis, classification, and staging of idiopathic osteonecrosis of the femoral head. 《原发性股骨头坏死的诊断、分型及分期原则(2001 修订版)》

查阅:http://link.springer.com/article/10.1007/s007760200108

摘要:原发性股骨头坏死的诊断、分型及分期原则(2001 修订版)于 2001 年 6 月由日本厚生劳动省下属疑难病症研究委员会发布,其宗旨在于为原发性股骨头坏死的诊断和治疗提供指导性意见。该原则选取了 5 项重要针对性诊断指标:即非关节缩窄和髋臼异常 X 射线特征的股骨头崩塌(含新月形标志);非关节缩窄和髋臼异常股骨头分裂性硬化;T1 加权 MRI 显低密度带(条带状);组织学特征显小梁及骨髓坏死等。凡符合上述 5 项中的 2 项,且无骨骼肿瘤或发育不良,即可诊断为原发性股骨头坏死。坏死性病变照 T1 加权或 X 光影像可分为四种,发生于承重部位中线三分之一或以下处为 A 型,三分之二及以下处为 B 型,三分之二以上处且未延伸至髋臼边缘者为 C1 型,三分之二以上处且延伸至髋臼边缘者为 C2 型。放射影像无坏死特征,但 MRI、骨闪烁图及组织学分析有坏死特征者为 1 期;股骨头可见分裂性硬化,未见崩塌者为 2 期;出现分裂性硬化(含新月形标志),未见关节缩窄者为 3 期;股骨头或髋臼在 3 期时可能有软骨刺生成。3 期可细分为两个阶段,3A 期时,股骨头崩塌不足 3mm;3B 期时则为 3mm 或以上。当发生骨关节炎症性病变时,即为 4 期。

(三) Epidemiology of Osteonecrosis of the Femoral Head in South Korea 《韩国股骨头坏死的流行病学研究》

查阅:http://link.springer.com/chapter/10.1007%2F978-3-642-35767-1_7

摘要:股骨头坏死通常认为与供血不足有关,然而,这一因素是否为首要原因,是否具有原发性,亦或者居于几种常见病因之次,则未见病因学分析。导致 ONFH 的关键因素包括:酗酒、长时间服用甾体激素、股骨头沉箱病变,戈谢氏病等,其症状则为髋关节炎。然而,除上述病因外,对该疾病的确切流行病学原因,发病机制及历史则仍未见报道。

(四) Osteonecrosis of the Femoral Head:Pathogenesis and Long-term Results of Treatment. 《股骨头坏死:发病机制及长期治疗效果分析》

查阅:http://journals.lww.com/corr/Abstract/1988/06000/Osteonecrosis_of_the_Femoral_Head__Pathogenesis.5.aspx

摘要:除创伤导致的股骨颈囊内腔破裂或盆骨错位外,股骨头坏死的病因尚不为人所知。在创伤的影响下,股骨头的血液循环可能受到严重影响。由于选择恰当的手术治疗有赖于病期诊断,病理进程的分期至关重要。前后位和侧位 X 光照片在诊断Ⅱ～Ⅴ期时拥有足够的准确度,断层影像和磁共振扫描则可用于 X 线片所呈影像符合 II 期分型特征时。后者在前者检测无法发现的细微变化时,如表面破裂或关节断裂初期时效果较好。上述变化可能改变 II 期而非 III 期的定性。对 I 期而言,MRI 及核活体检查则为必须。治疗股骨头坏死方面,虽已有多种手术方法见诸报道,却并未见其中一种的疗效优于其他。上述报道中,多数未见对手术效果进行长期跟踪评估与大样本分析,因而无法得出确切的结论。而在疾病晚期,当髋关节变性后,则应采用全髋骨置换或髋关节融合术进行治疗。

(五) Osteonecrosis of the Femoral Head《股骨头坏死研究》

查阅:http://journals.lww.com/jaaos/Abstract/1999/07000/Osteonecrosis_of_the_Femoral_Head.5.aspx

摘要:美国每年股骨头坏死的新增病例为 10 000~20 000 例,该病症常见于 40 岁左右。关于其成因,虽已有大量报道归结了危险因素,其病因、病理及治疗仍存在诸多争议。该疾病与甾体激素使用,药物滥用和多种系统性治疗相关。直接(如毒素的生成)或间接(如脂代谢紊乱或缺氧)的骨细胞损伤也可能导致骨坏死。暴露于上述危险因素且不断加剧的情况下的病人,须进行密切观察。然而,多数情况下,病人在晚期才得到确诊,影响了小型介入手术的疗效。此外,晚期病人须在年轻时接受全髋骨置换,进一步影响了预后。

三、发病机制研究

(一)《激素性股骨头缺血坏死发病机理及其研究进展》

刊登:《中国矫形外科杂志》2000 年 第 2 期

摘要:目的:总结激素性股骨头缺血坏死发病机制及其进展,为临床防治提供理论依据。方法:对近 46 年来相关激素性股骨头缺血坏死的基础及临床研究主要文献进行归纳、分析、总结。结果:激素性股骨头缺血坏死存在如下发病机制:脂肪代谢紊乱;骨内压增加;骨质疏松及激素的毒性作用。血管炎、前凝血状况及血管内凝血。结论:激素型股骨头缺血性坏死存在复杂的病理生理学过程,在前凝血状况下应用激素及其血管内凝血发病机制理论被认为很可能是激素导致股骨头坏死的重要病理学基础。

(二)《非创伤性股骨头坏死的流行病学研究》

刊登:《当代医学》2008 年第 24 期

摘要:目的:探讨非创伤性股骨头坏死的发病特点,研究其病因的发展趋势。方法:收集非创伤性股骨头坏死患者的病例及影像学资料,对其一般发病情况、病因等进行统计、分析和总结。结果:收集 1991-2007 年病例 555 例(878 髋),平均年龄 42.06 岁,男女之比 2.4∶1,双侧发病 328 例,占 59.1%,MRI 检查确诊 522 髋中双侧发病占 78.0%。女性发病的平均年龄比男性大,单侧发病的平均年龄较双侧小。酒精性 216 例,激素性 218 例,酒精 + 激素性 20 例,病因不明 101 例;2001-2007 年酒精性与激素性所占病因构成比与 1991-2000 年有显著性差异,激素性已超过酒精性。结论:非创伤性股骨头坏死以青壮年为主,男性多于女性,多为双侧发病;MRI 检查对股骨头坏死早期诊断具有重要意义;激素性股骨头坏死已超过酒精性,应提高对激素性股骨头坏死的重视。

（三）《非创伤性股骨头坏死与激素、酒精的相关性研究》

刊登:《中国医药导报》2006 年第 32 期

摘要:目的:探讨非创伤性股骨头坏死的病因构成及特点,为临床上股骨头坏死的防治提供理论依据。方法:对非创伤性股骨头坏死 143 例(235 髋)按病因分组,并对坏死程度、性别比例、激素使用情况以及激素性股骨头坏死的原发病进行分析。结果:酒精性 48 例,占 33.6%,激素性 71 例,占 49.7%,酒精 + 激素性 5 例,占 3.5%,病因不明 19 例,占 13.3%。就诊病人以中期较多,女性患者没有因酒精引起的股骨头坏死,而因激素引起的却多于男性。激素性股骨头坏死的原发病涉及多个系统的疾病。结论:提高激素可能导致股骨头坏死的意识,定期对这一高危人群进行排查是早期诊断股骨头坏死、早期治疗的关键;酒精性股骨头坏死的预防要做到少量、间断饮酒,尽量不饮酒。

（四）《磁共振、核素扫描对非创伤性股骨头坏死的发病机制研究》

刊登:《河北医药》2013 年第 20 期

摘要:目的:通过对非创伤性股骨头坏死的核素扫描和磁共振影像资料的分析,探讨其发病机制。方法:采用回顾性研究方法,从门诊和住院患者中随机选取 60 例非创伤性股骨头坏死的患者,其中门诊 10 例患者采用核素扫描(single photon emission computed tomography,SPECT),50 例住院患者采用磁共振(magnetic resonance imaging,MRI)扫描,收集影像资料加以总结分析。结果:总结 10 例非创伤性股骨头坏死的 SPECT 表现,其中 14 个髋关节考虑股骨头坏死,14 个髋关节显示坏死区为浓聚表现。住院的 50 例非创伤性股骨头坏死患者接受 MRI 检查,其中 82 髋关节显示长 T2 信号。长 T2 信号是股骨头内充血水肿的典型表现。总结以上结果显示,非创伤性股骨头坏死为充血性疾病,而非缺血性疾病。结论:股骨头坏死是最初是因为股骨头内充血水肿,骨内压力增高,静脉及静脉窦壁比动脉壁薄,所以最早受影响,静脉回流受阻,引起股骨头内压力增高,这是一个恶性循环的过程,最终导致股骨头坏死。这与静脉瘀滞学说相符。这将为股骨头坏死的治疗提供帮助。

（五）Tracing the Genetic Origins of Osteonecrosis of the Femoral Head《股骨头坏死的基因机制探寻》

查阅:http://www.semarthroplasty.com/article/S1045-4527(07)00037-5/abstract

摘要:股骨头坏死(ONFH)无论发生在幼年或是成年,都鲜见家族聚类。然而,最近的报道显示,ONFH 的遗传表型与 II 型胶原基因的突变有关。在未暴露于诸如服用甾体激素等相关致病因素的患者中,也可见到 ONFH 的典型症状和放射影像特征。然而,与其他 COL2A1 突变导致的基因异常不同,上述 ONFH 病例在发病前骨发育正常。这些 COL2A1 表达导致的 ONFH 拥有家族性的遗传变异谱系,且疾病表型主要与年龄相关联,体现出骨再生与股关节损伤的一致性。ONFH 的遗传性虽并不常见,却为我们研究 ONFH 的发病历史和发病机制提供了有益的参考。本文对基因水平研究 ONFH 进行了综述,并在最后预测了基因在这一疑难疾病的治疗上所起的推动性作用。

（六）Type II collagen gene variants and inherited osteonecrosis of the femoral head.《二型胶原基因的变异性和遗传性对股骨头坏死的影响》

查阅：https://www.ncbi.nlm.nih.gov/pubmed/15930420

摘要：背景：缺血性股骨头坏死（ANFH）造成的残疾通常需要依靠手术治疗。ANFH 多为散在，然而，笔者对三个家族的病史研究发现，其疾病基因染色体 12q13 位点呈常染色体主导的遗传性特征。方法：通过对上述家族进行单倍体分析，从 12q13 筛出的 ANFH 关键致病候选基因，并对遗传性和散在性 ANFH 病人的启动子及外显子区域的二型胶原基因（COL2A1）进行了测序。结果：在一个 ANFH 第四代遗传患病者的基因中，我们检测出 COL2A1 的 50 外显子存在 G → A 转录。上述转录将二型胶原的 GXY 循环中的 1170 密码子上的甘氨酸替换为丝氨酸。这一转录在另一家族谱系中同样存在，唯一的区别在于，等位基因突变发生在不同单倍体上。第三个家族的 G → A 转录则发生在该基因的 33 外显子上，这一转录导致 717 密码子的甘氨酸被丝氨酸所替换。最后，在 ANFH 的散在病例中，未见 COL2A1 编码区发生突变。结论：在笔者所研究的所有家族性遗传 ANFH 患者中，均发生了 COL2A1 突变。所有家族患者均可通过 COL2A1 单倍体及序列的测定在发病前发现突变位点，实现即时测定并为延缓疾病进程提供了可能。

（七）Long-Term Results of Total Hip Arthroplasty for Osteonecrosis of the Femoral Head：A Comparison With Osteoarthritis.《股骨头坏死全髋关节成形术与骨关节炎治疗的长期疗效对比》

查　阅：http://journals.lww.com/corr/Abstract/1989/07000/Long_Term_Results_of_Total_Hip_Arthroplasty_for.19.aspx

摘要：为重新评估骨关节成形术（THA）在治疗非创伤性股骨头坏死（ON）上的效果，本研究对除性别与体重外情况相似的 23 位 ON 患者的 29 副髋骨与 63 副骨关节炎（OA）患者的髋骨进行了对比。结果显示，ON 组髋骨照 D'Aubigne 系统评分（18 为正常）从术前的 9.8 升至 14.3（最后一次手术时值）。但有 14 副髋骨（48%）疗效不佳，且放射影像显示无菌部件松脱。表明 ON 手术失败率较 OA 为高（33%）。同样，ON 腿骨组件松脱率（28%）也较 OA 高。基于上述病例的分析，ON 手术在进行到 3 阶段时，双侧病变和双侧 THA 是导致失败的主因。此外，多数出现部件松脱的髋骨在股骨头部位均出现扩散性骨坏死的组织学特征。综上所述，ON 是造成长期 THA 的高危疾病，其手术的失败率与扩散性骨坏死关系密切。

第三节　整体医学治疗股骨头缺血性坏死 2290 例临床疗效观察

笔者于 1996 年 1 月 31 日至 2016 年 5 月 31 日，20 年零 4 个月的时间，运用整体综合疗法[①]，一共收治了 4867 例股骨头缺血性坏死的患者，对其中 2290 例病例，共计 2785 髋，进

---

① 具体治疗方法详见后文。

行回顾性研究。

【摘要】目的:观察整体医学治疗股骨头缺血性坏死的临床疗效和安全性。方法:以整体医学对股骨头缺血性坏死病因病理的新认识以及分析影像演变的新方法,运用整体医学以针刀闭合性手术为主的外治技术,对股骨头髓内及髋关节囊内、囊外的相关软组织进行干预,配合中药辨证论治,运动医学及时跟进,康复医学及服务治疗贯穿始终的整体综合治疗方法。样本量2290例,共计2785髋;观察病人分布于包括港澳台在内的19个省份地区;性别:男性,1320例,女性,970例;年龄:未满16岁73例,16岁~30岁456例,31岁~60岁1295例,61岁以上466例;年龄最小4岁,最大84岁,平均年龄44.8岁;坏死部位:左侧859例,右侧936例,双侧495例;发病诱因:软组织外伤369例,股骨颈骨折560例,髋关节发育异常260例,服用激素330例,嗜酒(酒精)249例,不明原因210例,有原发性疾病的239例(包括系统性红斑狼疮60例;糖尿病60例;强直性脊柱炎45例;类风湿关节炎35例;原发性血小板减少症13例;肾病综合征12例;痛风10例;脑垂体瘤2例;病毒性脑膜炎2例);负性情绪789例:来自服用激素330例,饮酒(酒精)249例,不明原因210例三者之和;观察时点:治疗后4周、24周、48周、96周、144周。结果:临床痊愈1244例;显效890例;有效80例;无效76例,治愈率53.33%,有效率96.67%。结论:整体医学综合疗法对股骨头缺血性坏死安全有效,可重复性强,有一定的推广价值。但疗程较长,服用中草药汤剂时间太长,有效的中成药比较少,还需努力探讨进一步缩短疗程的新方法,研发中药新剂型。

【关键词】整体医学;股骨头缺血性坏死;针刀;闭合性手术;外治

一、性别情况

性别	例数	比例
男	1320	57.64%
女	970	42.36%

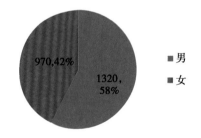

二、年龄段分布情况

年龄分段	例数	比例
小儿(未满16岁)	73	3.19%
成人(16~30岁)	456	19.91%
成人(31~60岁)	1295	56.55%
老人(61岁以上)	466	20.35%

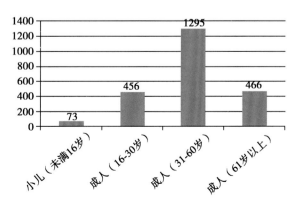

其中年龄最小4岁,最大84岁。平均年龄44.8岁。

三、坏死部位情况（共计 2785 髋）

部位	例数	比例
左侧	859	37.51%
右侧	936	40.87%
双侧	495	21.62%

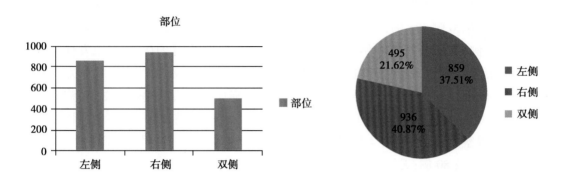

四、省份地区分布情况

省份地区	例数	比例	省份地区	例数	比例
安徽	274	11.97%	吉林	25	1.09%
北京	24	1.05%	江苏	494	21.57%
福建	54	2.36%	江西	134	5.85%
甘肃	34	1.49%	内蒙古	25	1.09%
港澳台	44	1.92%	宁夏	25	1.09%
贵州	24	1.05%	山东	75	3.28%
河南	74	3.23%	上海	554	24.19%
黑龙江	34	1.49%	四川	74	3.23%
湖北	34	1.49%	浙江	254	11.09%
湖南	34	1.49%			

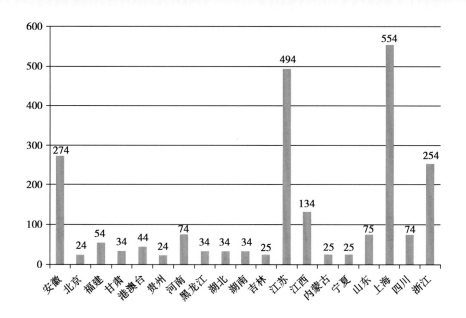

五、发病诱因

除 73 例儿童型以外,2217 例成人型的发病诱因是:

诱因	例数	比例	诱因	例数	比例
外伤	369	16.64%	不明原因	210	9.47%
股骨颈骨折	560	25.26%	酒精	249	11.23%
髋关节发育异常	260	11.73%	原发性疾病	239	10.78%
激素	330	14.88%	负性情绪	789	34.45%

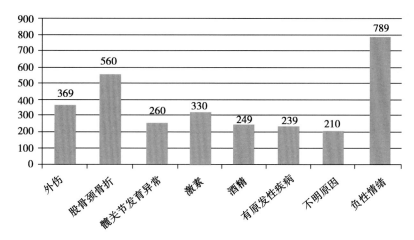

注:有原发性疾病的 239 例(包括系统性红斑狼疮 60 例;糖尿病 60 例;强直性脊柱炎 45 例;类风湿关节炎 35 例;原发性血小板减少症 13 例;肾病综合征 12 例;脑垂体瘤 12 例;病毒性脑膜炎 2 例)。负性情绪 789 例:来自服用激素 330 例、饮酒(酒精)249 例、不明原因 210 例三者之和。

第三章

整体医学对股骨头缺血性坏死病因病理的新认识

第一节　情绪性软组织损伤为主要因素

股骨头缺血性坏死的原因众说纷纭,莫衷一是,究竟是什么原因导致了股骨头的血液供应发生障碍,至今不明。当今盛行的人工关节置换术,远期疗效欠佳,防不胜防的手术并发症,更是令人扼腕叹息。一些专家倡导的保髋手术治疗方法效果也难尽如人意,非手术的中西治疗方法,实效性的技术很少。

我运用整体医学的理论和方法,于1996年1月31日至2016年5月31日,20年零4个月的时间,一共收治了4867例股骨头缺血性坏死的患者,病人分布于包括港澳台在内的19个省份地区。对其中2290例病例进行回顾性研究,对其中210例不明原因者(特发性)进行回访,主要让其回忆发病前2年之内有没有情绪损伤史,结果是:210例在发病前六个月以上均有不同程度的情绪因素,有的仕途不顺;有的亲人癌症去世;有的家庭不睦,父母离异;有的钱财被骗;有的亲人突遭车祸罹难;等等。又对330例"激素"、249例"酒精"型的进行回访,大多数都有不同程度的负性情绪史。我忽然明白了,为什么有的患者在治疗期间还被迫照常服用激素,有的还偷偷地喝酒,但是经过整体医学的治疗的确痊愈了;同时也明白了为什么长期服用激素和酗酒的人群,不是大多数人发病,而是很少一部分人发生股骨头缺血性坏死。进一步追问病史,都有多方面的负面性情绪史,激素型的多因病重缠绵难愈而忧虑、悲伤;酒精型的大多是借酒浇愁、解闷。回顾临床发现在众多的股骨头缺血性坏死的患者人群里鲜有对酒精依赖的人。不明原因的210例,"激素型"的330例,"酒精型"的249例加在一起是789例,占2290例的34.45%。由此得出结论,股骨头缺血性坏死因情绪致病者占有很大的比例,情绪主要损伤的是软组织。人体软组织的损伤形式有多种:急性损伤比较易知;慢性积累性的损伤易被忽略;情绪性损伤被尘封在遗忘的角落里。朱汉章先生《针刀医学原理》针对软组织的损伤形式就列举了11种,对情绪导致软组织损伤的论述是:"情绪性损伤:由于情绪过分激动造成血管膨胀、肌肉强烈收缩或痉挛,导致血管壁损伤、肌纤维断裂;或者情绪过分抑制,造成人体内体液(包括血液)循环减慢,使之在某部位潴留、梗塞,导致某些器官膨胀而造成损伤,并挤压附近器官,造成损伤蔓延。"其他的还有:暴力损伤、积累性损伤、隐蔽性损伤、疲劳性损伤、侵害性损伤、人体自重性损伤、手术性损伤、病损性损伤、环境性损伤、功能性损伤。这10种形式也都是引起股骨头缺血性坏死的原因。但是情绪性的软组织损伤在导致股骨头缺血性坏死的诸多原因中,起着主导作用,也是整个病理演变过程的内在因素。

一、中医学"七情致病"的病因学理论,就是情绪性软组织损伤的最早论述

七情即"喜、怒、忧、思、悲、恐、惊",人类的七种不同情绪,既属人体正常情志变化的表现,又为致病因素之一,是中医病因学的重要内容。正常的情志对维持人体的所有生理功能活动,防病保健,康寿延年有重要意义。《素问·上古天真论》曰:"恬惔虚无,真气从之,精神内守,病安从来?是以志闲而少欲,心安而不惧,形劳而不倦,气从以顺,各从其欲,皆得所愿。故美其食,任其服,乐其俗,高下不相慕,其民故曰朴。是以嗜欲不能劳其目,淫邪不能惑其心……所以能年皆度百岁而动作不衰。"同时,根据情志与五行的配属关系,用五行相生相克理论,来调衡情志的偏颇,通过维持情志的动态平衡,来维护生命体的动态平衡。正如《素问·阴阳应象大论》云:"怒伤肝,悲胜怒""喜伤心,恐胜喜""思伤脾,怒胜思""忧伤肺,喜胜忧""恐伤肾,思胜恐"。七情是人体自我调衡、心理健康、躯体健康的基础,所以陈言在《三因极一病证方论·三因论》说:"七情人之常性,动之则先自脏腑郁发,外形于肢体。"七情与五体在人体生命过程中,相辅相成,密不可分,情志正常,脏腑和谐,经络通畅,肢体健康,脏腑健康是肢体健康的必要保证。

二、七情致病,首伤五脏

七情协和是人体健康的保证。七情内伤,是百病之源,首伤五脏。《灵枢·寿夭刚柔》云:"忧恐愤怒伤气,气伤脏,乃病脏。"《素问·阴阳应象大论》曰:"喜伤心,忧伤肺,怒伤肝,思伤脾,恐伤肾。"还有《医学正传》指出:"喜、怒、忧、思、悲、恐、惊,谓之七情,七情通于五脏:喜通心,怒通肝,悲通肺,忧思通脾,恐通肾,惊通心肝。故七情太过则伤五脏……"《三因极一病证方论·五劳证治》又说:"五劳者,皆用意施为,过伤五脏,使五神(即神、魂、魄、意、志)不宁而为病,故曰五劳。以其尽力谋虑则肝劳,曲运神机则心劳,意外致思则脾劳,预事而忧则肺劳,矜持志节则肾劳。是皆不量禀赋,临事过差,遂伤五脏。"这就是说七情内伤,不同的情志刺激所伤的脏象也有所不同。

(一)情志致病,首先是引起脏腑气机失调

《素问·举痛论》云:"百病生于气也。怒则气上,喜则气缓,悲则气消,恐则气下,思则气结,惊则气乱。"《三因极一病证方论·七气叙论》说:"喜伤心,其气散;怒伤肝,其气出;忧伤

肺,其气聚;思伤脾,其气结;悲伤心胞,其气急;恐伤肾,其气怯;惊伤胆,其气乱。虽七诊自殊,无逾于气。"说明不同情志变化,对人体气机活动的影响是不相同的,所以导致的症状亦各异。

1. 怒伤肝　是指过度忿怒,导致肝的生理功能失常,引起肝气上逆,肝阳上亢或肝火上炎,肝气郁结,耗伤肝的阴血,横行伤及脾胃。《素问·本病论》说:"人或忿怒,气逆上而不下,即伤肝也。"《灵枢·邪气脏腑病形》说:"若有所大怒,气上而不下,积于胁下,则伤肝。"《素问·举痛论》说:"怒则气逆,甚则呕血。"《素问·生气通天论》说:"大怒则形气绝,而血菀于上,使人薄厥。"《医医偶录》说:"怒气泄,则肝血必大伤;怒气郁,则肝血又暗损。怒者血之贼也。"我有一个男性病人,55 岁,因为房产纠纷卷入官司,两年没有结果,每天在愤郁中度过,后来出现腰痛,时好时坏,又出现右侧膝关节疼痛,半年奔波于数家医院治疗,获效一时,缠绵不愈,在发病第八个月诊断为双侧股骨头缺血性坏死,就是情志伤肝致软组织损伤的案例。

2. 惊喜伤心　是指大喜过度,导致心的生理功能失常,使心气涣散,神不守舍。《素问·举痛论》说:"惊则心无所倚,神无所归,虑无所定,故气乱矣。"《灵枢·本神》说:"喜乐者,神惮散而不藏。"《医碥·气》说:"喜则气缓,志气通畅和缓本无病。然过于喜则心神散荡不藏,为笑不休,为气不收,甚则为狂。"心藏神,心神散荡,喜笑不休则伤心,甚者发为癫狂。

3. 思伤脾　是指思虑过度,导致脾的生理功能失常,脾失健运,气机郁结。《望诊遵经·变色望法相参》说:"思则气结于脾。"《医述·卷七》说:"思则气结,结于心而伤于脾也。"《医学衷中参西录·资生汤》说:"心为神明之府,有时心有隐曲,思想不得自遂,则心神怫郁,心血亦遂不能濡润脾土,以成过思伤脾之病。"《琉球百问》说:"思虑过多,脾血必耗。"我有一个 26 岁的女性患者,与同窗好友产生了爱情,男孩子以优异的成绩考取了美国一所大学的硕博连读。她留在了国内,每天思念大洋彼岸的恋人,一年后出现右侧大腿前面疼痛,两个月又出现右膝关节疼痛,按照关节炎治疗三个月没有效果,又过了三个月诊断为右侧股骨头坏死,四个月又出现左侧股骨头缺血性坏死,就是情志伤脾案例。

4. 悲忧伤肺　是指过度忧伤悲哀,可以耗伤肺气,导致肺的生理功能失常。《素问·举痛论》说:"悲则心系急,肺布叶举,而上焦不通,营卫不散,热气在中,故气消矣。"《医醇滕义·劳伤》说:"悲则气逆,膹郁不舒,积久伤肺。"

5. 恐伤肾　是指恐惧过度,耗伤肾的精气。导致肾的生理功能失常。《素问·举痛论》说:"恐则精却。"《灵枢·本神》说:"恐惧而不解则伤精,精伤则骨酸痿厥,精时自下。"

整体医学认为,人体是一个有机整体,五脏生七情,七情生六欲,脏腑互为表里,紧密相连,生理上相辅相成,病理上相互影响。因此不能把复杂的情志活动机械地配属于五脏,比如:怒只能伤肝,思只能伤脾,恐只能伤肾等。所以要整体地去研究情志的生理病理,才能和临床实际紧密联系,才能解决问题,特别是复杂的疑难问题。中医学七情致病理论认为,七情统于心,所有情志活动都与心有关系,故《灵枢·口问》说:"心者,五脏六腑之主也……故悲哀愁忧则心动,心动则五脏六腑皆摇。"比如:大惊可以伤心及胆,牵连到肝胃,《济生方·惊悸怔忡健忘门》说:"夫惊悸者,心虚胆怯之所致也。且心者君主之官,神明出焉,胆者中正之官,决断出焉。心气安逸,胆气不怯,决断思虑得其所矣。或因事有所大惊,或闻虚响,或见异相,登高涉险,惊忤心神,气与涎郁,遂使惊悸。"《三因极一病证方论·卷七》说:"惊伤胆者,神无所归,虑无所定,说物不竟而迫,故经曰:惊则气乱。"《杂病源流犀烛·卷六》说:"惊者,心与肝胃病也。然则因所触,发为惊者,虽属肝胃,受其惊而辄动者,心也。故惊之为病,仍不离乎心。"所以说惊不仅仅伤心,还可以伤胆和肝胃,余可类推。七情既然是五脏六腑共有的生理现象,那么在成为致病因素,导致五脏气机失调的病症,都不是孤立在一脏之上,而是一脏受病,会马上引起连锁反应,波及其他脏腑。

(二) 七情致病,又可以引起五脏气血失调,伤筋动骨,导致五种痿证的发生

七情是五脏生理功能的表现形式,七情和顺,脏腑气机调和,气血运行流畅,筋柔肉坚,骨强髓壮。因为七情内伤,首先影响脏腑气机升降出入运行失常。"气为血之帅,血为气之母,气行则血行,气滞则血瘀。"由气及血,所以情志病证又以五脏气血失调为多见。然而,七情与五脏六腑,经络气血,四肢百骸,在生命体中,生理上休戚相关,相辅相成;病理上唇亡齿寒,相互影响。七情致病,在内伤脏腑,引起气机逆乱、气血失调的同时,也会累及四肢躯干的皮、肉、脉、筋、骨,导致五痿证的发生,详见本章第四节。软组织损伤导致股骨头缺血性坏死,就是中医学七情致病,伤及脏腑,导致气血运行逆乱,使得皮、肉、筋、脉、骨,依次逐渐地出现病理变化,股骨头内缺血坏死,最终出现"骨枯髓减"的影像表现,也是中医学的筋骨理论,"筋伤必动骨""骨伤必动筋"。俗语亦有"打断骨头连着筋"。

三、情绪性软组织损伤的叠加效应

情绪性损伤对股骨头缺血性坏死的致病有三步叠加形式。首先是发生在明确诊断前,其次发生在明确诊断后,三是发生在治疗过程中。发病前是郁闷气愤,无知无畏,负性情绪的慢性积累;发病后惊恐畏惧,急功近利,不亚于火上浇油;治疗过程中是面对无效医疗,迷茫无助,希望被一次次地点燃,又被一次次地熄灭,相当于雪上加霜。研究认识情绪性软组织损伤的叠加效应,是取得好的疗效的保证,在进行治疗之前和整个治疗过程中,要应用服务治疗技术消灭"医源性致病因素"。我通过对情绪性软组织损伤导致股骨头缺血性坏死致病因素的研究,发现当下进入地球村的高科技信息化时代,机遇多,挑战也多,压力亦多,超负荷的工作现状,快节奏生活规律,产生的紧张、烦恼、劳累、思虑、忧愤等负性情绪也越来越多。以此推断股骨头缺血性坏死的发病率将呈上升趋势。

反之,保持开朗乐观的思想情绪,正确对待病情变化,对战胜疾病充满信心和意志顽强的人,将有利于抗邪能力和修复能力的提高,促进疾病向好的方向转化。股骨头缺血性坏死的患者,一般都会产生不同程度的情绪性软组织损伤的叠加效应,反之就会加快康复的速度,缩短病程。所以说情绪性的软组织损伤是导致股骨头缺血性坏死不可忽视的原因,也是整个病理演变过程的内在因素。

第二节　股骨颈骨折

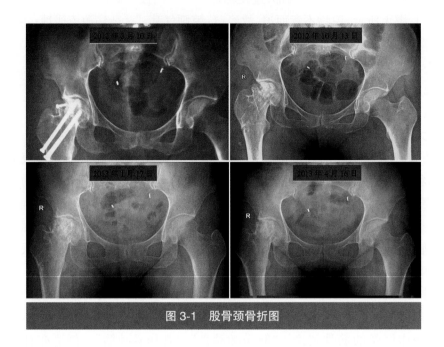

图 3-1　股骨颈骨折图

中医自古有"骨伤必动筋"的说法,股骨颈骨折(图 3-1),不论是囊内,还是囊外、粗隆间或者其他形式的骨折,都必然会导致髋关节周围的软组织不同程度的损伤。目前股骨颈骨折的治疗,绝大多数都是采取开放性手术,行内固定器固定,开放性手术的过程对髋关节周围软组织的损伤进一步加重。更重要的是没有哪个人股骨颈骨折了,又开刀治疗心情是好的,况且术后的软组织修复愈合过程中粘连、瘢痕的产生,使得从软组织的动态平衡失调,慢慢地固定在生物力学、力的平衡失调上,进一步产生挛缩、堵塞。粘连、瘢痕、挛缩、堵塞这四种现象,既是病理性代谢产物,又是新的致病因素。内固定器对骨膜的影响,可使穿行于滋养孔中的血管受到挤压,进一步导致股骨头的血液供应障碍;对骨髓的影响,使股骨头内骨髓的造血功能降低,发生缺血性坏死。笔者治疗股骨颈骨折导致股骨头缺血性坏死的病例中,发现各种类型的股骨颈骨折,都可以发生股骨头缺血性坏死,而没有明显差异。至于股骨颈头下型骨折容易并发股骨头缺血性坏死一说,有待于进一步研究。只要髋关节周围的软组织,动态平衡失调恢复得好,股骨头缺血性坏死的发生概率会降低很多。股骨颈骨折手术后发生股骨头缺血性坏死,应该尽快取出内固定器,因为取出内固定器的本身就是一种治疗方法,相当于做了一次股骨头髓内钻孔减压术。

第三节　髋关节的先天性发育不良

不是所有的先天性髋关节发育不良都会发生股骨头缺血性坏死。髋关节发育不良的形式有多种,常见的一般有髋臼变浅(图 3-2)、髋臼过深(图 3-3)、先天性髋关节半脱位三种形式。至于先天性髋关节半脱位(图 3-4),目前的医疗条件,儿童时期未经治疗的极少,所以到成年人出现股骨头缺血性坏死的临床上越来越少见,能见到的都是小时候没有及时治疗的患者。髋臼发育过深,印证了朱汉章生前挚友李力教授,提出股骨头缺血性坏死新的致病因素,即"力的逃逸"学说的正确性(详见李力著《针刀医学原理解析》)。髋关节发育不良者,在青少年发病者很少,我的临床

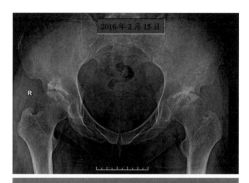

图 3-2　髋臼发育过浅图

观察和国内外学者的流行病学调查显示,31~60 岁之间是高危年龄段,此年龄阶段也是情绪、外伤的高发阶段,成年人承担来自于家庭、工作、社会的多重压力,心力和体力的超负荷运转就容易产生负性情绪,再加上先天因素,外伤发生的危险系数增加许多,就会大大增加股骨头缺血性坏死的发病率。这也是先天性髋关节发育不良者为什么在青少年时期很少发病的原因。

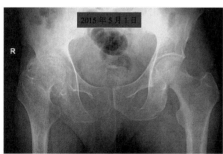
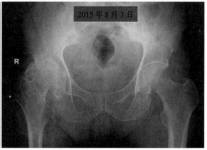

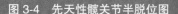
图 3-3　髋臼发育过深图

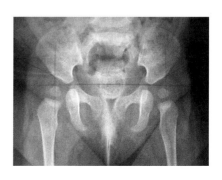

图 3-4　先天性髋关节半脱位图

第四节　股骨头缺血性坏死《黄帝内经》相关文献探讨

重温《素问·痿论》篇：

"黄帝问曰：五脏使人痿，何也？

岐伯对曰：肺主身之皮毛，心主身之血脉，肝主身之筋膜，脾主身之肌肉，肾主身之骨髓。故肺热叶焦，则皮毛虚弱急薄，著则生痿躄也。心气热，则下脉厥而上，上则下脉虚，虚则生脉痿，枢折挈，胫纵而不任地也。肝气热，则胆泄，口苦，筋膜干，筋膜干则筋急而挛，发为筋痿。脾气热，则胃干而渴，肌肉不仁，发为肉痿。肾气热，则腰脊不举，骨枯而髓减，发为骨痿。

帝曰：何以得之？

岐伯曰：肺者，脏之长也，为心之盖也。有所失亡，所求不得，则发为肺鸣，鸣则肺热叶焦。故曰：五脏因肺热叶焦，发为痿躄，此之谓也。悲哀太甚，则胞络绝，胞络绝则阳气内动，发则心下崩，数溲血也。故《本病》曰：太经空虚，发为肌痹，传为脉痿。思想无穷，所愿不得，意淫于外，入房太甚，宗筋弛纵，发为筋痿，及为白淫。故《下经》曰：筋痿者，生于肝，使内也。有渐于湿，以水为事，若有所留，居处相湿，肌肉濡渍，痹而不仁，发为肉痿。故《下经》曰：肉痿者，得之湿地也。有所远行劳倦，逢大热而渴，渴则阳气内伐，内伐则热舍于肾。肾者水脏也，今水不胜火，则骨枯而髓虚，故足不任身，发为骨痿。故《下经》曰：骨痿者，生于大热也。

帝曰：何以别之？

岐伯曰：肺热者，色白而毛败；心热者色赤而络脉溢；肝热者，色苍而爪枯；脾热者，色黄而肉蠕动；肾热者，色黑而齿槁。

帝曰：如夫子言可矣。论言治痿者，独取阳明，何也？

岐伯曰：阳明者，五脏六腑之海，主润宗筋，宗筋主束骨而利机关也。冲脉者，经脉之海也，主渗灌溪谷，与阳明合于宗筋。阴阳揔宗筋之会，会于气街，而阳明为之长，皆属于带脉，而络于督脉。故阳明虚，则宗筋纵，带脉不引，故足痿不用也。

帝曰：治之奈何？

岐伯曰：各补其荣而通其俞，调其虚实，和其逆顺。筋脉骨肉，各以其时受月，则病已矣。"

总览全篇，阐述"痿躄""脉痿""筋痿""肉痿""骨痿"五痿证的临床表现、分型诊断、发病原因、病理机制、治疗原则、治疗方法、疾病预后等，与股骨头缺血性坏死的整个病程极为相似，并形象地提出"骨痿"。整体观念、辨证论治跃然纸上，不愧为同病异治的经典篇章。我认为《素问·痿论》对股骨头缺血性坏死的现代研究有以下指导作用。

一、为股骨头缺血性坏死分期诊断提供了理论依据

"痿躄""脉痿""筋痿""肉痿""骨痿"五种痿证就是股骨头缺血性坏死的最早分期诊断。

股骨头缺血性坏死早期主要的病变部位在关节囊外的软组织和关节囊内的滑膜组织上。Ⅱ期主要病变部位由髋关节外发展到了髋关节囊内和股骨头髓内。Ⅲ期主要病变部位

在股骨头髓内、髋关节囊内、囊外大范围的软组织区域内。

早期："故肺热叶焦，则皮毛虚弱急薄，着则生痿躄也。"软组织损伤导致动态平衡失调，产生肌痉挛，压迫血管，出现疼痛，就表现为"痿躄"。

Ⅱ期是脉痿、肉痿早期，二痿同现。"心气热，则下脉厥而上，上则下脉虚，虚则生脉痿，枢折挈，胫纵而不任地也"，即"脉痿"；"脾气热，则胃干而渴，肌肉不仁，发为肉痿。"由于早期失治误治，髋关节周围软组织动态平衡失调加重，致使病情由髋关节外发展到关节内，导致髋关节囊内环境改变，引发股骨头髓内的微循环障碍，终致缺血坏死，疼痛和功能受限均加重。

Ⅲ期是脉痿、肉痿晚期、筋痿、骨痿，四痿同现。"肝气热，则胆泄，口苦，筋膜干，筋膜干则筋急而挛，发为筋痿。""肾气热，则腰脊不举，骨枯而髓减，发为骨痿。"由于Ⅱ期没有得到有效治疗，髋关节周围软组织动态平衡失调进一步发展成为力的平衡失调，软组织由痉挛状态发展成挛缩状态，出现肌肉萎缩、髋关节间隙变窄，就表现为"脉痿"、"筋痿"、"肉痿"；股骨头出现缺血性坏死，在影像上表现为骨小梁结构紊乱、囊变、塌陷、骨皮质断裂等，就是"骨枯而髓减，发为骨痿。"

二、阐述了情绪性软组织损伤在股骨头缺血性坏死整个病程中的作用

七情致病引起五脏气血失调的同时，又可以"伤筋动骨"导致痿证的发生。"肺热叶焦""心气热""肝气热""脾气热""肾气热"五脏之热，是因为五志化火。所以说股骨头缺血性坏死是一种全身性的疾病，情绪性的软组织损伤是引起发病的主要原因。深究五脏之热的成因：一是"有所失亡，所求不得，悲哀太甚，思想无穷，所愿不得，意淫于外……"等情志的变化是五脏生热的根本原因，七情皆可以从郁化热生火。二是"入房太甚，宗筋弛纵，发为筋痿，及为白淫，筋痿者生于肝使内也"等生活中纵欲失节，欲火内燃。三是"有渐于湿，以水为事，若有所留，居处相湿，肌肉濡渍……"等湿邪浸淫肌肉，聚湿生热。四是"有所远行劳倦，逢大热而渴，渴则阳气内伐，内伐热合于肾，肾者水脏也，今水不胜火，则骨枯而髓虚。故足不任身，发为骨痿"等劳倦太过，大热阳气内伐，热合于肾，肾水不能制火，致肾生大热。"痿躄""脉痿""筋痿""肉痿""骨痿"五种痿证就是股骨头缺血性坏死的整个病程的五个不同阶段，情绪性的软组织损伤贯穿始终，是重要的致病因素，对疾病的转归产生重要的影响。首先是导致运行于软组织中的体液（包括血液、淋巴液、组织间液、细胞内外液等）产生逆乱，一种现象是怒气冲撞，血管暴张、破裂、肌肉痉挛、纤维断裂；另一种现象是气郁推动无力，体液运行滞缓。不论是哪种情况，均可以引起软组织动态平衡失调，产生疼痛不适的症状。其次就是因为疼痛等症状，导致继发性的软组织损伤，是病情发展的次生原因。第三就是由软组织动态平衡失调导致人体生物力学、力的平衡失调，致使病情进一步发展，影响到骨，出现骨盆倾斜，轻微跛行，即痿躄证。

疼痛和跛行的出现，人体即刻做出防御性反应，使得病变部位的软组织痉挛，导致运行于其中的体液进一步逆乱，疼痛、跛行进一步加重，形成恶性循环。在代偿期，疼痛、跛行可以出现暂时的缓解，一旦进入失代偿期，人体生物力学的动态平衡失调和力平衡失调迅速加

重,疼痛、跛行也同时加重,原本痉挛的软组织形成持续挛缩状态。挛缩牵拉髋关节囊,导致关节囊内体液代谢出现紊乱,关节腔内原本起到润滑作用的关节腔液,产生的多,代谢走的少,慢慢地形成关节腔积液,使得关节腔内涨应力不断升高,引发弥漫性无菌性炎症,髋关节囊内关节滑膜上有丰富的神经末梢痛觉感受器,由于囊内压的增高,无菌性炎症不断刺激滑膜上的痛觉感受器,痛觉感受器将疼痛从关节囊内反射性地传递到支配髋关节囊的闭孔神经的神经轴突上,出现膝关节的疼痛,这就是各期股骨头缺血性坏死为什么都会出现膝关节疼痛的原因,即脉痿证。

脉痿证导致运行于软组织中的体液由逆乱状态慢慢地演变成瘀滞状态,髋关节外环境的变化引起关节囊内环境进一步恶化,人体的保护性反应就促使机体拼命抗争,试图改善不断恶化的内外环境,抗争的结果是不断地产生疼痛,疼痛通过诸多神经元的感应传递,反射性地引起关节囊外软组织的痉挛、挛缩递次加重,形成恶性循环,致使软组织的动态平衡失调,慢慢地演变成力的平衡失调,出现髋关节周围的肌肉萎缩,即肉痿证。

肉痿进一步发展,当软组织动态平衡失调演变成力的平衡失调固定在高应力状态下的时候,就会导致髋关节囊的挛缩,髋关节功能受限和疼痛也呈恶性循环地递次加重,体液的运行瘀滞状态也会由点到面到体的立体加重,出现关节间隙变窄,即从肉痿证到筋痿证。

那么髋关节这种由囊外到囊内,再由囊内到囊外的病理改变,是怎么就引起股骨头缺血性坏死了呢? 首先是髋关节囊外软组织不论是哪种形式的损伤,如果没有得到及时正确的干预,其结果必然是从动态平衡失调状态下的"痉挛",发展到力平衡失调状态下的"挛缩"。"挛缩"一旦产生,就马上变成新的致病因素,产生新的"痉挛",新的"痉挛"又导致新的"挛缩",最终形成点、线、面、体的病理场所,使得运行于病理场所内的体液减慢减少。大家都知道,运行于关节囊外的血管相对运行于股骨头内的血管大得多,关节囊外血流减少不至于引起缺血,而运行于股骨头内的微细血管,会因为头外的血流减少而产生缺血现象,特别是高应力区域的终极微循环会最早出现缺血现象。还有一种原因,就是髋关节囊内的高涨应力环境,使得供应股骨头的目前知道的能叫出名字的三条动脉:即旋股外动脉、旋股内动脉、圆韧带动脉血管受到挤压。况且囊外囊内的血管是递次变细的,到了股骨头内,又是递次分级变细,越来越细小。从软组织损伤的动态平衡失调,到力平衡失调,既是病理代谢产物,又是致病因素的"痉挛、挛缩",恶性循环下的不断产生,再到囊内压的升高,一方面是动脉供血不足,另一方面是静脉回流受阻,基于人体的保护性反应,最终导致股骨头髓内压的升高,出现髓内缺血坏死,这个就需要漫长的过程才会出现,一般的需要三个月到六个月,甚至更长的时间,即骨痿证。

三、阐述了"湿邪"是情绪和外邪导致软组织损伤的物质基础

中医学的"湿热致病"理论,是对情绪和外邪导致软组织损伤的最早论述。"湿邪"是情绪性软组织损伤的物质基础,是火热之源。湿邪有生于内,也有来于外。生于内者,主要是:"有所失亡,所求不得,悲哀太甚,思想无穷,所愿不得……"思虑伤脾,脾不运湿,脾不化湿;外来者是:"有渐于湿,以水为事(比如潜水员),若有所留,居处相湿,肌肉濡渍,痹而不仁,发

为肉痿。故《下经》曰:肉痿者,得之湿地也。"目前大多数同仁认为潜水员、沉箱工人、隧道工人等由于减压导致股骨头内的血运减少而成为股骨头缺血性坏死的高危人群,但笔者认为,应与此类人群的工作环境潮湿有密切关系。所以"减压导致股骨头缺血性坏死"的观点有待商榷不论是湿邪内生,还是外侵于内,都是先于热的,湿聚日久,才酿生湿热,湿热交织,"大经空虚,发为肌痹,传为脉痿。思想无穷,所愿不得,意淫于外"。反复强调情志与湿邪产生和入侵的成因导致软组织损伤的病理机制在痿证中的重要作用。

四、阐述了股骨头缺血性坏死的临床表现

痿躄:即是腿瘸行走不便之意。亦即"皮毛虚弱急薄,著则生痿躄也"。

脉痿,枢折挈,胫纵而不任地:即髋关节就像折断了一样疼痛,不能随意地在地面上运动。亦即"脉虚生脉痿,枢折挈,胫纵而不任地也"。

筋痿:筋失去柔软的功能而发生拘急挛缩,导致髋关节活动不利。亦即"口苦,筋膜干,筋膜干则筋急而挛,发为筋痿"。

肉痿:即肌肉萎缩。亦即"胃干而渴,肌肉不仁,发为肉痿"。

骨痿:即腰腿不能支撑身体。亦即"腰脊不举,骨枯而髓减,发为骨痿"。"有所远行劳倦,逢大热而渴,渴则阳气内伐,内伐则热舍于肾。肾者水脏也,今水不胜火,则骨枯而髓虚,故足不任身,发为骨痿。"

"肺热者,色白而毛败;心热者色赤而络脉溢;肝热者,色苍而爪枯;脾热者,色黄而肉蠕动;肾热者,色黑而齿槁。"

和当今股骨头缺血性坏死临床表现的高度吻合:早期的疼痛,行走不便,轻微跛行,面色苍白即"痿躄"。Ⅱ期软组织损伤,不同形式的血管受压,血流的减少和滞缓,即"脉虚生脉痿",髋关节活动不灵,关节腔内的无菌性炎症弥漫,酿生湿热内蕴,疼痛剧烈,关节如折断一般不能提举,跛行明显即"枢折挈",面色暗红即"脉痿"。Ⅲ期髋关节周围的肌肉萎缩即"肉痿";髋关节囊的挛缩导致关节僵硬,不动不痛,一动则痛,影像学检查有髋关节间隙变窄,心烦易怒,忧郁悲观,担心思虑,纵欲不收,即"思想无穷,所愿不得,意淫于外,入房太甚……发为筋痿。"即筋痿。影像学检查股骨头有囊变、塌陷等即"骨枯髓减",面色苍黄或黧黑,即骨痿。

五、为诊断提供了科学依据

通过对"痿证"的致病因素、病变机制、临床表现的论述,为股骨头缺血性坏死的诊断提供了科学依据。对病史的采集,"四诊"的要点指出了方向。比如:负性情绪史:"有所失亡,所求不得……悲哀太甚……思想无穷,所愿不得,意淫于外。"个人生活史:"入房太甚,宗筋弛纵……有渐于湿,以水为事,若有所留,居处相湿……有所远行劳倦,逢大热而渴,渴则阳气内伐",等等。

六、为治疗制定了原则和方法,提出了"气街"理论

明确指出"治痿者,独取阳明。""阳明者,五脏六腑之海,主润宗筋,宗筋主束骨而利机

关也。冲脉者,经脉之海也,主渗灌溪谷,与阳明合于宗筋。阴阳揔宗筋之会,会于气街,而阳明为之长,皆属于带脉,而络于督脉。故阳明虚,则宗筋纵,带脉不引,故足痿不用也。""各补其荥而通其俞,调其虚实,和其逆顺。"

中医学中气街的含义有三:一是气冲穴的别名,二是气街理论,三是冲脉的起点,也是与阳明经脉的交汇处。《素问·痿论》中的"气街"主要阐述的是气街的理论。

1. 气街理论概述　气街理论是阐述人体纵横交错的网络状通道,使得诸经脉、脏腑、器官、组织在生理、病理上密切相关并广泛联系;还是奇经八脉的理论基础。以十二经标本为基础,反映了经络系统在人体头、胸、腹、胫循行分布中相互交通的关系,主要说明了经络的横向联系,体现了经络在人体各部联系形式的多样性、复杂性。气街有四,即头气街、胸气街、腹气街、胫气街。头气街以脑为中心;胸气街以心肺为中心;腹气街以肝、脾、肾及六腑为中心;胫气街以冲脉下肢为中心。脏腑气血通过气街而直达于外,灌注于诸经;诸经气血也可借气街直达于内,以养脏腑。气街是脏腑和诸经气血横向输注的捷径。故《灵枢·卫气》曰:"胸气有街,腹气有街,头气有街,胫气有街。"《灵枢·动输》曰:"四街者,气之径路也。"《灵枢·卫气》曰:"故气在头者,止之于脑;气在胸者,止之膺与背俞;气在腹者,止之背俞,与冲脉于脐左右之动脉者;气在胫者,止之于气街与承山,踝上以下。"意指经气在头部的都联系脑;经气到胸部的都联系胸和背俞;经气到腹部的都联系背俞和腹部的冲脉;经气到下肢的都联系气冲部。因此,这些部位的穴位,除能够主治局部和有关内脏病变外,还能治疗四肢的部分疾病。

《灵枢·动输》说:"夫四末阴阳之会,此气之大络也;四街者,气之径路也。故络绝则径通,四末解则气相合,相输如环。"表明了四街在经脉运行中的另一含义。意为经脉及络脉循行中,遇邪侵袭而被阻绝时,可通过四街侧行旁通,或从四末阴阳之会处,相输如环,以保持经脉运行之如环无端。这就是人体内的备用线路,也是经络理论中更不可缺少的重要内容,为疑难病症的研究方向及治疗提供了新思路。

2. 气街理论的临床应用　气街理论还扩大了十四经穴的主治范围,各经穴不仅能治疗脏腑本经脉的病症,而且还可以治疗其他脏腑经脉的病变。

气街理论解释了中医学理论与实践和现代医学临床实践中的许多困惑,对于针灸临床腧穴配伍有重要指导意义,如针灸临床上采用的俞募配穴法;前后配穴法;局部与循经取穴法;下病上取、左病右取的巨刺法、缪刺法等,均以气街理论为依据。

还有在"头气有街"理论启示下发展起来的头针、耳针、眼针、鼻针、面针疗法、等等。

气街理论,开创了分部主治之先河,从一定意义上来讲,可谓气街所通,主治所及。例如魏征、龙层花夫妇的《脊椎病因治疗学》就是气街理论的创新发展和临床应用,把针灸治疗拓展到到手法治疗。朱汉章《针刀医学原理》中提出的"脊柱区带病因学",则把气街理论应用到了闭合性手术理论体系,以及针刀医学治疗疑难杂症的诸多临床案例,在临床治疗中展现了巨大的潜力。比如根据气街的理论,通过对冲脉、带脉、督脉的治疗,增强经脉之间的横向联系,以及"各补其荥而通其俞,调其虚实,和其逆顺。筋脉骨肉,各以其时受月,则病已矣。"对于治疗股骨头缺血性坏死的顽固性疼痛,以及促进死骨吸收、新骨生长的治疗,有重大的实际指导意义。详见第八章"股骨头缺血性坏死的整体综合疗法"。

第五节 经络循行与股骨头缺血坏死的病理机制初探

研究经络的循行与髋关节的关系,是从根本上解决股骨头缺血性坏死诸多顽固性症状及体征的重要方法。人体经络学说的组成有:经脉、络脉、经别、经水、经筋、气街等。

经脉有:十二正经和奇经八脉。

十二正经有:手三阴,手三阳;足三阴,足三阳。直接经过髋部的经脉有十一条,正经六条、奇经五条;即:足太阳膀胱经、足少阳胆经、足阳明胃经、足太阴脾经、足少阴肾经、足厥阴肝经;带脉、阳跷脉、阴跷脉、阳维脉、阴维脉。邻近经过的有三条,即:任脉、督脉、冲脉。胫气街又在其中加强了各经之间的横向联系。

《灵枢·经脉》载:

足阳明胃经:循腹里,下至气街中而合,以下髀关,抵伏兔,下膝膑中。主病:膝膑肿痛,循膺、乳、气街、股、伏兔、骭外廉、足跗上皆痛。

足太阴脾经:循胫骨后,交出厥阴之前,上膝股内前廉。主病:强立,股膝内肿,厥。

足太阳膀胱经:其支者,于从腰中下挟脊贯臀,入腘中;其支者,从髆内左右,别下,贯胛,挟脊内,过髀枢,循髀外,从后廉下合腘中。主病:腰、尻、腘、踹、脚皆痛。

足少阴肾经:上股内后廉,贯脊。主病:脊股内后廉痛,痿厥嗜卧。

足少阳胆经:出气街,绕毛际,横入髀厌中,其直中,从缺盆下腋,循胸过季胁,下合髀厌中,以下循髀阳,出膝外廉,下外辅骨之前,直下抵绝骨之端。主病:胸胁、肋、髀、膝外至胫绝骨外踝前及诸节皆痛。

足厥阴肝经:循股阴入毛中,过阴器,抵小腹……与督脉会于巅。主病:腰痛不可以仰俯。

奇经八脉:奇经八脉散见于《黄帝内经》,集于《难经·二十七难》,提出奇经八脉之名并详载它们的分布路线和病候。李时珍著《奇经八脉考》曰:"奇经凡八脉,不拘制于十二正经,无表里配合,故谓之奇。盖正经犹夫沟渠,奇经犹夫湖泽。正经之脉隆盛,则溢于奇经。故秦越人比之天雨降下,沟渠溢满,霶霈妄行,流于湖泽;此发《灵》《素》未发之秘旨也。八脉散在群书者,略而不悉;医不知此,罔探病机,仙不知此,难安炉鼎。"

督脉起于下极之俞,并于脊里。总督一身之阳气。

任脉起于中极之下,以上毛际。总督一身之阴气。

冲脉起于气冲,为十二经脉之海、五脏六腑之海,张景岳概括为:其上自头,下自足,后自背,前自腹,内自溪谷,外自肌肉,阴阳表里无所不涉。

带脉起于季胁,回身一周。维护诸经脉按照各自的运行轨道循环往复,周而复始地不停运转,保证生命体的正常活动。带脉分布全身,环形固护。带脉不固是引起股骨头缺血性坏死患者髋关节半脱位的原因。

阳跷脉起于跟中,循外踝上行,入风池。阴跷脉起于跟中,循内踝上行,至咽喉,交贯冲脉。阳跷脉、阴跷脉有轻健跷捷之意,司下肢运动的功能。

　　阳维脉起于诸阳会,联络诸阳经。阴维脉起于诸阴交,联络诸阴经。阴维脉、阳维脉均有维系之意,以维系阴阳脉的动态平衡。

　　奇经八脉,纵贯人体上下,环周圆运,与十二经脉交织在一起,共同维系人体的生理功能及生命过程。当然,当六邪入侵,七情内伤,也势必通过经络表现出症状。

　　络脉有:十五络脉和不计其数的横络、浮络、孙络。《针经指南》曰:"络有十五,有横络三百余,有丝络一万八千,有孙络不知其纪。"李时珍《奇经八脉考》曰:"络凡十五:乃十二经各有一别络,而脾又有一大络,并任督二络,总为十五。"

　　经水:运用天人相应的整体观来阐述人体二十经脉的运行。

　　经筋:是人体经脉重要的组成部分,是经脉之气"结、聚、散、络"于筋肉、关节的体系。具有联络四肢百骸,主司关节运动的作用。

　　气街:详见本章第四节。

　　经脉有运行气血,内联脏腑,外络四肢百骸的作用。直接通过髋部的就有十一条经脉,涉及的脏腑有肝、胆、脾、胃、肾、膀胱。肝胆、脾胃同为表里关系,肾与膀胱又同为主水之脏腑。肝主筋,藏血,脾主肌肉,藏意。肾主骨生髓,藏精。髋部之筋骨肉的功能平衡就和肝脾肾关系最为密切,股骨头缺血性坏死的病理机制也和肝脾肾及其经络密切相关。

　　《灵枢·本脏》云:"视其外应,以知其内藏,则知所病矣。"脏腑失调,所属经脉的气血流行也必出现异常。肝、脾、肾三条正经的运行,髋部是其必须经过的要冲,其功能失调也必将影响经别、经筋功能。髋关节周围的肌肉丰厚而结实,是因为有丰富的气血供应。那么,一旦出现故障,首先受累是小干道,即孙络。孙络受阻出现骨髓病变,从骨髓内向外波及,首先是髋关节囊的受累,再者是关节囊外的软组织受累,再次是筋受累,筋肉的病情进一步加重,再次波及骨,就是"筋伤必动骨,骨伤必动筋",筋骨同病,刺激人体的免疫系统,产生应激反应,在损伤和修复过程中,出现疼痛和功能障碍。

　　针对股骨头缺血性坏死导致的髋关节间隙变窄甚或消失,整体医学的治疗方法的基础理论就源于对经络循行与股骨头缺血坏死病理机制的研究。

第四章

整体医学下的髋关节解剖

第一节　髋关节稳定性和功能活动的整体观

　　人类能完成直立下的行走、跑步、跨越、跳跃等各项功能活动,不仅仅是靠髋关节周围的肌肉来完成的,还需要全身骨骼肌的协调参与。行走分急走和慢走,急走单靠髋关节及双下肢的肌肉是不行的,必须有上肢、头颈及脊柱周围的肌肉协调参与才能完成。慢步也需要上肢的左右摆动,才能走得比较平稳自然,单靠髋关节及双腿周围的肌肉就显得不那么协调自如。如果想完成更复杂的复合运动,更需要全身肌肉的和谐精细参与才能完成,如飞跑、跨越、跳跃等运动。如果一个人伤其一臂,在行走的过程当中,人体生物力学就会做出全身的肌肉调整才能维持正常的行走。所以说人体任何一个部分都离不开整体的联系及相互作用。也就是说其他部位肌肉的损伤也可以影响到髋关节的功能活动,而不是只有髋关节周围的肌肉损伤才能导致髋关节的功能障碍。假如:一侧肩关节或者胸壁软组织的损伤均可以导致生物力学发生改变,引起髋关节的负重,重新分配。主要引起同侧髋关节的负重增加,是因为受伤的肌肉对抗地球引力的作用减低,为了维持平衡,髋关节周围的肌肉必须承担受伤肌肉不能完成的力,时间久了,就会发生慢性软组织的"积累性损伤",导致股骨头缺血性坏死。

　　因为要想进一步研究股骨头缺血性坏死的发病机制,寻求实效性的治疗方法,就要以整体观的思维方式来研究参与支持髋关节的稳定和运动的有关肌肉组织的解剖学,特别是"动态解剖学",人体为了完成不同的功能活动,其解剖位置也会随着运动发生变化,这种变化状态下的解剖位置,对局部软组织中的神经体液、血管等生理功能产生一定的影响。所以必须了解血管的整体走行,特别是进入髋关节囊之前的血管走行,与旋股内、外侧动脉和闭孔动脉的对接解剖;了解神经支配对血管的影响;了解肌肉运动对血管的影响;了解体液调节对血管的影响;了解经络的实质对血管的影响;了解情绪与天人合一的运动对血管的影响;研究外治疗法对血管的影响;研究内治疗法对血管的影响;研究自然界对血管的影响;等等。

一、髋关节周围肌肉、血管、神经及经络、腧穴整体解剖关系

研究髋关节的神经支配与血管的走行,以及途经肌肉的解剖位置,是探讨引起股骨头缺血性坏死的原因、病理机制、制定治疗方案的重要方法。

研究经络的循行、腧穴的分布与髋关节的关系,是从根本上解决股骨头缺血性坏死诸多顽固性症状及体征的重要方法。

(一) 髋关节前面、内侧、外侧的肌肉、血管、神经及经络、腧穴整体解剖关系

1. 缝匠肌　受股神经支配,为身体最长的肌,由髂前上棘斜越股全长,至下端变成一扁平的肌腱,越过股薄肌和半腱肌浅表,止于胫骨粗隆的内缘;其止点部有缝匠肌腱下滑囊,该滑囊和股薄肌腱下面的鹅足囊相通。近起点下面有股外侧皮神经经过,肌腹下面有股神经分支分布并支配,内侧面有股神经主干、股动脉、股静脉经过;起点上面有足少阳胆经经过,并分布有维道穴、五枢穴;肌腹上面有足太阴脾经和足厥阴肝经经过,并有脾经三个穴位分布即府舍穴、冲门穴、箕门穴,并有肝经一个穴位即足五里穴。功能是:收缩时使髋关节、膝关节屈曲,股外旋、外展,小腿内旋。

2. 股直肌　由股神经支配。起自髂前下棘及髋臼上缘,与股内侧肌、股中间肌、股外侧肌共同经髌骨及髌韧带止于胫骨粗隆;股直肌为长而厚呈纺锤形的双羽状肌,起点为一短而坚强的分叉腱,直头起于髂前下棘,反折头起于髋臼上部,覆盖髂股韧带的前侧面,在股四头肌中,只有股直肌跨越髋关节、膝关节,股直肌挛缩是股四头肌挛缩的主要部分。上面有足阳明胃经经过,并有四个穴位分布,即髀关穴、伏兔穴、阴市穴、梁丘穴;下面有旋股外动脉及静脉经过,股神经的分支分布。功能:屈髋关节、伸膝关节。

3. 股外侧肌　由股神经支配。起点在大转子之下,覆盖股骨干前面及侧面,由转子间线上部环绕大转子基底部,自臀肌粗隆至粗线的外侧唇,并起自外侧肌间隔,下端也发出一扩张部至膝外侧;股外侧肌上部较下部坚强,主要位于股部上 1/3 及中 1/3;股外侧肌内侧覆盖股中间肌并融合在一起;在股外侧肌下端还存在一副头,称为股外侧肌副头,股外侧肌副头的出现率为 98%,该肌位于股外侧肌的外侧,在股部中下 1/3 水平以肌纤维起始于股外侧肌间隔,纤维向下走行集中并移行肌腱,止于髌骨外侧缘中上 1/3 处及髌骨外侧支持带。股外侧肌上端有股外侧皮神经分布、上端起点的下面有旋股外动脉、静脉经过。下端有足阳明胃经经过,分布有一个穴位,即梁丘穴。与股直肌协同屈髋关节、伸膝关节。

4. 股中间肌　由股神经支配。位于股直肌的深面,在股内、外侧肌之间,起自股骨体的前面;股中间肌为一扁平肌,其前面呈腱性凹陷,以容纳股直肌;其侧缘与股内侧肌、股外侧肌密不可分;在中间部位,股中间肌的一部分纤维止于膝关节的髌上囊,有固定和牵拉髌上囊的作用,此部分肌称为膝关节肌。起点的上面有旋股外动脉、静脉经过;肌腹的下面有多

个股深动脉的大腿穿支进入骨滋养孔,还有旋股外动脉降支经过。上面有足阳明胃经(伏兔穴)经过。功能:屈髋关节、伸膝关节。功能:与股直肌协同屈髋关节、伸膝关节。

5. 股内侧肌　由股神经支配。为一扁平而肥厚的肌,位于股的前内侧部,其起点由股骨粗线至下端粗线内侧唇和内侧肌间隔,与内收肌的附着点相连;其外缘与股中间肌相融合,下端形成扩张部至膝关节内侧,股内侧肌的绝大部分在股部下 1/3。当膝关节内侧存在病变或髌骨软化症时,几乎无一例外存在股内侧肌萎缩,反之股内侧肌萎缩可提示膝关节内侧存在病变。股内侧肌下面有股深动脉、股深静脉上端从耻骨肌上面经过,再穿过长收肌、短收肌、大收肌;上面有足太阴脾经经过,分布有血海穴、百虫窝穴。功能:与股直肌协同屈髋关节、伸膝关节。

6. 耻骨肌　由股神经支配,偶尔也有闭孔神经分支支配。位于长收肌上方,起始于耻骨梳及耻骨上支,肌纤维向后下外斜行,绕过股骨颈向后,止于股骨上端后面的耻骨肌线。上面有股神经、股动脉、股静脉、隐神经、股深动脉及足厥阴肝经经过,并有肝经三个穴位分布,即足五里穴、阴廉穴、急脉穴;肌腹有大隐静脉、穿支静脉穿过。功能:收缩时可使股屈曲、内收和外旋。

7. 长收肌　由闭孔神经支配。为长三角形扁肌,其肌面倾斜;起于耻骨体和耻骨上支前面上部,止于股骨粗线的内侧唇中 1/3;起点的上面有髂腹股沟神经的分支,生殖股神经生殖支、阴囊前神经、性腺动脉、性腺静脉经过;肌腹上面有大隐静脉、股静脉、股动脉、股神经及足少阴肾经、足太阴脾经、足厥阴肝经经过,没有穴位分布;肌腹下面有闭孔神经分布。功能:此肌收缩时,使股内收并外旋;并参与收肌管的组成,在股外展时可经过皮肤触摸到其起点,可作为确定耻骨结节的标志。

8. 短收肌　受闭孔神经支配。位于耻骨肌与长收肌的下面、大收肌的上面。起自耻骨体及其下支的前面,止于股骨粗线内侧唇上 1/3;上面有闭孔神经分布,有足少阴肾经、足太阴脾经、足厥阴肝经经过,无穴位分布。功能:收缩时可使股屈曲并内收。

9. 股薄肌　受闭孔神经支配。位于股内侧,上端粗大,以宽而薄的肌腱起始于耻骨下支的前面,肌束向下移行于长腱,经股骨内上髁和膝关节后内侧,在缝匠肌的深面止于胫骨结节内侧;在股薄肌肌腱的深面有一滑囊称为鹅足囊;下端肌腱移行处的前面有隐神经经过,上面有大隐静脉及足厥阴肝经经过,并有肝经的曲泉穴分布。功能:该肌收缩时,可使股内收,屈曲小腿并使屈曲的小腿内旋。

10. 大收肌　受闭孔神经支配。位于股内侧,是内收肌中最大的肌,其前上方为耻骨肌及短收肌,内侧为股薄肌,后面紧贴半腱肌、半膜肌及股二头肌。起自坐骨结节、坐骨下支和耻骨下支的前面,肌束呈放射状,斜向外下方,上部肌束几乎呈水平状,越向下肌纤维越倾斜,分为前后两层,前层止于股骨粗线内侧唇全长,后层移行于短腱,止于股骨内上髁,即内收肌结节;大收肌肌腱与股骨之间有一裂孔,称为大收肌腱裂孔,为股动脉、股静脉由内侧转入股骨后面的部位,即为股腘动脉、腘静脉移行处。功能:大收肌收缩时使股内收和外旋。

11. 腰大肌　受腰丛神经的前支支配。腰大肌位于腰椎的两旁,呈长方形或纺锤形,上段在腰方肌的内侧,中段在髂肌的内侧。起自第 12 胸椎体、第 1~4 腰椎体和椎间盘的外侧及所有的腰椎横突,在其走行过程中,与髂肌的内侧部分融合,形成的肌腱穿过腹股沟韧带深面的肌腔隙,经过髂外动脉、髂外静脉、股动脉、股静脉、股深动脉、股深静脉、旋股外动脉、旋股外静脉、股神经的下面,止于股骨小转子。腰大肌、髂耻隆起与髋关节囊之间,可出现一个较大的与髋关节腔相通的滑液囊,称为髂耻囊。腰大肌与冲脉、胫气街关系密切,移行于腰椎两侧的肌肉和腹股沟处的肌腱上面有冲脉经过,冲脉自小腹内起始,下出于会阴部,向上行于脊柱之内,其在体表走行的部分经腹股沟中央部位,与足少阴肾经交会,沿腹部两侧,上达咽喉,环绕口唇。功能:腰大肌收缩时,髋关节前屈并外旋;下肢固定时,可使骨盆和躯干前屈。

12. 腰小肌　受臀上皮神经支配(L4~S1)。起于第12胸椎椎体及第1腰椎椎体的侧面,行走于腰大肌的表面,其远端细长的肌腱止于髂耻粗隆及髂筋膜。作用是前屈、外旋髋关节,紧张髂筋膜。

13. 髂肌　受腰丛神经前支支配。位于髂窝,居腰大肌的外侧,扁平呈扇形;大部分起自髂窝,一部分起自髂筋膜、髂前下棘和骶骨翼,行走过程中有部分肌纤维与腰大肌相融合,向下止于股骨小转子及髋关节囊;附着部的肌腱与股骨小转子之间有时可出现髂肌腱下囊;与血管、神经在腹股沟的比邻关系同腰大肌。功能:髂肌收缩时,髋关节屈曲并外旋。

14. 阔筋膜张肌　由臀上神经支配。位于大腿的前外侧,在缝匠肌和臀中肌之间;起自髂嵴前份的外侧缘,肌腹呈梭型,被包裹附着于两层阔筋膜内,向下移行至股上中1/3处形成粗厚的条束,称髂胫束;髂胫束与股外侧肌间隔相连续止于股骨粗线,髂胫束下端止于胫骨外侧髁。上面有足少阳胆经经过,分布有居髎穴;下面有股外侧皮神经分布。功能:阔筋膜张肌收缩时阔筋膜紧张,并在臀大肌的共同作用下发生伸髋伸膝动作,对维持人体的直立姿势十分重要,如发生挛缩,则可引起髋关节和膝关节的畸形。

15. 髂胫束　由臀上神经支配。是包绕大腿的深筋膜——阔筋膜的外侧增厚部分。起自髂嵴前份的外侧缘,其上分为两层,包裹阔筋膜张肌,并与之紧密结合不宜分离。下部的纵行纤维明显增厚呈扁带状,后缘于臀大肌肌腱相延续。髂胫束下端附着于胫骨外侧髁、腓骨头和膝关节囊。基于其特殊的结构,临床上常常受到外科医生的青睐,遭到人为的破坏,用于体壁缺损、薄弱部或膝关节交叉韧带损伤等修补重建的原材料。

(二)髋关节后面的肌肉、血管、神经及经络、腧穴整体解剖关系

1. 臀大肌　位于臀部肌群的表层,受臀下神经支配。为一不规则的四方形扁厚肌,与臀部皮下脂肪共同形成臀部隆起的外形,并覆盖臀中肌的后下部及其他臀部小肌。以短腱起自髂骨翼背面、骶部和尾骨的背面,以及骶尾骨之间的韧带、腰背筋膜和骶结节韧带等,粗大的肌束向外下方斜行,大部分移行于髂胫束的深部,小部分止于股骨后面的臀肌转子;臀大肌和股骨大转子之间常有一个较大的滑液囊,称臀大肌粗隆囊,其下方有时还可有数个小滑液囊称臀肌股骨囊。表面有臀上皮神经和臀内侧皮神经、臀下皮神经分布,靠近脊柱侧有足太阳膀胱经外侧线经过胞肓、秩边两个穴位,内侧线经过膀胱俞、中膂俞、白环俞、会阳三个穴位,中下方有足少阳胆经经过环跳穴,还有一个经外奇穴"环中"穴。功能:臀大肌为髋关节强有力的后伸肌,其收缩时除髋关节后伸外,还稍有外旋作用;在大腿固定时,使骨盆向

后倾斜,从而维持躯干的直立姿势。

2. 臀中肌　受臀上神经支配。位于臀部肌群的中层,其前上部分位于皮下,后下部分位于臀大肌的深面,呈扁形,肌的前方为阔筋膜张肌,后方为梨状肌。起自髂骨翼的外面、髂嵴外唇和阔筋膜,肌束向下经髋关节外侧,以短腱止于股骨大转子后外侧。在腱止端和大转子间多有臀中肌浅转子囊;臀中肌与梨状肌之间也常有臀中肌深转子囊。上外侧有臀上皮神经分布,下面有臀上神经和部分臀下神经分布、臀上动脉及静脉行走于深部臀小肌的上面。功能:臀中肌收缩时使髋关节外展;但其前部肌束囊收缩时使髋关节内旋;而后部肌囊收缩时则使髋关节外旋。

3. 臀小肌　神经支配与臀中肌相同,位于臀部肌群中层。起于髂骨翼外面;止于股骨大转子前内侧;位于臀中肌的深面,其前部分肌束和臀中肌肌束相融合。上面有臀上神经、臀上动脉、臀上静脉分布。功能:同臀中肌。

4. 梨状肌　受骶丛分支支配。位于臀部肌群的中层,起点:骶骨前面骶前孔外侧;止点:股骨大转子。梨状肌的上面有臀下神经从梨状肌的中下缘穿出折返向上分布,下面有坐骨神经、臀下动脉和臀下静脉、股后皮神经、阴部内动脉和阴部内静脉、阴部神经经过。功能:该肌收缩,髋关节外展、外旋。

治疗股骨头缺血性坏死梨状肌体表投影测绘方法(图 4-1):健侧侧卧位,健侧伸直,患侧屈髋屈膝,膝关节下面垫枕。于髂后上棘与尾骨尖连线的中点向股骨大转子尖部划一连线,是梨状肌体表投影区的下缘,在髂后上棘与股骨大转子尖部划一连线是梨状肌体表投影区的上缘,上下缘区域内的三角形区域即是梨状肌的体表投影。

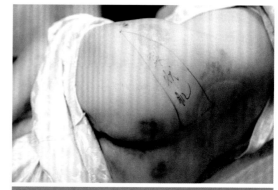

图 4-1　梨状肌体表投影绘制图

5. 闭孔内肌　受骶丛前支支配。位于臀部肌群中层,为小骨盆内三角形的扁肌,起自闭孔膜内面及周围骨面;其上缘和闭孔膜上缘跟耻骨上支下面相应的闭孔沟形成一管腔,称闭孔管,其中有闭孔血管和神经通过;肌囊向后移行为肌腱,经坐骨小孔穿出,向外在梨状肌和股方肌之间及髋关节囊的后面止于股骨转子窝。闭孔内肌在经过坐骨切迹部时可形成一恒定的闭孔内肌束。上面有坐骨神经、阴部神经、阴部内动脉、阴部内静脉、臀下动脉、臀下静脉经过。功能:是髋关节的固定肌,并可外旋髋关节。

6. 上孖肌、下孖肌　该二肌受骶丛前支支配。位于臀部肌群的中层,上孖肌位于闭孔内肌的上方,下孖肌位于闭孔内肌的下方。上孖肌起自坐骨棘,下孖肌起自坐骨结节,二肌分别与闭孔内肌融合伴行,止于股骨转子窝。上面有坐骨神经经过;下面近髋关节囊的后方有旋股内动脉和旋股内静脉经过。功能:为髋关节的固定肌。

7. 股方肌　受骶丛前支支配。位于臀部肌群的中层,该肌位于臀大肌的深面,闭孔外肌的浅面、闭孔内肌的下方及大收肌的上方,呈扁长方形;起自坐骨结节,止于股骨转子间嵴。股方肌肌腹有旋股外动脉和旋股外静脉穿过;上面有坐骨神经经过。功能:该肌收缩,外旋髋关节。

8. 闭孔外肌　受闭孔神经支配。位于臀部肌群深层,是位于股方肌和耻骨肌、短收肌之间的一块三角形扁肌。起自闭孔外面及周围坐骨和耻骨的骨面,向后外行走,经髋关节的下方再转向其背面,止于股骨转子窝。肌腹中有闭孔神经穿出,下面有闭孔动脉、静脉分布。早期股骨头缺血性坏死出现的膝关节疼痛与此肌功能受限高度相关。功能:同闭孔内肌。

9. 股二头肌　受坐骨神经支配。股二头肌长头起自坐骨结节,短头起自股骨粗线外侧唇下部的外侧肌间隔,至下端两者融合为一个腱,止于腓骨头。股二头肌构成腘窝的外侧界,股二头肌肌腱与外侧副韧带之间有一恒定的股二头肌肌腱滑囊相隔。在股二头肌肌腱的内后方有腓总神经与之毗邻。股二头肌长头外侧及前面有坐骨神经经过;股二头肌短头起点有坐骨神经分支分布、肌腹内侧有坐骨神经主干经过。股二头肌长头后面有足太阳膀胱经经过,分布有承扶穴、殷门穴、浮郄穴三个穴位。功能:屈曲膝关节。

10. 半腱肌　受坐骨神经支配。半腱肌起始于坐骨结节,肌腹向下走行,在缝匠肌及股薄肌肌腱的深面及下方止于胫骨内侧髁。半腱肌居于半膜肌所形成的槽内。下面有股后皮神经分支分布,内侧有股静脉经过。半腱肌止点处有足少阴肾经经过,分布有一个阴谷穴。功能:屈曲膝关节。

11. 半膜肌　受坐骨神经支配。起于坐骨结节的上外压迹,止于胫骨内侧髁后的横沟及腘肌筋膜,并向外上发出一扩张部,其上部为腱膜,下部为肌性部,与半腱肌共同形成腘窝上内侧界。下面有股深静脉经过。功能:同半腱肌。

二、髋关节周围的韧带

髋关节的稳定性装置与人体其他关节一样,是静力稳定性装置和动力稳定性装置的有机结合,人体这种特有的生理结构,也是人体能够完成生命活动的物质基础。髋关节的静力稳定性装置由髋骨(髂骨、耻骨、坐骨)和股骨及其周围的韧带组成,前面有:腹股沟韧带、髂股韧带、耻骨股骨韧带、闭孔膜、耻骨联合韧带、腹白线。后面有:坐骨韧带、股骨环形韧带、骶结节韧带、骶髂后韧带、骶棘韧带、髂腰韧带、骶髂前韧带。髋关节动力稳定性装置是髋关节周围丰富的软组织(肌肉、血管、神经、淋巴、筋膜、经络等)间的和平共处与全身软组织的动态下的和谐运动,共同构筑的人体生物力学的平衡体系,是人体生命活动的重要物质基础。

(一) 髋关节前面的韧带

1. 腹股沟韧带　是腹外斜肌肌腱的下缘增厚卷曲,连于髂前上棘与耻骨结节之间的部分,内侧端部分纤维增厚形成陷窝韧带。腹股沟韧带功能:稳定骨盆,确保腹股沟区域血管、神经、经水、经脉的运行通畅无阻。

2. 髂股韧带　呈三角形,位于髋关节囊的前方,是全身最强韧的韧带,它深面与髋关节囊融合,起自髂前下棘后方约 2cm 的髋臼缘,向外下呈扇形分布至转子间线上下部,中间部分较薄弱,有一孔使得髂腰肌下的髂耻囊与髋关节腔相通,髂股韧带的尖部特别强韧,能限制髋关节过度后伸,站立位时,能使人体的重量落在股骨头上,髂股韧带与臀大肌协同能把人体于牵拉状态下稳定在直立位;髂股韧带限制髋关节的外展外旋运动。在髋关节所有运动中,除屈曲外,髂股韧带均处于一定的紧张状态,成为髋关节静力稳定性的重要装置。

3. 耻骨股骨韧带　也呈三角形,位于髋关节囊的前下方,它的基底部附着于髂耻隆起、耻骨上支、闭孔嵴和闭孔膜上,斜向外下方,远侧部与髋关节囊及髂股韧带的内侧部融合。其作用是和髂股韧带一起限制髋关节的过度外展外旋。

4. 闭孔膜　即封闭闭孔的膜。闭孔是人体骨盆前下方,由耻骨支与坐骨支结合而围成的一对卵圆形大孔,为闭孔膜封闭。闭孔膜上但留有一细管,称闭孔管,闭孔管是一纤维骨性管道,长 2~3cm,向前、内、下方斜行。管的上面是由耻骨上下面的闭孔沟所构成,下面由盆腔肌膜与覆于闭孔内肌上缘之闭孔膜二者连接所形成。闭孔膜是一纤维腱膜,其纤维呈不规则交叉排列,分外膜及内膜,内口(盆腔口)有腹膜及腹膜外组织覆盖,外口开口于内收长肌、股动脉与耻骨所形成的三角区。闭孔管内有闭孔神经及闭孔动脉、静脉通过,达大腿内侧,故有闭孔外肌损伤或者疝脱出时,常有闭孔神经受牵拉或者受压症状。闭孔动脉来自髂内动脉,然有少部分来自下腹壁动脉,在陷窝韧带边缘通过,在针刀闭合性松解术治疗腹股沟韧带内侧部位时,一定要避免损伤闭孔动静脉,如果损伤闭孔动脉,就可发生难以控制的出血。功能:闭孔膜通过闭孔内外肌参与骨盆的稳定,是闭孔神经及闭孔动脉、闭孔静脉的保护性结构。

5. 耻骨联合韧带、腹白线　在股骨头缺血性坏死的治疗中,极少涉及。

(二) 髋关节后面的韧带

1. 坐骨韧带　起自髋臼的后下部,纤维呈螺旋形向上外,经股骨颈的后面,移行于髋关节囊上,止于转子间窝的前方,髂股韧带的深面。作用是限制髋关节的所有运动,把髋关节稳定于内收内旋位,也是髋关节静力稳定性的主要装置。

2. 股骨环形韧带　是髋关节囊深部增厚的部分,以颈圈环绕股骨颈,该韧带的部分纤维与耻骨股骨韧带和坐骨韧带相融合,不直接附着于骨面上。股骨环形韧带只能通过连接其他韧带的纤维被拉紧,在髋关节屈曲位到伸直位的过程中均能紧张关节囊,具有扶持之力。

3. 骶结节韧带　起自髂后下棘,骶骨下部的外侧缘和尾骨的上部,斜向外下方,经骶棘韧带的后方,止于坐骨结节的外侧缘。功能:是稳定骨盆的静力性结构之一。

4. 骶髂后韧带(短韧带和长韧带)

(1) 骶髂短韧带:起自髂骨粗隆,髂骨耳状面后部和髂后下棘,斜向内下方,止于骶外侧嵴和骶关节嵴。功能:同骶结节韧带。

(2) 骶髂长韧带:起自髂后上棘,抵达第 2 至第 4 骶椎的关节突,其外侧与骶结节韧带相连,内侧接胸腰筋膜。功能:同骶结节韧带。

5. 骶棘韧带　起自骶骨和尾骨的外侧缘,向外方与骶结节韧带交叉后,止于坐骨棘。功能:同骶结节韧带。

6. 髂腰韧带　起自第 5 腰椎横突前面,横突尖部的后面及第 4 腰椎横突的前面和下缘,呈放射状,止于髂嵴的内唇。功能:同骶结节韧带。

7. 骶髂前韧带　宽而薄,位于关节的前面,连接骶骨骨盆面的侧缘与髂骨耳状面的前缘。功能:同骶结节韧带。

三、髋关节参与的功能活动

(一) 直立行走

人体完成直立行走(迈步)的过程,必须要有骨盆的稳定性结构作为物质基础。稳定骨盆的肌肉和韧带有:髋关节后外侧面的 13 块肌肉与 7 条韧带,即臀大肌、臀中肌、臀小肌、梨状肌、上孖肌、闭孔内肌、下孖肌、股方肌、闭孔外肌(大转子点及转子间窝有九块);股二头肌长头、半腱肌、半膜肌(坐骨结节点三块);阔筋膜张肌;髂腰韧带、骶髂前韧带、骶髂后韧带、骶棘韧带、骶结节韧带、坐骨韧带、股骨环形韧带。髋关节前内侧面的 13 块肌肉和 6 条韧带,即腰大肌、腰小肌、髂肌;缝匠肌、股直肌;股中间肌、股内侧肌、股外侧肌;耻骨肌;长收肌、短收肌;股薄肌、大收肌;耻骨联合韧带、腹白线、腹股沟韧带、髂骨韧带、耻骨股骨韧带、闭孔膜。髋关节前后左右共计 26 块肌肉和 13 条已知名的韧带共同参与骨盆和髋关节的稳定,并且把骨盆和髋关节始终固定在与人体生命活动相适应的角度上。

(二) 髋关节内收、外展;内旋、外旋;后伸、前屈功能活动及正常范围

参与完成髋关节的各种功能活动的肌肉都不外乎是在额状面上、矢状面上、水平面上主动肌与拮抗肌共同参与下的和谐运动。关于髋关节的正常功能活动范围,各类书籍没有统一的数字,有多个版本,笔者认为赵德伟主编的《股骨头缺血性坏死的修复与再造》中的数字比较切合实际。

1. 内收　参与内收功能活动的主动肌有:大收肌、长收肌、短收肌、耻骨肌、股薄肌。拮抗肌有:臀中肌、臀小肌、梨状肌、缝匠肌。正常范围是 30°。

2. 外展　参与外展功能活动的主动肌是参与内收功能活动的拮抗肌,参与内收功能活动的主动肌也就成为了外展功能活动中的拮抗肌。正常范围是 45°。

3. 内旋　参与内旋功能的主动肌是参与外旋功能活动的拮抗肌,参与外旋功能活动的主动肌也就成为了内旋功能活动中的拮抗肌。正常范围是 40°。

4. 外旋　参与外旋功能活动的主动肌有:梨状肌、股方肌、闭孔内肌、闭孔外肌、上孖肌、下孖肌(以上 6 块主肌)、臀大肌后部、大收肌上部、缝匠肌、髂肌、腰大肌、腰小肌(6 块次肌)。拮抗肌有:臀中肌、臀小肌(前部)、大收肌、长收肌。

因为外旋肌的数量多于内旋肌的数量,力量强于内旋肌,外旋活动范围也大于内旋的活动范围,所以能保持人体直立行走的"八"字型步态,也是维持骨盆稳定性生理角度的物质基础。外旋的功能范围也比内旋大,正常范围是 60°。

5. 前屈、后伸　参与后伸、前屈功能活动的肌肉群,同直立行走参与的肌肉群。正常范围是前屈 150°,伸直 0°,后伸 15°。

6. 单腿直立下的环转运动半径　是髋关节周围所有肌肉共同参与的运动。正常范围是 50~70cm。

（三）下蹲动作

欲完成下蹲动作，必须屈膝屈髋，前倾躯干。参与下蹲的主动肌有：腹直肌、腰大肌、腰小肌、髂肌、股直肌、耻骨肌、缝匠肌、股二头肌、半腱肌、半膜肌。拮抗肌有：臀大肌、阔筋膜张肌、髂胫束、股直肌、股内侧肌、股中间肌、股外侧肌。

（四）座位穿袜子动作

坐位下的穿袜子动作，是屈髋、外展、外旋主动肌群和拮抗肌群的和谐运动。

（五）上下楼梯

上下楼梯运动是屈髋屈膝主动肌与拮抗肌的和谐运动。上楼梯以屈髋、屈膝肌为主；下楼梯以伸髋、伸膝肌为主。

（六）坐位起立

不论是高坐位下还是低坐位下的起立都是腰背肌、伸髋肌、伸膝肌为主动肌。

（七）跳跃

屈髋屈膝和谐递次运动，先屈后伸，突然爆发（伸膝挺髋）。

（八）跑步

全身肌肉参与的和谐运动，首先是双上肢屈曲，肘肩前后摆动，其次是髋膝屈伸及时跟进的快节奏运动。

第二节 髋关节的血液供应的整体观

髋关节的血液供应（图4-2）通过髋关节囊与髋臼的动脉吻合，完成股骨头与关节囊内外的对接。溯流穷源，供应髋关节囊与股骨头内的血液，来自腹降主动脉，腹降主动脉发出多个腰动脉沿腰椎横突腹内侧进入腰椎横突周围的肌肉，在第五腰椎处一分为二，即分出左右髂总动脉，二者再分出髂外动脉和髂内动脉。髂内动脉分出髂内后支动脉和髂内前支动脉；髂内后支动脉分出髂腰动脉和臀上动脉，髂腰动脉到达髂骨内侧缘，臀上动脉由髂骨下缘靠近中点处穿出骨盆折返向上分布于臀部肌肉；髂内前支动脉向下延续为臀下动脉，由臀下动脉发出闭孔动脉和阴部内动脉。髂外动脉出盆腔延续为股动脉，由股动脉发出腹壁前动脉和股深动脉。由股深动脉发出旋股内侧动脉和旋股外侧动脉；股深动脉还发出多个大腿穿支动脉皆通过骨膜进入股骨滋养孔达骨髓内。在旋股外动脉发

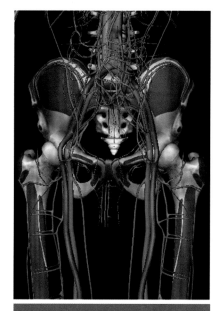

图4-2 3D血管图

出旋股外动脉降支。旋股外动脉大于旋股内动脉，是因为外旋肌肉群多于旋内肌肉群的缘故。至于髋关节周围的静脉不再赘述，因为静脉多伴随动脉分布于相应区域。

髋关节囊在正常关节软骨周围的滑膜下组织没有毛细血管系统朝向软骨,正常的软骨没有血供,但是在软骨深面与骨交界处有规则的毛细血管系统,由骨髓动脉流出的毛细血管前动脉经软骨下管道在钙化软骨的深面形成宽阔的毛细血管环,毛细血管后静脉由此环经软骨下管道返回骨髓。

股骨头缺血性坏死的发生早期是髋部周围的髋关节囊外血液循环障碍,没有及时处理进一步加重,导致股骨颈、股骨头内的血供障碍,一旦股骨头内的微细血管发生缺血坏死现象,就已经是进展期。囊变是缺血保护期,塌陷是缺血相持期,关节间隙变窄是表示缺血严重。

第三节　髋关节相关的神经支配

研究髋关节的神经支配与血管的伴行,以及途经肌肉的解剖位置,是探讨引起股骨头缺血性坏死疼痛的原因,也是治疗疼痛特别是顽固性疼痛的重要方法。还有较为多见的医源性疼痛,有学者统计在临床上占 80% 以上,多发生在与该神经有关的手术后,尤以髂骨取骨术后为多见,甚至有的患者认为其疼痛比原发病更难以忍受,已经越来越引起临床医生的注意。

一、髋关节前内侧的相关神经

1. 髂腹下神经　起于第 12 胸神经前支和第 1 腰神经前支。从腰大肌上部外侧缘穿出,列于肋下神经下方并与其平行,斜经肾下部的背侧,在腰方肌腹侧,髂嵴上方,穿腹横肌腱膜,经腹横肌和腹内斜肌之间分为前皮支(腹下支)和外侧皮支(髂支)。前皮支又称腹下支,经腹内斜肌和腹横肌之间,斜向前下方,在髂前上棘内侧约 2cm 处,穿出腹内斜肌,在腹外斜肌腱膜的下侧行向内下,约在腹股沟管皮下环的上侧 3cm 处,穿出腹外斜肌腱膜,支配耻骨区的皮肤。外侧皮支又称髂支,在髂嵴前、中 1/3 交界处的上侧,于第 12 胸神经外侧皮支的后侧,穿过腹内斜肌和腹外斜肌,下行至浅筋膜层,分布于臀外侧区的皮肤。腹股沟疝修补术或者骨盆部手术容易发生髂腹下神经损伤,目前还没有发现针刀治疗股骨头缺血性坏死的闭合性松解术发生髂腹下神经损伤的临床报道。

2. 髂腹股沟神经　发自第 1 腰脊神经的纤维,第 12 胸神经的纤维也有部分加入其中。此神经在腰大肌外侧缘,沿腰方肌前面、肾的后面,继经髂肌前面走行,穿过腹横肌和腹内斜肌入腹股沟管。沿精索的外下侧下降,穿出该管皮下环至浅筋膜,分布于大腿上部内侧的皮肤。并发阴囊前神经支分布于阴茎根部和阴囊(女性为阴唇)的皮肤,称阴囊前神经(女性称阴唇前神经)。其肌支,分布在髂腹股沟神经所经过的腹壁肌,并支配它们。

3. 生殖股神经　发自腰 1、腰 2 脊神经合成生殖股神经后又发出两支,即生殖股神经生殖支和生殖股神经股支,前者分布于外阴部与腹部交界处,后者分布于股三角区皮肤。

4. 股神经　来自腰 1、2、3、4 脊神经,先在腰大肌与髂肌之间下行,浅出腰大肌处股神经距正中线距离 53.9 ± 10.4mm,距髂前上棘水平垂直距离 50.69 ± 3.2mm,行于腰大肌后的长度为 36.1 ± 2.8mm。在腹股沟中点稍外侧经腹股沟韧带深面、股动脉外侧到达股三角,随即分为三支:即肌支、皮支、髋关节支。肌支,支配耻骨肌、股四头肌和缝匠肌。皮支,有数条较短的前皮支,分布于大腿前面、内侧面和膝关节前面的皮肤,股中间皮神经,于大腿前面中线的上、中 1/3 交界处穿出深筋膜下行,分布于股前部皮肤;股内侧皮神经,于大腿内侧中 1/3 交界处穿出深筋膜,分布于股内侧下部的皮肤。最长的皮支称隐神经,是股神经的终支,伴随股动脉入收肌管下行,至膝关节内侧分布于髌下,浅出至皮下后,伴随大隐静脉沿小腿内侧面下降达足内侧缘,分布于小腿内侧面和足内侧缘的皮肤。股骨头缺血性坏死导致股神经损伤可以出现屈髋无力,坐位时,不能伸小腿,行走困难,股四头肌萎缩,髌骨突出,膝反射消失,大腿前面和小腿内侧面皮肤感觉障碍。髋关节支主要来自耻骨肌支、股四头肌支,支配关节囊,前方近侧的内面和远侧的外面。主要分布于髂骨韧带的下部,但也分布支配关节囊的后上部及耻骨韧带。

5. **闭孔神经**　源于第二、三腰椎脊神经,于腰大肌内侧缘穿出,循小骨盆侧壁前行,穿闭膜管出小骨盆,分肌支、皮支、关节支。肌支分前、后两支,分别经短收肌前、后面进入大腿内收肌群,其肌支支配闭孔外肌、大腿内收肌群。闭孔神经前支发出支配股薄肌的分支先入长收肌,约在股中部,从长收肌穿出进入股薄肌。临床上在用股薄肌代替肛门外括约肌的手术中,应注意保留此支。皮支于股内侧部的上中 1/3 交界处穿出股部深筋膜,分布于股内侧上、中部的皮肤。关节支分布于关节囊内侧及耻骨股骨韧带。闭孔神经 90% 参与髋关节的神经支配,亦有从盆腔支出者,与旋股动脉的关节支同行,穿过髋臼切迹进入髋关节。股骨头缺血性坏死出现髋关节深部及大腿内侧的顽固性疼痛多数是闭孔神经受累引起。

二、髋关节后侧的相关神经

1. **臀上神经**　是由腰 4、腰 5、骶 1 神经前支组成,与臀上动、静脉相伴行走于臀中肌与臀小肌之间,由梨状肌上孔出盆腔,继与臀上动脉深支伴行,支配臀中肌、臀小肌和阔筋膜张肌。臀部神经发出的关节支分布于关节囊的后上方的上部及外部。股骨头缺血性坏死出现的臀隆消失以及臀部、髋部外侧的疼痛多半是由于臀上神经损伤引起。

2. **臀下神经**　臀下神经与臀下动、静脉伴行,由梨状肌下孔穿出,折返向后上支配臀大肌。股骨头缺血性坏死出现坐骨部顽固性的疼痛多半是因为臀下神经损伤引起。

3. **坐骨神经**　坐骨神经来自腰 4~ 腰 5 神经和骶 1~ 骶 3 神经根,是所有神经中最粗者。起始于腰骶部的脊髓,途经骨盆,并从梨状肌下孔出骨盆到臀部,在臀大肌深面向下行,依次横过闭孔内肌、上孖肌、下孖肌及股方肌的后方,支配这些肌肉,并沿大收肌后面,半腱肌、半膜肌、股二头肌之间下降,途中发出肌支至大腿的屈肌,坐骨神经在到腘窝以前,分为胫神经和腓总神经,支配小腿及足的全部肌肉以及除隐神经支配区以外的小腿与足的皮肤感觉。股方肌支分出的关节支稀疏的分布于关节囊的后部。股骨头缺血性坏死出现干性坐骨神经痛的比较少见。

4. **臀内侧皮神经**　穿出第一、二、三骶后孔经过多裂肌(穿出第三骶后孔者除外)、胸最长肌、腰髂肋肌及皮下筋膜向外下折返分布于臀大肌表面的皮肤。股骨头缺血性坏死出现的腰骶部伴有臀部疼痛的,大多由臀内侧皮神经损伤引起。

三、髋关节外侧的相关神经

股外侧皮神经　发自腰 2 脊神经,自腰大肌外缘走出,斜越髂肌表面,达髂前上棘内侧穿腹股沟韧带的外侧份的深面,继经缝匠肌的深面,于髂前上棘的下方 3~4cm 处穿出深筋膜,经阔筋膜张肌的前侧,分布于股外侧部及臀外侧下部的一小部分皮肤。股外侧皮神经在股部出现率 100%。穿出腹股沟韧带下缘处距髂前上棘的距离较恒定。其前支的主干长 9.5cm,横径 2.9mm。前支全长平均 34.5cm,远端走向髌骨中点占 70.6%。股外侧皮神经位置表浅、恒定,容易触及。股骨头缺血性坏死出现大腿外侧的疼痛,多由股外侧皮神经损伤引起,尤其多见于年青女性。

第五章

股骨头缺血性坏死的中医学病名考证

目前各种医学文献都将中医学对股骨头缺血性坏死名称的最早论述认定为是"骨蚀"证,其实不然。正本清源,对研究股骨头缺血性坏死的病因病理、早期诊断和治疗更有里程碑的意义。

"骨蚀"语出《灵枢·刺节真邪》篇:"虚邪之入于身也深,寒与热相搏,久留而内著,寒胜其热,则骨疼肉枯;热胜其寒,则烂肉腐肌为脓,内伤骨,内伤骨为骨蚀。有所疾前筋,筋屈不得伸,邪气居其间而不反,发为筋溜。有所结,气归之,卫气留之,不得反,津液久留,合而为肠溜,久者数岁乃成,以手按之柔。已有所结,气归之,津液留之,邪气中之,凝结日以益甚,连以聚居,为昔瘤,以手按之坚。有所结,深中骨,气因于骨,骨与气并,日以益大,则为骨疽。有所结,中于肉,宗气归之,邪留而不去,有热则化而为脓,无热则为肉疽。凡此数气者,其发无常处,而有常名也。"明代张景岳又说:"其最深者,内伤于骨,是为骨蚀,谓侵蚀及骨也。"即"骨被腐蚀"之意。笔者认为:这一论述和现代医学的"骨髓炎"极为相似,骨蚀证是对骨髓炎和化脓性骨关节炎、骨结核等现代医学疾病的最早论述。而非指股骨头缺血性坏死,股骨头缺血性坏死的整个发病及演变过程与骨蚀证没有任何关系。

《灵枢·刺节真邪》篇重点讨论了真气和邪气的关系,介绍了刺法中的五节及五邪的作用和方法,故以"刺节真邪"命名。内容庞大,包括以下五个方面:第一是论述针法中五节:即振埃、发蒙、去爪、彻衣、解惑的取穴及其治疗作用。第二是具体说明刺五节所治的病候和主要穴位。第三是介绍了刺五邪:即持痈、容大、狭小、寒、热的作用和刺法。第四是说明铍针、锋针、圆利针、镵针等各种针具使用的适应证。第五是详述了真气的来源与功能;对正气、邪气与疾病的关系进行了分析;列举正不胜邪,经脉受病,可产生的疼痛、痈、骨蚀、筋溜、肠溜、昔瘤、骨疽、肉疽等十五个病症和致病原因。都没有涉及因为缺血而导致骨坏死的相关内容。

　　读《内经》，笔者的体会是：切不可断章取义，要总揽全篇，整体的研读，领会先贤之本意，结合临床实践，方能有所心悟，取得意外之收获。《素问·痿论》整个篇章，以五脏与五体相合的经络（十二正经与奇经八脉、气街）的理论为依据，来论述痿躄、脉痿、筋痿、肉痿、骨痿等五种痿证的病因病机、证候、鉴别要点及治疗原则，其实五痿就是对股骨头缺血性坏死的整个病理过程最全面的阐述。详见第三章第四节"股骨头缺血性坏死《黄帝内经》相关文献探讨"。笔者以此为理论根据、指导思想，对股骨头缺血性坏死的早期诊断、顽固性疼痛、重症的治疗等方面，皆取得了比较理想的效果。

　　骨痿不是独立存在的，与筋、脉、肉相连。确切地讲，五痿相参，才是股骨头缺血性坏死的全貌，它反映了股骨头缺血性坏死整个过程的不同时期的病因病机，到骨痿已经是最后了，那么股骨头缺血性坏死就属于中医学中"痿证"的范畴。这一点对早期诊断与治疗提供了理论依据。

　　综上所述，中医学对股骨头缺血性坏死这一疾病名称最早的确切称呼应属中医学"痿证"的范畴，形象称呼是"骨痿"，而不是"骨蚀"。

　　笔者通过对股骨头缺血性坏死的中医病名考证，攻克了三个问题：首先是股骨头缺血性坏死的早期诊断。其次是股骨头缺血性坏死的致病因素和病理机制。第三是股骨头缺血性坏死保髋治疗的实效性技术。

第六章

成人型股骨头缺血性坏死的早期诊断

一、病史采集

目前的教科书及有关股骨头缺血性坏死的早期诊断标准,与临床实际脱节甚远,当所有人都认为是"股骨头缺血性坏死"的时候,已经不是早期了,错过了最佳治疗时期,即早期治疗时机。笔者长期临床实践,在诸多的失败、困惑中,不断地总结经验教训,通过对致病因素的研究,慢慢地发现了股骨头缺血性坏死的早期临床表现、体征、影像的另一种分析思路,总结出了早期的诊断方法。

病史采集主要包括:负性情绪、身体任何一个部位的外伤、久居湿地、体力透支、因热贪凉等六个月以上的个人生活史。

二、临床表现

(一) 临床症状

1. 疼痛　最早出现的症状是疼痛,疼痛的部位一般有三个,疼痛的性质多为酸胀重痛,时发时止,走路多了加重,常常被误诊为膝关节或者髋关节病变。

(1) 膝关节疼痛:膝关节内侧或者整个膝关节内酸胀疼痛。

(2) 髋关节:髋关节后外侧、前侧腹股沟中外侧部位或者内侧大腿根部酸胀疼痛。

(3) 大腿前面:大腿前面的肌肉酸胀疼痛。

2. 感觉异常　多发生在大腿前面肌肉,凉的感觉,有的单发,有的和酸胀、麻木、疼痛夹杂在一起。

（二）临床体征

最早出现的体征是：髋关节轻微的功能受限。通过两个数据可以反映出来，即左右髌间距离，左右髌床距离。

1. 左右髌间距离　测量方法是仰卧位，双脚掌相对，脚趾尖和脚后跟对齐，屈膝屈髋外展至最大程度，测量双髌骨外侧缘之间的距离，小于 100cm 为阳性（图 6-1）。

2. 左右髌床距离　测量方法是保持测量左右髌间距离的体位，在床面上沿股骨纵轴放一直尺，沿左右髌骨外侧缘分别向下测量髌骨外侧缘至床面上直尺间的距离，左右不等高，高的一侧为患侧（图 6-2）。左右不等高为阳性。

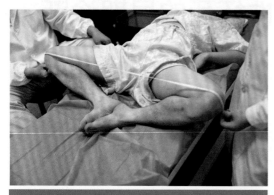

图 6-1　左右髌间距离测量图

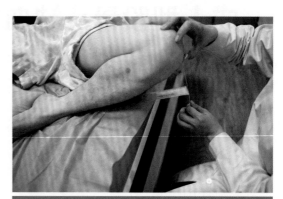

图 6-2　左右髌床距离测量图

（三）影像表现

早期股骨头缺血性坏死的影像诊断，推荐首选 X 光骨盆正位片。笔者认为拍单侧的髋关节正侧位 X 光片及其他不能反映髋关节平衡体系全貌的高科技影像学检查，没有临床意义。

具体分析方法有二：首先看是否有骨盆倾斜，需要测量三条线：即左右髂嵴的最高点连线、左右大转子最高点的连线、左右小转子尖部的连线（图 6-3）。主要是看看这三条线是否平衡，如果这三条线无限度延长成角，即为阳性；脊柱的中轴线是否和左右髂嵴的最高点连线垂直（图 6-4），如果不垂直，即为阳性。

整体医学的影像分析法，不是传统的只是对着骨头分析，寻找骨质的异常改变。而是通过整个骨盆的影像，分析细微的影像改变，寻找与骨盆有关的软组织病变。国际骨循环学会（ARCO）股骨头坏死分期标准中的"0 期"是这样说的："除病历显示骨坏死外，X 线、MRI、ECT 均正常"。笔者把"0"期理解为早期，因为早期的缺血性病变部位在周围的软组织中，还没有到达股骨头内，所以现在盛行的各种对准骨头的影像检查不会有异常发现是可以理解的。其实股骨头缺血性坏死的早期既有临床症状，也有临床体征，影像学也有改变。不但是看你选择哪一种影像学的检查方法，而且还要看你分析影像学的思路。之所以推荐首选 X 线骨盆平片检查，是因为它能反映髋关节及股骨头的全貌和软组织的关系，通过对髋关节

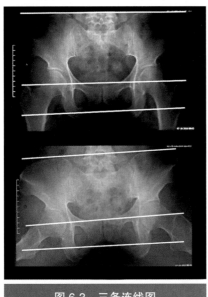

图 6-3　三条连线图

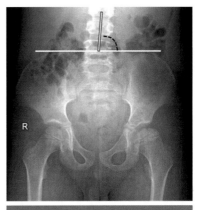

图 6-4　垂直线图

整体影像分析，看软组织的平衡体系是否被打破。因此单侧的髋关节正侧位 X 片和 CT、核磁共振等计算机断层扫描技术对股骨头缺血性坏死的早期诊断没有任何意义。优质 X 光骨盆平片不但能反映髋关节的全貌，还能反映骨盆和脊柱的平衡体系的细微变化，这一影像学的分析方法是基于整体医学对股骨头缺血性坏死致病因素的研究结果。软组织损伤是股骨头缺血性坏死的第一位原因，损伤后的软组织首先影响到的就是骨盆及髋关节的平衡体系，通过整体的分析骨盆平片的影像表现，就可以寻找到引起股骨头缺血性坏死的早期病变组织所在的具体部位，及时准确处理，就不会使病情进一步发展。股骨头的血管造影、核磁共振、红外线成像等现代高科技的影像检查，如果发现问题，已经不是早期的诊断了。那么整体地分析骨盆平片与周围软组织的关系，对早期诊断显得尤为必要，X 光检查的容易普及和价格的低廉也成为可操作性和易于推广的优越条件。

影像阳性，再加临床症状和体征即可以诊断为股骨头缺血性坏死的早期。

第七章

股骨头缺血性坏死的临床分型、诊断标准、疗效评定标准

第一节　股骨头缺血性坏死的临床分型与诊断标准

目前的教科书及中西医学会所制定的临床分型、诊断、疗效评定标准,都是参照西医学的多个国家的多个版本而制定的,况且国外也没有统一起来,之所以没有统一起来,就是因为到目前为止,对股骨头缺血性坏死的致病因素、病理机制还没有达成共识。长期以来国内外医界贤达,虽然发明创造出了诸多治疗技术,但是都没有取得令人满意的疗效,以此制定的分型、诊疗标准、疗效评定标准不能指导临床实践是可以理解的。

笔者认为股骨头缺血性坏死的临床分型也应该具备科学的共性:即实用性、先进性、可复制性。变复杂为简单、公理性。

一、早期诊断标准

早期,相当于"国际骨循环学会(ARCO)股骨头坏死分期标准"的 0 期。一般在六个月以内,提出这一分型,主要是防止延误病人的早期治疗,早期治疗意义重大,只要把病人的疼痛及轻微的功能受限解决,那么就达到了"既病防变""寓防于治"的目的。详见第六章。

二、Ⅱ期诊断标准

Ⅱ期,发病在 6 个月到 18 个月之内。相当于"国际骨循环学会(ARCO)股骨头坏死分期标准"的 Ⅰ、Ⅱ、Ⅲ期。

(一)病史采集

除了同早期的以外,还要增加有无股骨颈骨折病史,先天性髋关节发育不良史的采集。

(二) 临床表现

1. 临床症状　疼痛:甚于早期,多伴有大腿根部紧缩感觉及大腿内侧、外侧的顽固性疼痛,行走、静息均可以出现;时轻时重的膝关节疼痛;久坐或者起床的初次站立大腿根部剧烈的疼痛、僵硬,稍微运动后缓解。还有的疼痛部位在臀部、小腿内侧、足部等。

2. 临床体征　功能受限为主。

(1) 屈曲(图 7-1)<150°;后伸(图 7-2)<15°。

(2) 内收 <30°;外展(图 7-3)<45°。

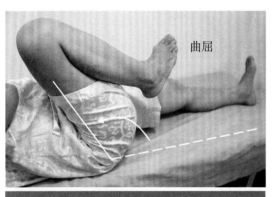

图 7-1　髋关节屈曲图

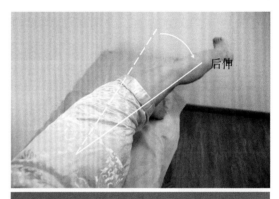

图 7-2　后伸图

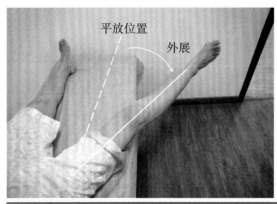

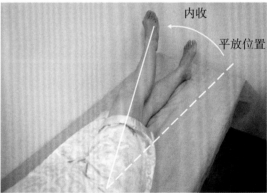

图 7-3　内收、外展图

(3) 旋内 <40°;旋外(图 7-4)<60°。

(4) 单腿直立位下的环转最大半径(以直立腿为轴心):测量直立腿脚后跟中点到环转腿脚尖之间的距离 <50cm。是反映髋关节功能范围的一个指标(图 7-5)。

(5) "4"字试验阳性。穿袜子动作完成困难(图 7-6)。

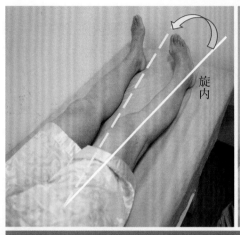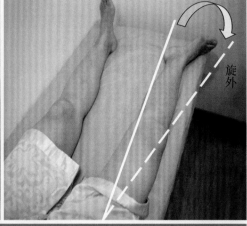

图 7-4 旋内、旋外图

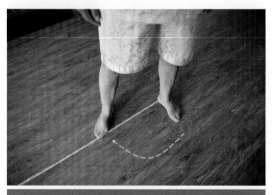

图 7-5 单腿直立位环转最大半直径图

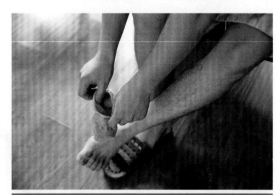

图 7-6 穿袜子动作完成困难图

（三）影像表现

Ⅱ期的影像特点是：有囊变、塌陷的影像表现。

1. 骨盆倾斜（图 7-7） 不论是单侧还是双侧均有不同程度的骨盆倾斜。

2. 囊变（图 7-8） 不是所有的病例都会有囊变，也不是所有的囊变都会有塌陷。囊变是微循环重建、新骨再生的基础，是机体抗争坏死的表现。

3. 塌陷（图 7-9） 不是所有的病例都会有塌陷，也不是所有的塌陷都会有囊变。塌陷是微循环重建、死骨吸收的表现，也是病情严重或者好转的双重表现。

4. 有囊变的塌陷（图 7-10） 预后相对较好，是病情双向发展的十字路口。把握机会，正确治疗尤为重要。

5. 无塌陷的囊变(图 7-11)　预后相对更好，是病情相对轻，正向发展的表现。

6. 无囊变的塌陷(图 7-12)　预后相对更差，是病情严重的表现。

7. 塌陷中的囊变(图 7-13)　是病情正向发展的表现。也可能是治疗的结果，有可能是人体自我抗争、毛细血管生长的结果，把握机会，正确治疗尤为重要。

8. 髋臼囊变(图 7-14)　多半有髋关节的发育异常，是病情严重的表现。

9. 关节间隙变窄合并半脱位(图 7-15)　伴有无囊变的塌陷，病情严重。伴有有囊变的塌陷，病情相对轻。

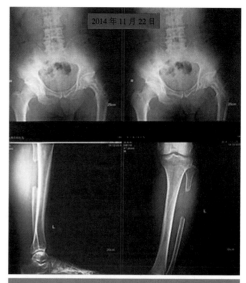

图 7-7　骨盆倾斜图

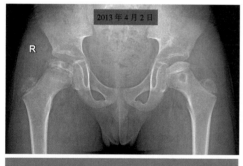

图 7-8　囊变图

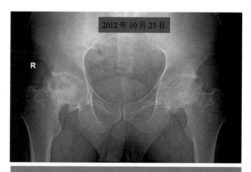

图 7-9　塌陷图

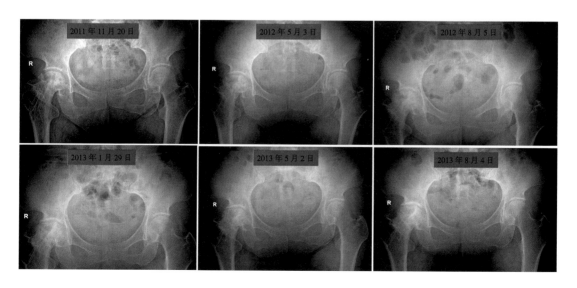

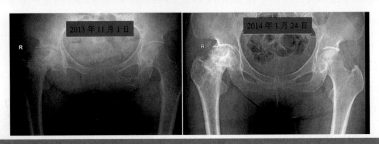

图 7-10　有囊变的塌陷图

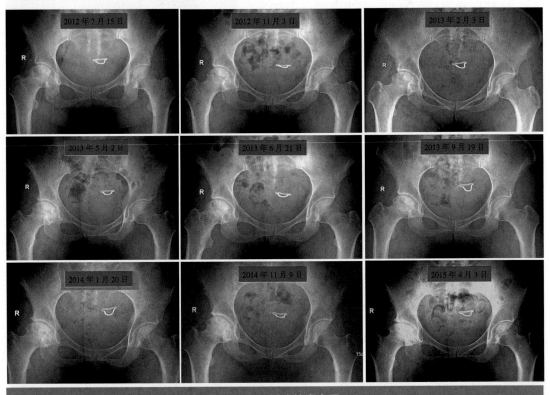

图 7-11　无塌陷的囊变图

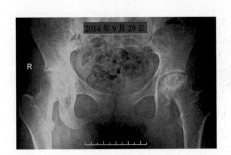

图 7-12　无囊变的塌陷图

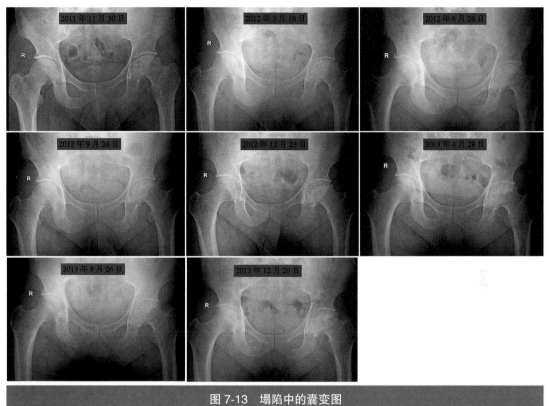

图 7-13　塌陷中的囊变图

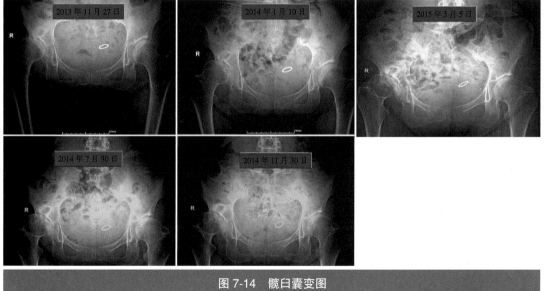

图 7-14　髋臼囊变图

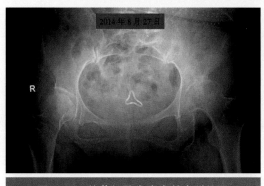

图 7-15　关节间隙变窄合并半脱位图

三、Ⅲ期诊断标准

Ⅲ期,为什么称之为"Ⅲ期"而不称之为"后期或者晚期",主要是减轻患者及其家属的恐惧心理,因为"后期或者晚期"已经成为癌症患者的代名词,听癌色变,是大众心中的恐慌之源,所以对疾病的分期名称应该尽量避免"后、晚"字眼,发病 18 个月以上。相当于"国际骨循环学会(ARCO)股骨头坏死分期标准"的Ⅳ期。

（一）病史采集

同Ⅱ期。

（二）临床表现

1. 临床症状　疼痛伴随着髋关节功能受限出现,疼痛时有时无或者不动不痛,一动就痛。

2. 临床体征　髋关节功能活动明显受限。髋关节周围和大腿肌肉萎缩,患侧臀隆消失(图 7-16);大腿周径小于健侧。下肢不等长。

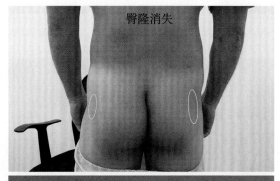

臀隆消失

图 7-16　臀隆消失图

（三）影像表现

Ⅲ期影像特点是:股骨头残缺、或者没有囊变的影像表现。

1. 关节间隙明显变窄

2. 关节间隙消失(图 7-17)

3. 股骨头残缺(图 7-18)　股骨头囊性改变和塌陷并存,股骨头成扁形或者残缺(图 7-19)、甚者消失(图 7-20)。

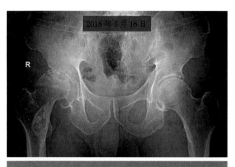

图 7-17　关节间隙消失图

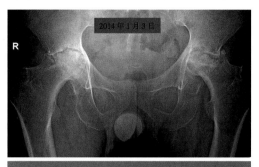

图 7-18　头残缺图

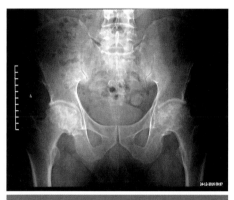

图 7-19　股骨头变扁图

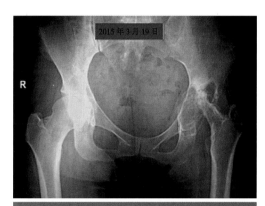

图 7-20　股骨头消失图

第二节　股骨头缺血性坏死的疗效评定标准

　　笔者认为对股骨头缺血性坏死的疗效评价:首先应该以患者的切身感受为主,对疾病的治疗效果,最具有话语权的是患者本人,而不是医生或者其他人,因为疾病生长在病人身上,病情加重或者好转,最细微的变化,病人本身最先能感受到,特别是疼痛的加重或缓解、髋关节紧缩感(功能的改善)的加重或者缓解,患者都会在行走、下蹲、上下楼梯、穿袜子等日常生活的细小变化中体会到。其次是对髋关节功能活动的量化管理,如:仰卧位下的髌间距离、髌床距离;髋关节屈曲;直腿内旋、外旋、内收、外展;侧卧位下的髋关节直腿后伸;单腿直立位下的环转半径(以直立腿为轴心)。第三是对社会功能活动的评估,如:行走是否有跛行、是否需要拄拐杖、一次连续行走距离、是否能上下楼梯、是否可以参加剧烈运动项目(打篮球、踢足球等)、是否能够正常参加社交活动、是否能够正常参加旅游等。患者的感受 2 分,髋关节功能活动 4 分,社会功能 4 分,共计 10 分,以此作为疗效评价标准,与临床紧密结合,具有检验疗效、指导治疗的双重作用。简便实用,容易掌握,容易复制(见表 7-1)。

表 7-1 股骨头缺血性坏死车氏评分量表(满分 10 分)

患者感受		程度			得分
		消失	时有时无	明显	
疼痛感	左	0.5	−0.5	0	
	右	0.5	−0.5	0	
髋关节紧缩感	左	1	−1	0	
	右	1	−1	0	
怕冷或怕热	左	0.5	−0.5	0	
	右	0.5	−0.5	0	
髋关节功能					
仰卧位髌间距离		≥100cm	99cm~50cm	≤49cm	
		0.5	0.25	0	
仰卧位髌床距	左	≥21cm	20cm~16cm	≤15cm	
		0	0.1	0.5	
	右	≥21cm	20cm~16cm	≤15cm	
		0	0.1	0.5	
仰卧位髋关节屈曲	左	150°~130°	120°~90°	≤80°	
		0.5	0.25	0	
	右	150°~130°	120°~90°	≤80°	
		0.5	0.25	0	
仰卧位直腿外旋	左	60°	50°~20°	≤20°	
		0.5	0.2	0	
		60°	50°~20°	≤20°	
	右	0.5	0.2	0	
仰卧位直腿内旋	左	40°	50°~20°	≤20°	
		0.5	0.2	0	
	右	40°	50°~20°	≤20°	
		0.5	0.2	0	
仰卧位直腿内收	左	30°	≤10°		
		0.25	0		
	右	30°	≤10°		
		0.25	0		
仰卧位直腿外展	左	45°	30°~15°	≤15°	
		0.5	0.25	0	
	右	45°	30°~15°	≤15°	
		0.5	0.25	0	
侧卧位下的髋关节直腿过伸	左	15°	≤10°		
		0.25	0		
	右	15°	≤10°		
		0.25	0		

续表

患者感受		程度			得分
		消失	时有时无	明显	
单腿直立位下的环转半径(以直立腿为轴心)	左	60~50cm	49cm~15cm	≤15cm	
		0.5	0.25	0	
	右	60~50cm	49cm~15cm	≤15cm	
		0.5	0.25	0	
社会功能					
跛行	无	轻度	中度	重度	
	0.25	0.3	0.1	0	
拐杖	不用	单拐	双拐		
	0.2	0.1	0		
行走距离	3000m 以上	1000cm~500m	500m 以下		
	0.3	0.1	0		
上下楼梯	能	不能			
	0.3	0			
下蹲	能	不能			
	0.2	0			
剧烈运动	能	不能			
	0.75	0.1			
社交活动	能	不能			
	1	0.1			
旅游	能	不能			
	1	0.1			

　　疗效评价分为:临床痊愈、显效、有效、无效。末次分数在 9 分以上为临床痊愈;末次分数在 6 分以上,分数增加 2 分以上为显效;末次分数在 6 分以上,分数增加在 1 分以上,2 分以下者为有效;分数无增加或者为负数者即无效。

第八章

股骨头缺血性坏死的整体综合疗法

第一节　整体医学的治疗思路

股骨头缺血性坏死的整体治疗思路是顺应患者的需求来考虑的，首先是绿色治疗，即非开放性手术治疗。其次是尽量避免关节置换术。三是以恢复社会功能为终极目标。这是大的方针，具体就是要解决患者的当务之急，治疗必胜，一次见效，让患者及家属都看到希望，树立信心，走出误区。

患者的当务之急，一般讲股骨头缺血性坏死的患者来就诊，有两个主诉：要么是疼痛为主，要么是功能受限为主。如果是以疼痛为主，那么就一次性使疼痛明显缓解；如果是以功能受限为主，那么就一次性使功能受限明显缓解。疼痛一般有三种表现形式：即静止痛、运动痛，或者二者兼而有之。功能受限一般有两种表现形式：因为疼痛而功能受限，或者因功能受限而导致疼痛。后者多为髋关节间隙变窄，甚至融合，周围的肌肉板结，髋关节功能严重受限，一活动就会引起疼痛，这就是因为功能受限导致疼痛的原因，这种情况的治疗就应该以首先改善髋关节的功能来制订治疗方案，功能改善，疼痛缓解；功能恢复，疼痛消失。如果患者是因为疼痛导致的功能受限，就应该以首先缓解疼痛来制订治疗方案，疼痛缓解，功能改善；疼痛消失，功能恢复。疼痛的缓解主要是消除股骨头髓内、髋关节囊内的高压，还有髋关节囊内滑膜及囊外软组织无菌性炎症产生的积液水肿；功能的改善主要是解决髋关节囊内的粘连，关节囊外的软组织的粘连挛缩、瘢痕堵塞。总之，要设计从骨髓内、关节囊内到关节囊外的离心型的治疗方案，或者是从关节囊外到关节囊内、再到骨髓内的向心性治疗方案，要体现点、线、面、体的立体整体治疗结构。早期，首先是关节囊内的治疗，以消除关节囊内的无菌性炎症治疗疼痛为目的，其次是关节囊外的治疗。Ⅱ期，是从股骨头髓内到关节囊内,再到关节囊外,即从内向外的离心性治疗,是通过缓解疼痛达到改善功能为目的。Ⅲ期,是从关节囊外到关节囊内,再到股骨头髓内,即从外向内的向心性治疗,通过改善功能达到缓解疼痛的目的。

随着疼痛的缓解、功能的改善,运动医学及时跟进,主要是"天人合一"的运动治疗;康复医学主要是心理的康复、服务治疗和躯体康复相结合,贯穿始终,促使疼痛消失,促进功能恢复。这就达到了终极目标。

第二节　整体综合疗法总论

一、外治疗法

整体医学对股骨头缺血性坏死的外治疗法包括有创外治和无创外治。各种外治疗法是缓解疼痛、改善功能、取得近期疗效的保证。

(一) 有创外治

1. 髋关节囊内针刀闭合性减压和臭氧消融二联术

(1) 适应证:股骨头缺血性坏死的早期,因疼痛导致髋关节的功能受限。也适用于儿童型股骨头缺血性坏死以及髋关节滑膜炎的治疗。

(2) 操作流程标准

1) 体位:仰卧位,患肢外展 15°。

2) 定点:髂前上棘下划线与腹股沟线的交点做体表定点。

3) 消毒:骨外科常规消毒,铺无菌洞巾。

4) 手术入路:髋关节囊前外侧。

5) 方法:首先取 0.5% 的利多卡因 1ml 在体表定点处皮内注射形成一皮丘,然后在 C 型臂监视下,将Ⅰ型 3 号(0.8mm×75mm)(图 8-1)的针刀与躯干正中矢状面成 45°角按照针刀医学"四步进针规程"刺入皮下浅筋膜层,再慢慢穿过肌肉层,达到髋关节囊外侧,行"十字"切开,将针刀缓慢退至皮外。即刻用 7 号 10cm 的注射针头连接 20ml 注射器,沿针刀手术通道慢慢进入髋关节囊内,先注入 0.25% 利多卡因 10ml,盐酸山莨菪碱 10mg×1ml,然后再注入 20ml60 度的臭氧。用纱布块压迫针刀眼不出血为止,用医用术后贴贴敷针眼。即刻行手法:被动屈曲髋关节至最大限度 3 次。推入病房,平卧 2 小时。

(3) 注意事项

1) 术中:体表定位要准确。注射麻药先皮内形成皮丘后,再至皮下组织即可,不可过深,更没有必要进入髋关节腔。针刀穿透皮肤后,要掌握好角度及方向,切不可伤及股静脉、股动脉、股神经。

2) 臭氧注入:注射针头一定按针刀入路原路进入髋关节囊内,注入臭氧要缓慢,尽量减轻患者疼痛感,切忌将臭氧注入血管。

3) 术后手法治疗注意事项:手法要轻柔,以病人耐受为度,不可以施暴力。

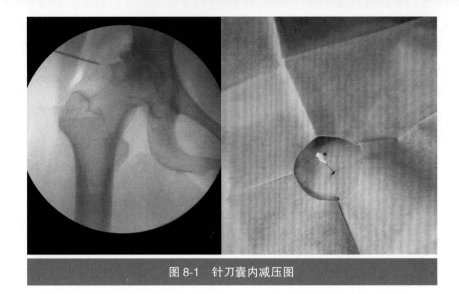

图 8-1　针刀囊内减压图

4）推入病房平卧 2 小时期间，不要苛求一个姿势，累了可以左右翻身，下肢也可以屈伸，2 小时以后可以下地运动。

2. 闭合性股骨头髓内减压、髋关节囊内减压、臭氧消融三联术（图 8-2）

（1）适应证：股骨头缺血性坏死Ⅱ期、Ⅲ期，影像表现囊变和塌陷并存，或者无囊变的塌陷，关节间隙变窄，甚或消失，疼痛明显，影响睡眠，行走艰难。

（2）操作流程标准：

1）体位：仰卧位，患肢外展 15°。

2）定点：髂前上棘下划线与腹股沟线的交点做体表定点。

3）消毒：骨外科常规消毒，铺无菌洞巾。

4）手术入路：髋关节囊前外侧。

5）方法：首先取 0.5% 的利多卡因 1ml 在体表定点处皮内注射形成一皮丘，然后在 C

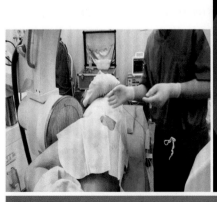
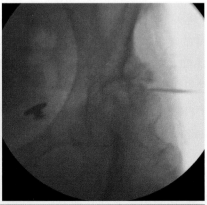

图 8-2　闭合性股骨头髓内减压、髋关节囊内减压、臭氧消融三联术图

型臂监视下,将Ⅰ型3号(0.8mm×75mm)的针刀与躯干正中矢状面成45度角按照针刀医学"四步进针规程"刺入皮下浅筋膜层(结缔组织),再慢慢穿过肌肉层,达到髋关节囊外侧,行"十字"切开,将针刀缓慢退至皮外。即刻将长粗型骨减压针〔苏食药监械(准)字2010第1100466号〕沿针刀入路原路慢慢行至股骨头前外侧,加压顺时针旋转穿过骨皮质达髓质1~2cm后,逆时针旋转退出减压针至骨皮质外,向下沿骨皮质移动5~10mm,再重复上述操作,打一减压隧道,将减压针缓慢退至皮外。再即刻用7号10cm的注射针头连接20ml注射器,沿原手术通道慢慢进入髋关节囊内,先注入0.25%利多卡因10ml,盐酸山莨菪碱10mg×1ml,再注入20ml60度的臭氧。用纱布块压迫针眼不出血为止,用医用术后贴贴敷针眼。即刻行手法:被动屈曲髋关节至最大限度3次。推入病房,平卧6小时。

(3) 注意事项

1) 术中:体表定位要准确。注射麻药先皮内形成皮丘后,再至皮下组织即可,不可过深,更没有必要进入髋关节腔。针刀穿透皮肤后,要掌握好角度及方向,切不可伤及股静脉、股动脉、股神经。

2) 骨髓减压:减压针一定要按针刀入路原路进入髋关节囊内,达骨面,减压针进入骨髓内1~2cm一定要有C型臂正侧位影像证明。臭氧注入:注射针头一定按针刀入路原路进入髋关节囊内,注入臭氧要缓慢,尽量减轻患者疼痛,一定不可以将臭氧注入股骨头髓内,切忌将臭氧注入血管。

3) 术后手法治疗注意事项:手法要轻柔,以病人耐受为度,不可以施暴力。

4) 推入病房平卧6小时期间,不要苛求一个姿势,累了可以左右翻身,下肢也可以屈伸,6小时以后可以下地运动。

3. 缝匠肌的针刀闭合性松解术

(1) 解剖复习:缝匠肌:缝匠肌是全身最长的肌肉,呈长扁带状,起自髂前上棘,经大腿前面转向内侧,止于胫骨上端的内侧面。功能:缝匠肌收缩,可屈髋关节(股骨、大腿)和屈膝关节(小腿)。

(2) 诊疗规范:包括适应证和操作流程标准。

1) 适应证:早期、Ⅱ期、Ⅲ期行囊内无菌性炎症治疗之后,行走或者仰卧位下的屈膝屈髋可以诱发大腿前面疼痛。髂前上棘前下方或胫骨平台内侧下方有软组织异常改变伴有压痛。

2) 操作流程标准:①体位:仰卧位,膝关节下面垫一薄枕。②定点:于髂前上棘或者胫骨平台内侧下方有阳性发现处定点。③消毒:外科常规消毒,铺无菌洞巾。④治疗(图8-3):髂前上棘点的治疗:刀口线与正中线平行,针刀体与水平面成45°角,按针刀医学四步进针规程进针刀,缓慢到达病变处,术者手下有韧

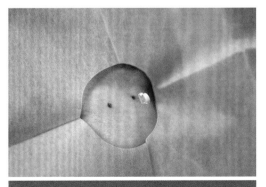

图8-3　缝匠肌髂前上棘点针刀治疗图

性感觉,患者有酸胀不适感时,先纵行切割 2~3 刀,再调转刀锋,横行切割 2~3 刀,出针。用无菌贴贴敷针刀眼。随即在针刀眼上施以一指按揉手法。胫骨点的治疗:刀口线与胫骨水平面平行,针刀体与胫骨矢状面垂直,按针刀医学"四步进针规程"进针刀,缓慢到达病变处,术者手下有韧性感觉,患者有酸胀不适感时,先横行切割 2~3 刀,再调转刀锋,纵行切割 2~3 刀,出针。用无菌贴贴敷针刀眼。随即在针刀眼上施以一指按揉手法。

3)注意事项:到骨面时行使惯性缓进切割手法,防止损伤骨膜结构。还要注意保护循行于缝匠肌腱上面的膝下内侧动脉和膝下内侧静脉。

4. 股直肌针刀闭合性松解术

(1)解剖复习:起点:股直肌,是股四头肌中最长的一块肌肉。起自髂前下棘。止点:与股内侧肌、股外侧肌、股中间肌三个头合并成一条肌腱,包绕髌骨,向下形成髌韧带止于胫骨粗隆。功能:与其他三块肌肉一起,近固定时,股直肌可使髋关节屈,整体收缩使膝关节伸。远固定时,使大腿在膝关节处伸直,维持人体直立姿势。

(2)诊疗规范:包括适应证和操作流程标准。

1)适应证:早期、Ⅱ期、Ⅲ期行缝匠肌松解术后大腿前面疼痛不缓解;仰卧位下的直腿屈髋诱发大腿前面疼痛;髂前下棘处有软组织异常改变伴有深压痛。

2)操作流程标准:①体位:仰卧位,膝关节下面垫一薄枕。②定点:于髂前下棘阳性发现处定点。③消毒:外科常规消毒,铺无菌洞巾。④治疗:刀口线与正中线平行,针刀体与水平面成 45°角,按针刀医学"四步进针规程"进针刀,缓慢到达病变处,术者手下有韧性感觉,患者有酸胀不适感时,先纵行切割 2~3 刀,再调转刀锋,横行切割 2~3 刀,出针。用无菌贴贴敷针刀眼。随即在针刀眼上施以一指按揉手法。

3)注意事项:到骨面时行使惯性缓进切割手法,防止损伤骨膜结构,同时注意不要损伤行走于股直肌外上方的股外侧皮神经。

临床中很少见有股骨头缺血性坏死患者有股内侧肌、股中间肌、股外侧肌明显受累需要治疗者,这也符合人体生物力学的应力学原理,离心性的长肌承受的应力相对比较大,向心性的短肌承受的应力相对比较小。

5. 耻骨肌针刀闭合性松解术

(1)解剖复习:耻骨肌位于大腿内侧上部浅层。起点:耻骨上支。止点:股骨粗线内侧唇上部。功能:近固定时,使髋关节内收、外旋和屈。远固定时,两侧收缩,使骨盆前倾。

(2)诊疗规范:包括适应证和操作流程标准。

1)适应证:Ⅱ期、Ⅲ期,大腿内侧紧缩感、疼痛,不能正常穿袜子。耻骨上支处软组织异常改变伴有压痛。

2)操作流程标准:①体位:仰卧位,患肢屈膝外展,脚掌紧贴健侧小腿内侧或者膝关节内侧(图 8-4)。②定点:于耻骨上支阳性发现处定点。③消毒:外科常规消毒,铺无菌洞巾。④治疗(图 8-5):刀口线与正中线平行,针刀体与水平面成 45°角,按针刀医学"四步进针规程"进针刀,缓慢到达病变处,术者手下有韧性感觉,患者有酸胀不适感时,先纵行切割 2~3 刀,再调转刀锋,横行切割 2~3 刀,出针。用无菌贴贴敷针刀眼。随即在针刀眼上施以一指

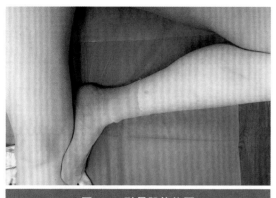
图 8-4　耻骨肌体位图

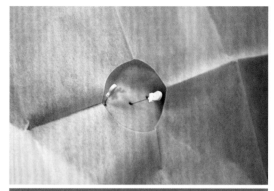
图 8-5　耻骨肌针刀治疗图

按揉手法。

3）注意事项：到骨面时行使惯性缓进切割手法，防止损伤骨膜结构，同时注意不要损伤行走于耻骨肌外上方的股静脉、股动脉、股神经；防止针刀进入盆腔。

6. 长收肌、短收肌针刀闭合性松解术

（1）解剖复习：长收肌和短收肌位于耻骨肌内侧。短收肌位于耻骨肌和长收肌深层。起点：长收肌起自耻骨上支外面，短收肌起自耻骨下支外面。止点：长收肌止于股骨粗线内侧唇中部，短收肌止于股骨粗线上部。功能：近固定时，使髋关节内收、外旋和屈。远固定时，两侧收缩，使骨盆前倾。

（2）诊疗规范：包括适应证和操作流程标准。

1）适应证：Ⅱ期、Ⅲ期行耻骨肌松解术后，大腿内侧紧缩感、疼痛，不能正常穿袜子。长收肌、短收肌起点有软组织异常改变伴有压痛。

2）操作流程标准：①体位：仰卧位，患肢屈膝外展，脚掌紧贴健侧小腿内侧或者膝关节内侧。②定点：于耻骨上支内侧阳性发现处定点。③消毒：外科常规消毒，铺无菌洞巾。④治疗：刀口线与正中矢状面成45°角，针刀体与水平面成45°角，按针刀医学"四步进针规程"进针刀，缓慢到达病变处，术者手下有韧性感觉，患者有酸胀不适感时，先纵行切割 2~3 刀，再调转刀锋，横行切割 2~3 刀，出针。用无菌贴贴敷针刀眼。随即在针刀眼上施以一指按揉手法。

3）注意事项：到骨面时行使惯性缓进切割手法，防止损伤骨膜结构，同时注意不要损伤性腺动脉及静脉，防止针刀穿过生殖膈进入盆腔。

7. 短收肌针刀闭合性松解术　体位：同长收肌针刀闭合性松解术。定点：于耻骨联合外下方阳性处定点。消毒、治疗及注意事项：同长收肌松解术。

8. 股薄肌针刀闭合性松解术

（1）解剖复习：位于大腿内侧扁薄的带状肌，以腱膜起自耻骨下支，向下于股骨内上髁平面移行为条索状肌腱，最后以扇形放散，止于胫骨粗隆内侧。功能：膝伸展时，它会使大腿内收，髋屈曲；也会使膝关节屈曲并内旋。

（2）诊疗规范：包括适应证和操作流程标准。

1）适应证：Ⅱ期、Ⅲ期行耻骨肌、长收肌、短收肌松解后膝关节内侧或者小腿内侧有疼痛。膝关节内侧股薄肌移行（股骨内上髁、胫骨粗隆内侧）止点处压痛伴有软组织异常改变。

2）操作流程标准：①体位：仰卧位，膝关节屈曲内旋，下面垫薄枕。②定点：股骨内上髁、胫骨粗隆内侧。③消毒：按外科消毒常规消毒，铺无菌洞巾。④治疗（图8-6）：刀口线与股骨干纵轴平行，针刀体与股骨矢状面垂直，按针刀医学"四步进针规程"进针刀，缓慢到达病灶处，术者手下有韧性感觉，患者有酸胀不适感时，先纵行切割2~3刀，再将针刀体下压，使刀口线与股骨矢状面平行，把耻骨肌慢慢翘起，行横行剥离手法，左右开弓一次，出针。用无菌贴贴敷针刀眼。随即在针刀眼上施以一指按揉手法。

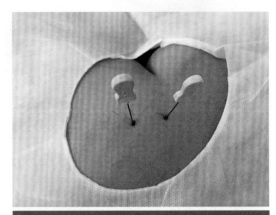

图8-6　股薄肌股骨内上髁、胫骨粗隆针刀治疗图

3）注意事项：①在施行针刀切割和横行剥离手法时要注意不要损伤隐神经。②横行剥离手法时，一定要保护骨膜结构的完整性，针刀刀锋不可以穿过骨膜达到骨面，否则，会留下顽固性的疼痛。

在股骨头缺血性坏死这个病中，位于大腿内侧深层的大收肌和小收肌需要治疗的机会比较少见。

9. 阔筋膜张肌、髂胫束针刀闭合性松解术

（1）解剖复习：阔筋膜张肌位于大腿的前外侧，在缝匠肌和臀中肌之间；起自髂嵴前份的外侧缘，肌腹呈梭型，被包裹附着于两层阔筋膜内，向下移行至股上中1/3处形成粗厚的条束，称髂胫束；髂胫束与股外侧肌间隔相连续止于股骨粗线，髂胫束下端止于胫骨外侧髁；阔筋膜张肌收缩时阔筋膜紧张，并在臀大肌的共同作用下发生屈髋伸膝动作，对维持人体的直立姿势十分重要，如发生挛缩，则可引起髋关节和膝关节的畸形。

（2）诊疗规范：包括适应证和操作流程标准。

1）适应证：Ⅲ期股骨头缺血性坏死，行腰大肌闭合性松解术后。臀股部肌肉萎缩。

2）操作流程标准：①体位：健侧侧卧位，健肢伸直。患肢屈髋屈膝，膝下垫枕。②定点：自髂嵴前份的外侧缘，定3点。在股骨大转子定1点。③消毒：按外科消毒常规消毒，铺无菌洞巾。④治疗：髂脊点：刀口线与筋膜张肌肌纤维平行，针刀体与髂骨面呈45°角，按针刀医学"四步进针规程"进针刀，缓慢到达病灶处，术者手下有韧性感觉，患者有酸胀不适感时，每点先纵行切割2~3刀，再调转刀锋90°与肌纤维垂直沿着髂嵴后缘横行切割2~3刀，出针。随即沿着髂嵴后缘施以拇指按揉手法，再用无菌贴贴敷针刀眼。股骨大转子点：刀口线与阔筋膜张肌肌纤维平行，进针刀穿过臀大肌即行十字切割，然后上下左右再分别切割一个十字，出针。随即在转子尖部施以掌按揉手法。最后于针刀眼贴敷无菌贴。

（3）注意事项：在股骨大转子点治疗时针刀不能在骨面上施以暴力切割。

10. 股骨大转子部的针刀治疗

（1）解剖复习：股骨大转子后方有臀中肌止点，前方有臀小肌止点，上方有臀大肌经过，股骨大转子和臀大肌之间常有一个较大的滑液囊，称臀大肌粗隆囊，其下方有时还可有数个小滑液囊称臀肌股骨囊。

（2）诊疗规范：包括适应证和操作流程标准。

1）适应证：Ⅱ期、Ⅲ期。行髋关节囊内、前内侧、外侧治疗后，仍有跛行，臀部疼痛，大转子部及下方有叩击痛者。

2）操作流程标准：①体位：健侧卧位，屈膝屈髋60°，膝下垫枕。②定点：大转子尖部后方软组织异常改变处（臀中肌止点）定点；大转子尖部前方软组织异常改变处（臀小肌止点）定点；大转子尖部软组织异常处（臀大肌粗隆囊）定点；大转子尖部下方软组织异常处（臀肌股骨囊）定点。③消毒：按外科消毒常规消毒，铺无菌洞巾。④治疗（图8-7）：臀中肌止点闭合性松解术：刀口线与股骨干纵轴平行，针刀体与股骨冠状面垂直，按针刀医学"四步进针规程"进针刀，缓慢到达病灶处，术者手下有韧性感觉，患者有酸胀不适感时，先纵行切割2~3刀，再调转刀锋90°，刀口线与股骨矢状面垂直切割2~3刀，出针。用无菌贴贴敷针刀眼。随即在针刀眼上施以一指按揉手法。臀小肌止点针刀闭合性松解术：同臀中肌止点闭合性松解术。C臀大肌粗隆囊针刀闭合性松解术：刀口线与股骨干纵轴平行，针刀体与股骨矢状面垂直，按针刀医学"四步进针规程"进针刀，缓慢到达病灶处，术者手下有落空感觉，患者有酸胀不适感时，先行十字切割，再将针刀体向上倾斜与股骨干平行，刀口线与股骨矢状面平行，施以扇面通透剥离手法，出针。用无菌贴贴敷针刀眼。随即在针刀眼上施以掌揉手法。臀肌股骨囊针刀闭合性松解术：同臀大肌粗隆囊针刀闭合性松解术。

（3）注意事项：①臀中肌、臀小肌止点的针刀闭合性松解过程中如果患者疼痛感明显而不是酸胀感明显，要终止治疗。②臀大肌粗隆囊、臀肌股骨囊的扇面通透剥离术，针刀不要触及骨膜，伤及无辜。

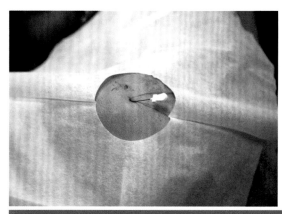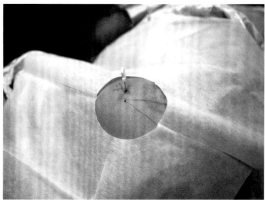

图8-7　臀中肌、臀小肌、臀大肌粗隆囊、臀肌股骨囊针刀治疗图

11. 股骨大转子间窝部的针刀治疗

（1）解剖复习：股骨大转子间窝部有臀部 6 条肌肉的止点。由浅及深，股方肌止于股骨转子间嵴；闭孔内肌止于转子间窝后方的中部、其上方是上孖肌止点、下方是下孖肌止点；闭孔外肌止点在转子间窝后方基底部，位置最深；梨状肌止点在转子间窝前上部，与髂股韧带融在一起。

（2）诊疗规范：即适应证和操作流程标准。

1）适应证：Ⅲ期，关节间隙变窄，功能受限明显者

2）操作流程标准：①体位：健侧卧位，屈膝屈髋 60°，膝下垫枕。②定点：大转子后方股骨转子间嵴处（股方肌止点）定点；大转子尖部前上方（梨状肌转子间窝止点）定点；大转子尖部与后下方基底部连线的中点处（上孖肌、闭孔内肌、下孖肌转子间窝止点）定点；大转子后方基底部（闭孔外肌）定点。③消毒：按外科消毒常规消毒，铺无菌洞巾。④治疗（图 8-8）：股方肌止点闭合性松解术：刀口线与股骨干纵轴平行，针刀体与股骨冠状面成 45°角，按针刀医学"四步进针规程"进针刀，缓慢到达病灶处，术者手下有韧性感觉，患者有酸胀不适感时，先纵行切割 4~5 刀，再调转刀锋 90°，调整针刀体与股骨矢状面垂直由上而下排切 4~5 刀，出针。用无菌贴贴敷针刀眼。随即在针刀眼上施以一指按揉手法。闭孔内肌、上孖肌、下孖肌点针刀闭

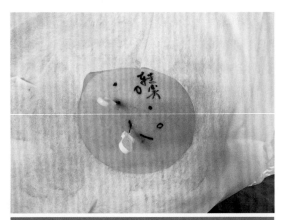

图 8-8　股方肌止点（闭孔外肌止点）、梨状肌止点、闭孔内肌止点针刀治疗图

合性松解术：刀口线与股骨干纵轴平行，针刀体与股骨冠状面成 70°角，按针刀医学"四步进针规程"进针刀，缓慢到达病灶处，术者手下有韧性感觉，患者有酸胀不适感时，先纵行切割 2~3 刀，调整针刀体向下与水平面成 45°角，切割 2~3 刀，再调整针刀体向上与冠状面成 45°角，切割 2~3 刀；再调转刀锋 90°，使针刀体与股骨冠状面成 70°角，由下向上切割 3~5 刀，出针。用无菌贴贴敷针刀眼。随即在针刀眼上施以一指按揉手法。梨状肌针刀闭合性松解术：刀口线与股骨干纵轴平行，针刀体与股骨矢状面成 70°角，按针刀医学"四步进针规程"进针刀，缓慢到达病灶处，术者手下有韧性感觉，患者有酸胀不适感时，切割 2~3 刀；再调转刀锋 90°切割 2~3 刀，出针。用无菌贴贴敷针刀眼。随即在针刀眼上施以掌揉手法。闭孔外肌刀闭合性松解术：刀口线与股骨干纵轴平行，针刀体与股骨冠状面成 70°角，按针刀医学"四步进针规程"进针刀，缓慢到达病灶处，术者手下有韧性感觉，患者有酸胀不适感时，先纵行切割 2~3 刀，再调转刀锋 90°，使针刀体与股骨冠状面成 70°角，切割 2~3 刀，出针。用无菌贴贴敷针刀眼。随即在针刀眼上施以一指按揉手法。

（3）注意事项：转子间窝部的 6 条肌肉的止点，除了股方肌相对表浅以外，其余的 5 块肌肉都比较深，与关节囊紧密相连，针刀闭合性松解过程中尽量避免进入关节腔，才能确保

疗效。

12. 腰大肌针刀闭合性松解术

（1）解剖复习：见第四章第一节中腰大肌、髂肌的解剖。

（2）诊疗规范：包括适应证和操作流程标准。

1）适应证：Ⅲ期。髋关节屈曲畸形，不能伸直。

2）操作流程标准：①体位，俯卧位，腹下垫枕。②定点，患侧2、3、4、5腰椎横突尖部各定一点。③消毒：外科消毒常规消毒，铺无菌洞巾。④治疗（图8-9）：刀口线和矢状面平行，针刀体和水平面呈45°角，按照针刀医学"四步进针规程"刺入，慢慢向横突尖部运行，达横突尖部下方，刀下有韧性感觉，患者有酸胀感，先纵行切割1~2刀，再调转刀锋90°，切割1~2刀，有松动感，慢慢退出针刀。按压针刀眼5分钟，贴无菌贴。

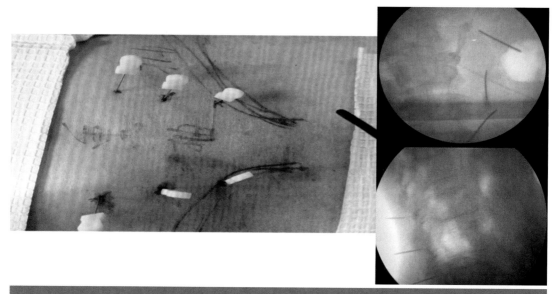

图8-9　腰大肌针刀治疗图

（3）注意事项：针刀锋始终不离横突尖部的下方，防止进入腹腔。

13. 腹直肌针刀闭合性松解术

（1）解剖复习：位于腹前壁正中线两侧。起自耻骨上缘，止于胸骨剑突及第5~7肋软骨前面。功能：上固定时，两侧收缩，使骨盆后倾。下固定时，一侧收缩，使脊柱向同侧屈；两侧收缩，使脊柱屈。还可降肋助呼气。

（2）诊疗规范：包括适应证和操作流程标准。

1）适应证：Ⅲ期。髋关节屈曲畸形，行腰大肌针刀闭合性松解术后。

2）操作流程标准：①体位，仰卧位。②定点：a. 于胸骨剑突外左右5、6、7肋软骨上分别定一点；b. 于耻骨联合外侧左右各定一点。③消毒：外科消毒常规消毒，铺无菌洞巾。④治疗：a. 上点治疗：刀口线和矢状面平行，针刀体和肋软骨面呈45°角，按照针刀医学"四步进针规程"刺入,慢慢向肋软骨面运行,刀下有韧性感觉,患者有酸胀感,先纵行切割1~2刀,再调转刀锋90°,切割1~2刀,有松动感,慢慢退出针刀。按压针刀眼5分钟,贴无菌贴。b. 下点治疗:刀口线和矢状面平行,针刀体和水平面呈45°角,按照针刀医学"四步进针规程"刺入,慢慢向耻骨部运行,刀下有韧性感觉,患者有酸胀感,先纵行切割1~2刀,再调转刀锋90°,切割1~2刀,有松动感,慢慢退出针刀。按压针刀眼5分钟,贴无菌贴。

(3) 注意事项:针刀锋始终不离肋软骨和耻骨面,防止进入胸腔和腹腔。

14. 髂股韧带针刀闭合性松解术

(1) 解剖复习:起自髂前下棘后方约2cm的髋臼缘,向外下呈扇形分布至转子间线上下部,中间部分较薄弱,有一孔使得髂腰肌下的髂耻囊与髋关节腔相通。

(2) 诊疗规范:即适应证和操作流程标准。

1) 适应证:Ⅲ期。关节间隙变窄,行大转子部及转子间窝闭合性松解术后改善不理想者。

2) 操作流程标准:①体位:仰卧位,患肢屈膝外展,脚掌紧贴健侧小腿内侧或者膝关节内侧。②定点:于股骨小转子和大转子连线外三分之二段定两点。③消毒:外科常规消毒,铺无菌洞巾。④治疗(图8-10)及注意事项:刀口线与正中矢状面成45°角,针刀体与水平面成45°角,按针刀医学"四步进针规程"进针刀,缓慢到达病变处,术者手下有韧性感觉,患者有酸胀不适感时,先纵行切割2~3刀,再调转刀锋,横行切割2~3刀,到骨面时行使惯性缓进切割手法,防止针刀进入关节腔,出针。用无菌贴贴敷针刀眼。随即在针刀眼上施以一指按揉手法。

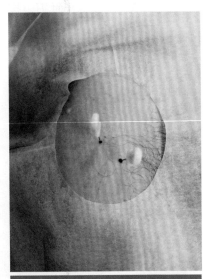

图 8-10　髂股韧带针刀治疗图

15. 皮内针治疗　依据《素问·痿论》曰:"各补其荥而通其俞,调其虚实,和其逆顺。筋脉骨肉,各以其时受月,则病已矣。"足厥阴肝经的荥穴是行间穴,在足背侧,当第1、2趾间,趾蹼缘的后方赤白肉际处。输穴是太冲穴,在行间上两寸陷中。手少阴心经荥穴是少府穴,在手掌面,第4、5掌骨之间,握拳时,当小指尖处。输穴是神门穴,在掌后兑骨之端陷中。足太阴脾经的荥穴是大都穴,在足内侧缘,当足大趾本节(第1跖趾关节)前下方赤白肉际凹陷处。输穴是太白穴,在足内侧核骨下陷中。正坐垂足或取仰卧位,在足大趾内侧,第1跖趾关节前下方。手太阴肺经的荥穴是鱼际穴,第1掌骨中点桡侧,赤白肉际处。输穴是太渊穴,在手掌后陷中。足少阴肾经荥穴是然谷穴,位于内踝骨前下方2cm高骨下缘。输穴是太溪穴,在足内侧,脚踝靠近后方的凹陷处。根据中医学理论,不同的季节所主脏腑,分别在心、肝、脾、肺、肾经的荥穴和输穴上放置皮内针治疗。

(1) 适应证:适用于各期股骨头缺血性坏死。

(2) 具体方法:春季取肝肾经的荥、输穴。夏季取肝脾肾经的荥、输穴。秋季取肺肝肾经的荥、输穴。冬季取肾经的荥、输穴。双侧坏死取双侧穴位,单侧坏死取健侧或者患侧的穴位。

一周换一次。直至痊愈。

（二）无创外治

1. 砭灸罐疗法　原理：依据《黄帝内经·素问》"针砭者，道也"等中医学关于阴阳五行学说、脏腑经络理论和现代医学关于经络实质研究的最新成果，把砭石的物理特性对人体生命活动的影响，对疾病的治疗作用与艾灸、火罐治疗有机地结合为一体而研发的一款新型中医外治产品。

制作工艺：把一定比例的砭石粉和陶土混合均匀，手工制作成坯，在土窑内经1200℃高温烧制，再经过特殊工艺处理而成。使产品古朴典雅，美观耐用，具有实用和收藏价值。

作用机制：①作用：舒筋活络、温通气血、健脾养胃、缓急止痛。②机制：就是通过对人体筋膜由点到面到体的立体干预，引起经络系统的整体反应，从而达到恢复软组织动态平衡失调的目的。

本疗法适用于各期的股骨头缺血性坏死的治疗，特别是早期的疗效更明显。对于Ⅱ期、Ⅲ期的治疗宜于针刀闭合性松解术之后配合应用，相得益彰，疗效倍增。一般取穴：气冲、环跳、肾俞。

（1）对气冲穴的治疗：气冲穴：别名气街。对气冲穴的砭灸罐治疗是中医学气街理论的临床应用，详见第三章第四节"股骨头缺血性坏死《黄帝内经》相关文献探讨"。

1）操作流程：①取大号或者中号罐。②体位：仰卧位。③方法：预热：取大号罐，将砭石片放入罐体内，用持物钳夹燃烧的75%酒精棉球，在罐体内由底部向口部沿着罐壁匀速转动加热，再将砭罐扣立，砭石片在内，沿罐口向底部匀速旋转加热，使整个罐体均匀温热，以砭石片和罐口在人体皮肤上有温热感觉、不感到烫为度。消毒：扣罐局部皮肤用75%的酒精消毒至罐口周围外7cm范围。扣罐：在气冲穴放置砭石片，把75%酒精棉球放置在砭石片上，将其点燃，后把预热的砭罐轻轻扣在皮肤上，使其慢慢地吸附于皮肤上。烧罐：首先在罐周围用毛巾被覆盖皮肤，然后在罐底中心置（大罐直径6cm、中罐直径3cm、小罐直径2cm，高均为7cm）圆锥形艾炷，然后在其周围点燃酒精棉球，使艾炷燃烧，将酒精棉球撤除，只留艾炷慢慢地持续加热，罐体发热，使罐内人体皮肤有温热感，至艾炷燃透后罐体内温度有所下降时，轻轻地取下砭罐。

2）疗程：每天一次，七天为一疗程。休息七天可以进行下一个疗程。

（2）对环跳穴的治疗：环跳穴是足少阳胆经的经穴，穴近髋关节，故又称髋骨、环谷、髀厌、髀枢、枢中、枢合中。穴名之意的"环"为圆形、环曲；"跳"，跳跃；穴在臀部外侧，因其主下肢动作，指下肢屈膝屈髋环曲跳跃时，足跟可触及此穴，故名。也寓意经此穴的治疗可使下肢疾病痊愈，做环曲跳跃运动。

1）操作流程：①取中号罐或小号罐。②体位：健侧卧位，健肢伸直，患肢屈膝屈髋，膝关节下垫枕。③方法：同气冲穴。

2）疗程同气冲穴。

（3）对肾俞穴的治疗：肾俞穴在第二腰椎棘突旁开1.5寸处。经属：足太阳膀胱经。

1）操作流程：①取大号或中号罐。②体位（图8-11）：俯卧位。③方法：同气冲穴。

2) 疗程同气冲穴。

(4) 注意事项：①使用前认真阅读产品使用说明书，严格按照操作流程操作，防止皮肤烧烫伤。②砭灸罐预热要均匀，扣罐以舒适地吸附在皮肤上为度，不可以太紧，扣罐的时候如果病人有吸附过紧、有疼痛感觉，马上以拇指按压罐口皮肤放气减压至舒服为度。③有发热、出血、精神分裂症发作期、治疗部位皮肤有溃疡（带状疱疹除外）的患者不得使用本产品。④使用前认真检查罐体，如果有裂纹、漏气现象不得使用本产品。⑤艾炷要放在罐底的正中央，酒精棉球放置在周围，同时点燃。⑥不要让患者有太烫的感觉。

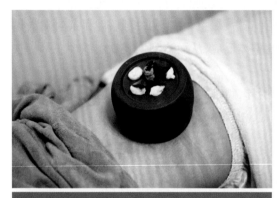

图 8-11　砭灸罐治疗图（肾俞）

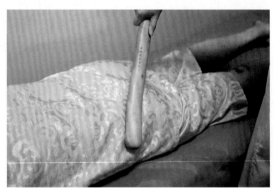

图 8-12　筋膜棒治疗图

2. 筋膜棒疗法　此疗法取材小叶黄杨木制作的木棒（图 8-12）。适用于各期股骨头缺血性坏死。

(1) 治疗机制：源于筋膜学，故称筋膜棒。我国筋膜学科学理论体系研究第一人原林教授，提出人体结构的两系统理论。他在所著《筋膜学》中对中医学的经络和穴位提出以下观点："①全身的结缔组织支架是中医经络的物质基础；穴位是在人体结缔组织聚集处进行行针操作（旋转、提插）时，能够产生较强生物学信息（感觉神经信息，对局部细胞组织的牵拉刺激和损伤刺激信息）的部位。'穴位'与'非穴位'之间只有产生的信息量的不同（多少）而没有质的区别。换句话说人体各部结缔组织都是穴位。②刺激穴位与患病部位存在不同层面解剖学的相关性（局部结构、脊髓阶段、神经通路、中枢分布等）。③针灸的作用机制是通过机械刺激结缔组织产生的生物学效应以起到对人体的机能调节（组织细胞的活性）和生命调节（组织细胞的修复和再生）。"通过筋膜棒的敲打皮肤，刺激皮下筋膜组织，起到振通气血，通过气街增强经脉之间的联系，改善局部组织的血液循环，重建人体生物力学的平衡体系的作用。

(2) 适应证：早期、Ⅱ期、Ⅲ期均可以应用。

(3) 治疗部位：循经敲打，即肝、胆、膀胱经所经过的部位。

(4) 治疗方法：通过腕部的节奏控制，使筋膜棒的敲打力穿过皮肤，到达筋膜肌肉组织，以产生患者能耐受的酸胀疼痛感觉。方向：阳经自上而下敲打，阴经自下而上敲打。力度：敲打的力以患者可以耐受为度，一般腰部、臀部、大腿部肌肉较丰厚的部位要适当增加敲打力量,骨骼关节肌肉较少的部位要减小敲打的力度。量度:敲打的量以患者被敲打的部位出现红晕或瘀斑为宜。时间:一次敲打时间15分钟。

(5)疗程:每天一次,十五次为一个疗程。休息一周,可以进行下一个疗程的治疗。

3. 通络生骨仪的应用(图8-13)　是整体医学理论指导下研发的一个外治方法。

(1)治疗原理:增强带脉的作用。《素问·痿论》:"阳明者,五脏六腑之海,主润宗

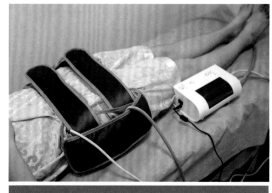

图8-13　通络生骨仪治疗图

筋,宗筋主束骨而利机关也。冲脉者,经脉之海也,主渗灌溪谷,与阳明合于宗筋。阴阳揔宗筋之会,会于气街,而阳明为之长,皆属于带脉,而络于督脉。故阳明虚,则宗筋纵,带脉不引,故足痿不用也。"

(2)适应证:主要适应于有髋关节半脱位,关节间隙变窄者;早期、Ⅱ期、Ⅲ期均可以应用。

(3)使用方法:仰卧位。按照仪器使用说明书使用。

(4)疗程:每天2次,每次15分钟,七天为一个疗程。休息一周,可以进行下一个疗程的治疗。

4. 下肢皮牵引　用改良托马斯架,根据力的三要素"大小、方向、作用点",使得牵引力的作用点在髋关节上,是防止髋关节间隙变窄,治疗髋关节半脱位、间隙狭窄或者消失的有效方法之一。

(1)适应证:适用于早期、Ⅱ期、Ⅲ期。

(2)体位:仰卧位。

(3)方法:牵引重量5kg。每日间断牵引一小时以上,有酸痛不适时休息。逐渐增加到每天间断牵引三个小时,六个月为一个疗程。最多的牵引五个疗程。

二、内治疗法

整体医学对股骨头缺血性坏死的内治方法,是在外治取得近期疗效的基础上,提高远期疗效的重要方法,不外乎辨证论治服用中草药,根据"汤者,荡也。丸者,缓也"的说法,前六个月最好以汤剂荡涤为主,六个月以后可以酌情间断服用,或者制丸,或者改为中成药治疗。疼痛明显者配合非甾体消炎镇痛药,帮助缓解疼痛。

(一)辨证论治

1. 早期　早期的股骨头缺血性坏死一般以肾热为主,肝肾同病,证候表现:症见膝关节或髋关节周围疼痛行走不便,有轻微跛行,口苦,口干,大便干或不畅,舌质红,苔薄白,脉弦紧。

辨证分析:软组织损伤导致气滞血瘀,不通则痛;痛不及骨,则轻微跛行;五志化火,火烁

津液,则口苦口干;无水不能行舟则大便干,气机不畅则大便不畅;血分有热,则舌质红;气分无热则苔薄白;肝郁气滞,则脉象弦紧。

治疗原则:壮骨清热,理气活血,缓急止痛。

方药:知母12克,黄柏12克,熟地黄24克,山药12克,制山茱萸12克,茯苓9克,牡丹皮9克,泽泻9克,川芎12克,白芍30克,柴胡10克,木瓜30,当归10克,甘草6克。

方解:以知柏地黄汤补肾壮骨清热治其本;合以四物汤加柴胡理气活血,再合以芍药甘草汤加木瓜缓急止痛治其标,纵观全方,标本兼顾,补而不腻,清热、行气、活血而不伤阴,体现了"既病防变"的治疗原则。

加减:口苦口干不明显者,知母、黄柏各用6克。如果口苦口干甚者,知母、黄柏各用20克。肝气不舒明显,加醋香附30克。疼痛明显,加细辛6克,醋延胡索12克。

服用方法:每日一帖,水煎两次,合二为一,早晚饭前半小时空腹服各服一次。连续服用两周为一疗程。休息一周可以进行下一疗程。

煎药方法:用1000ml冷水浸泡两小时以上,用大火烧开,改用小火煎30分钟,将药汁滤出。再加入开水700ml,先用大火烧开,再改成小火煎30分钟,把药汁滤入第一煎中,合二为一,早晚分服。

注意事项:根据师父张灿玾的教导:早期治疗不宜重剂,药宜轻灵,以至为度,以平为期。一旦获效,酌情间断服用,或者制丸、或者改为中成药以善后。

2. Ⅱ期 Ⅱ期的股骨头缺血性坏死一般是湿热并重,病位在肝脾肾。证候表现:症见髋关节周围疼痛,有甚者翻身困难,难以入睡,明显跛行,甚至不能行走,口苦口臭,大便干燥或黏滞不爽,舌质红,苔黄腻,脉滑数。

辨证分析:早期失治误治,气滞血瘀不除,思虑伤脾,脾不运湿,湿聚蕴热,湿热交困,阻遏经脉气血运行,伤肉动骨,则疼痛剧烈,明显跛行,甚者不能行走;湿热困脾,肝气郁结,则口苦口臭;湿热内阻,腑气不通,则大便干燥或黏滞不爽;血分有热,则舌质红;热及气分,伤及脾经,则苔黄腻,湿热内蕴,则脉滑数。

治疗原则:清热化湿,壮骨疏筋,行气活血。

方药:苍术15克,黄柏20克,薏苡仁30克,川牛膝15克,熟地黄24克,山药12克,制山茱萸12克,茯苓9克,牡丹皮9克,泽泻9克,地龙12克,水蛭9克,枳壳12克,柴胡10克,赤芍15克,川芎30克,丹参30克,木瓜30克,甘草9克。

方解:以四妙散清热化湿;合以六味地黄汤加地龙、水蛭壮骨疏筋,再合以四逆散加川芎、丹参、木瓜、细辛舒肝行气,活血化瘀,祛湿止痛。纵观全方,标本兼顾,清热除湿而不伤阴,补肾壮骨而不恋湿,在行气活血中舒肝柔筋止痛。

加减:热重于湿者,加知母12克。疼痛不减,加细辛9克。

服用方法、煎药方法:同早期。

3. Ⅲ期 Ⅲ期股骨头缺血性坏死是寒湿瘀血,阻滞经络,络脉不通,筋挛不展,久病入肾,波及肝脾心肺,病位在五脏。证候表现:髋关节僵硬紧缩捆绑感,畏寒怕冷,不能穿袜子,迈不开步,下蹲困难,不动不痛,勉强活动髋关节则肢体产生疼痛,大便溏薄,舌质淡红,舌体胖大,舌苔白腻而厚,脉沉而细软,或细弦。

辨证分析:新病在经,久病入络,则出现髋关节僵硬紧缩捆绑感;寒湿伤阳,则畏寒怕冷;肝主筋,脾主肌肉四肢,心主血脉,肺外合皮毛,肝气郁结,脾虚不运,血脉瘀滞,肺气不宣,则出现关节功能受限,动则疼痛,大便溏薄的诸多症状;脾虚有湿,则舌体胖大,舌苔白腻而厚;肝郁气滞,思虑伤脾,心气不足,肺气不宣,肾阳不足,则出现沉而细软的弱脉,或细弦脉。

治疗原则:温肾壮阳,益气补血,活血化瘀,疏筋理气,通络生骨。

方药:肉桂粉3克(冲),黑附子12克,熟地黄24克,山药12克,制山萸黄12克,茯苓9克,牡丹皮9克,泽泻9克,杜仲12克,续断10克,细辛10克,黄芪30克,当归12克,苍术15克,黄柏20克,薏苡仁30克,川牛膝15克,地龙12克,水蛭9克,桃仁10克,红花10克,三七10克,土鳖虫10克,枳壳12克,柴胡10克,伸筋草15克,全蝎9克,蜈蚣9克,木瓜30克,甘草10克。

方解:方中桂附地黄汤温肾壮阳;当归补血汤加熟地益气补血,阴中求阳;四妙散既可以祛湿,又可以佐制大队的温药伤阴;桃仁、红花、地龙、水蛭、三七、土鳖虫,活血化瘀;柴胡、枳壳、全蝎、蜈蚣、伸筋草、木瓜,细辛,理气舒筋通络;甘草解附子、细辛之毒,调和诸药。

加减:寒甚者,加淫羊藿15克,补骨脂15克,菟丝子15克,枸杞子15克。痛甚者,加制川乌9克。有热象者,加知母20克。

煎药方法:除肉桂粉外,其他药选大号砂锅用2000ml冷水浸泡12小时,先大火烧开,改小火煎45分钟,将药汁滤出。再加入开水1500ml,大火烧开,再改成小火煎30分钟,把药汁滤入第一煎中,合二为一,约得药液500ml。

服用方法:每次服250ml,一日两次,分别于早晚饭前半小时空腹各服一次,同时用药汁冲服肉桂粉1.5克。连续服用两周为一疗程。休息一周可以进行下一疗程。

注意事项:治疗顽疾,依据岳美中老前辈"治疗急症要有胆有识,治疗慢性病要有方有守"的经验,要守方服用,每服15帖药后,方中的黄芪量增加10克,直到120克为止。

(二) 中成药

1. 通络生骨胶囊　是目前治疗股骨头缺血性坏死少有的专病专药。

(1) 功能主治:活血健骨、化瘀止痛。用于股骨头缺血性坏死,症见髋部活动受限、疼痛、跛行、肌肉萎缩、腰膝酸软、乏力疲倦,舌质偏红或有瘀斑,脉弦。

(2) 用法用量:口服,每次4粒,一日3次。

(3) 注意事项:在服药期间出现疼痛加重,但是髋关节活动范围增大,不必停药;如果出现疼痛加重,髋关节活动范围变小,停止服药及时看医生。在服药期间出现腹泻,但是泻后肚子没有不舒服的感觉,不必停药;如果出现腹泻,泻后腹痛明显或者不舒服,停止服药,看医生。儿童根据不同年龄段,按成人量的八分之一至四分之一服用,在服药期间出现食欲不振,停止服药,看医生。其他详见说明书。

2. 六味地黄丸　各期都可以服用。笔者体会浓缩丸没有水蜜丸疗效好。用法用量:口服,每次30粒,一日2次。

（三）西药

一般选用非甾体消炎镇痛药帮助缓解疼痛,此类药物只可以选用一种,不可以联合应用,单味药也不宜长期连续应用。对于顽固性疼痛,可以间断使用,即隔日、三日、一周一用,或者疼痛发作时使用。

1. 吲哚美辛栓　副作用相对比口服低。用法:每次 100mg,于晚上睡觉前塞肛。隔日一次。

2. 双氯芬酸钠肠溶控释胶囊　用法:每次 75mg,每日一次,饭前用大量白开水冲服。

三、运动医学疗法

针对股骨头缺血性坏死的运动医学治疗,主要有床上运动和户外运动。户外运动又分为负重运动和减负运动。负重运动是指自身重量下的徒步行走。减负运动是指借助代步工具髋关节的自主运动,比如骑自行车、踏板车、拄拐杖等。骑电瓶车、摩托车、乘坐汽车等就不算是减负运动,因为此类运动没有任何治疗作用。

1. 床上运动

（1）开合训练:仰卧位,双膝并拢,屈膝屈髋至 90°,以双脚后跟为轴,背伸踝关节至最大限度,双膝关节慢慢地打开至最大限度,停顿 3~5 秒钟,再慢慢地将双膝关节合拢,如此为一个开合动作,连续做 20 个,每天 2 次,早晚各 1 次。30 天为一个疗程,休息 3 天可以进行下一个疗程的运动治疗。也可以酌情递增至连续做 200 次以上。

（2）空中蹬车:仰卧位,臀下垫枕,双腿伸向空中,做蹬车状运动,连续蹬 50 圈,每天 2 次,连续 30 天为一个疗程,休息 3 天可以进行下一个疗程的运动治疗。也可以酌情递增至连续做 200 次以上。

2. 户外运动　主要是在太阳下的减负运动,骑自行车或者三轮车,由起初的每天半个小时,慢慢地增加至 2 个小时以上,可以间断进行,2 次或 3 次,根据患者的耐受程度自己掌握,灵活运用,运动程度以患者全身微微出汗为度。

早期的运动疗法主要是户外的阳光下“随心所欲,顺其自然”的负重运动,运动强度以自身感觉舒服不引起疼痛加重为度。

Ⅱ期,以床上运动和户外的减负运动相结合。最好的户外减负运动是在阳光下骑自行车。

Ⅲ期,在髋关节功能恢复初期以床上运动和户外拄拐杖运动为主,一旦许可就马上改成骑车运动。

四、康复医学疗法

康复医学疗法要及时介入,贯穿始终。治疗前是心理康复重于躯体的康复;治疗中,心理康复与躯体康复同时进行;治疗后以躯体康复为主。

五、服务治疗

服务治疗,首先是治疗医源性致病因素,让患者树立信心,看到希望,这一点取决于必要的承诺和实际疗效的切身体验。其次要让患者及其家属都充分了解在整个病程中,疼痛的产生机制与病情程度的关系,正确对待,心悦诚服地配合治疗。第三,防止影像误导,以影像片论成败。笔者体会最好让患者研究自己对治疗结果的亲身感受,不要过分关心影像表现,因为专家对影像片结果分析的对与错,患者及其家属都无法甄别。

第三节　整体综合疗法各论

一、早期治疗

早期患者以疼痛为主,功能受限不明显为其临床特点。首先要以治疗关节囊内的无菌性炎症,缓解疼痛为目的。其次再清扫关节囊外软组织的痉挛、粘连点或者区域。外治为主,中药配合,运动医学科学合理跟进,康复医学、服务治疗贯穿始终。髋关节囊内无菌性炎症导致的疼痛,单纯的针刀闭合性减压术疗效不显著,配合臭氧消融术疗效显著。

(一) 有创外治

1. 髋关节囊内针刀闭合性减压术和臭氧消融术

2. 缝匠肌的针刀闭合性松解术

3. 皮内针治疗

(二) 无创外治

1. 砭灸罐治疗

2. 筋膜棒疗法

3. 通络生骨仪治疗

(三) 内治

(四) 运动医学疗法

(五) 康复医学疗法

(六) 服务治疗

具体治疗操作流程标准见本章上节"整体综合疗法总论"。

二、Ⅱ期治疗

Ⅱ期多以疼痛、囊变、塌陷为主,因疼痛导致功能受限为临床特点。治疗首先是股骨头髓内减压、髋关节囊内减压;其次是消除髋关节囊内的无菌性炎症;再次是治疗髋关节周围的软组织。就是由内到外的治疗。目的是通过缓解疼痛来改善功能,重建股骨头内微循环,阻止坏死发展,通络生骨。

(一) 有创外治

1. 闭合性股骨头髓内减压、髋关节囊内减压、臭氧消融三联术

2. 耻骨肌针刀闭合性松解术

3. 长收肌、短收肌针刀闭合性松解术

4. 股薄肌针刀闭合性松解术

5. 股骨大转子部针刀闭合性松解术

6. 皮内针治疗

（二）无创外治

1. 砭灸罐治疗

2. 筋膜棒疗法

3. 通络生骨仪治疗

4. 下肢皮牵引

（三）内治

（四）运动医学治疗

（五）康复医学治疗

（六）服务治疗

具体治疗操作流程标准见本章上节"整体综合疗法总论"。

三、Ⅲ期治疗

　　Ⅲ期多以功能受限、肌肉萎缩、关节间隙变窄为主，因功能受限导致疼痛为临床特点。治疗首先是髋关节周围及腰背部、腹部的软组织治疗。其次是髋关节囊内的治疗。再次是股骨头内的治疗。目的是通过改善功能来治疗疼痛，重建髋关节周围软组织的动态平衡，恢复生物力学的力平衡，重建股骨头内微循环，吸收死骨，生长新骨。

（一）有创外治

1. 腰大肌针刀闭合性松解术

2. 腹直肌针刀闭合性松解术

3. 阔筋膜张肌、髂胫束针刀闭合性松解术

4. 股骨大转子间窝部针刀闭合性松解术

5. 髂股韧带针刀闭合性松解

6. 闭合性股骨头髓内减压、髋关节囊内减压、臭氧消融三联术

7. 皮内针治疗

（二）无创外治

1. 砭灸罐治疗

2. 筋膜棒疗法

3. 通络生骨仪

4. 下肢皮牵引

（三）内治

（四）服务治疗

（五）康复医学治疗

（六）运动医学治疗

具体治疗操作流程标准见本章上节"整体综合疗法总论"。

第四节　典型病例

一、金某病例(参见图 8-14)

(一) 首诊

金某:男,13 岁,2011 年 11 月 7 日首诊。

【主诉】左股骨头缺血性坏死 15 个月。

【现病史】该患者喜欢篮球运动,在一次打篮球时,导致左侧髋关节损伤,当时患者和家人都没有在意,以为休息一段时间就会好,后来左侧髋关节疼痛时轻时重,时隐时现,有时跛行,才引起重视,到医院经 X 线、磁共振检查,诊断为左侧髋关节软组织损伤,口服及外用药物治疗没有效果,症状逐渐加重,跛行明显,7 个月后被某医院诊断为左股骨头缺血性坏死,医生建议手术治疗,因畏惧手术风险,从此一家三口(爸爸妈妈携儿子)踏上了漫长的求医路,往返于北京、上海知名医院之间,医院给出同一个结论:此病一定要手术治疗,只是一个时间问题。爸爸妈妈怎么也不承认这个现实,始终认为医学发达的今天,难道除非手术就没有办法治好儿子的病? 看着因病辍学,到处求医无果,病情一天天加重的儿子,心急如焚,只要听到某医院可以治疗,一家人就满怀希望直奔医院。一次偶然机会,听到我治愈的一位患者告诉他们:"不开刀也可以治好股骨头缺血性坏死",于是 2011 年 11 月 7 日来诊,患者蓬头垢面,面色萎黄,目光呆滞,左侧髋关节疼痛不能行走,口苦口臭,不思饮食,大便干燥,三日一行,舌质红,舌苔黄厚,脉弦细。

【专科查体】左侧臀隆消失,左下肢肌肉萎缩,比右下肢短 2.5cm,左髋关节功能受限:内收 5°;外展 10°;内旋 10°;外旋 15°;前屈 30°;伸直 0°;后伸 0°;单腿直立下的环转运动半径因不能站立,无法测量。

左"4"字试验阳性。

X 线骨盆平片示(图 8-14):左侧股骨头骨质破坏,囊性改变呈蜂窝状,局部塌陷。

【诊断】左股骨头缺血性坏死。整体医学分期:Ⅱ期。

【处置】收住院完善辅助检查,整体综合治疗。

1. 外治

(1) 分别于 2011 年 11 月 9 日、11 日、13 日,行左侧髋关节闭合性股骨头髓内减压、髋关节囊内减压、臭氧消融三联术。

(2) 皮内针穴位埋置:取左侧然谷穴、太溪穴,隔日 1 次,连做 3 次。

(3) 砭灸罐治疗:取左侧气冲穴、环跳穴、肾俞穴,于行闭合性股骨头髓内减压、髋关节囊内减压、臭氧消融三联术后第二天进行治疗,每日 1 次。

(4) 筋膜棒疗法:取足太阳膀胱经自上而下敲打,每次 15 分钟,1 日 2 次。

(5) 通络生骨仪治疗:每天 2 次,每次 15 分钟,于筋膜棒治疗之后进行。

(6) 下肢皮牵引:每天 2 次,每次 30 分钟。

以上诸外治具体方法详见本章第二节整体综合疗法总论"一、外治疗法"。

2. 运动医学治疗　床上运动:开合训练,连续做 20 个,每天 2 次;空中蹬车,连续蹬 20 圈,每天 2 次。具体方法详见本章第二节整体综合疗法总论"三、运动医学疗法——1. 床上运动"。

3. 内治　辨证论治:方药详见本章第二节整体综合疗法总论"二、内治疗法——(一)辨证论治 2. Ⅱ期"。原方加车氏杏黄散:苦杏仁 10g(后下),大黄 20g(后下)。7 帖,每日 1 帖。

住院 7 天,疼痛缓解,髋关节功能稍有改善。于 2011 年 11 月 14 日出院。

【出院带药】中草药:住院方加细辛 9g。14 帖。

【出院医嘱】

1. 保持心情愉快,树立战胜疾病信心。

2. 合理膳食,适当运动。

3. 1 周后更换埋置于左侧然谷穴、太溪穴上的皮内针。

4. 床上运动开合训练,连续做 30 个,每天 2 次;空中蹬车,连续蹬 30 圈,每天 2 次。2 周后复诊。

(二) 第 1 次复诊

2011 年 11 月 29 日,出院后第 1 次复诊。

左髋部疼痛加重,夜不能寐,功能受限加重。仰卧位屈膝屈髋诱发左大腿前侧剧烈疼痛,左胫骨平台内侧下方软组织有片状增厚改变,伴有压痛。

X 线骨盆平片示(图 8-14):左侧髋关节间隙狭窄,股骨头死骨面积增大,塌陷修复。

【处置】

1. 门诊　行左侧缝匠肌闭合性松解术。

2. 皮内针　穴位埋置,取左侧然谷穴、太溪穴。

3. 辨证论治　口苦口臭消失,大便通畅,饮食倍增,舌质红,苔白润,脉紧。出院方减去车氏杏黄散,茯苓增加至 30g。7 帖,每日 1 帖,水煎,服用方法同前。

4. 家庭作业

(1) 左下肢皮牵引:每天 2 次,每次 30 分钟。

(2) 床上运动:开合训练,连续做 30 个,每天 2 次;空中蹬车,连续蹬 30 圈,每天 2 次。1 周后复诊。

(三) 第 2 次复诊

2011 年 12 月 6 日,出院后第 2 次复诊。

左髋部疼痛缓解,仰卧位直腿屈髋诱发左大腿前侧疼痛,左髂前下棘处软组织有异常改变,伴有深压痛。

【处置】

1. 门诊　行左侧股直肌闭合性松解术。

2. 皮内针穴位埋置,取左侧然谷穴、太溪穴。

3. 辨证论治。出院后第 1 次复诊方 7 帖,每日 1 帖。

4. 家庭作业

(1) 左下肢皮牵引:每天 2 次,每次 40 分钟。

(2) 床上运动:开合训练,连续做 40 个,每天 2 次;空中蹬车,连续蹬 40 圈,每天 2 次。1 周后复诊。

(四) 第 3 次复诊

2011 年 12 月 13 日,出院后第 3 次复诊。

可以直立行走,左大腿内侧紧缩感,疼痛,跛行,不能用正常姿势穿袜子,左耻骨上支处软组织有条索样结节,伴有明显压痛。

【处置】

1. 门诊　行左耻骨肌针刀闭合性松解术。

2. 皮内针　穴位埋置,取左侧然谷穴、太溪穴。

3. 辨证论治　出院后第 1 次复诊方 7 帖,每日 1 帖。

4. 家庭作业

(1) 左下肢皮牵引:每天 2 次,每次 45 分钟。

(2) 床上运动:开合训练,连续做 50 个,每天 2 次;空中蹬车,连续蹬 50 圈,每天 2 次。1 周后复诊。

(五) 第 4 次复诊

2011 年 12 月 20 日,出院后第 4 次复诊。

左大腿内侧紧缩感,疼痛,跛行,仍不能用正常姿势穿袜子,左长收肌起点软组织有椭圆样结节,伴有压痛。

【处置】

1. 门诊　行左长收肌、短收肌针刀闭合性松解术 1 次。

2. 皮内针　穴位埋置,取左侧然谷穴、太溪穴。

3. 辨证论治　出院后第 1 次复诊方 14 帖,每日 1 帖。每晚睡觉前用中药渣水煎 10 分钟后泡脚 30 分钟。

4. 家庭作业

(1) 左下肢皮牵引:每天 2 次,每次 50 分钟。

(2) 床上运动:开合训练,连续做 60 个,每天 2 次;空中蹬车,连续蹬 60 圈,每天 2 次。2 周后复诊。

(六) 第 5 次复诊

2012 年 1 月 5 日,出院后第 5 次复诊。

左大腿内侧紧缩感、疼痛消失,行走时左臀部、膝关节内侧和小腿内侧疼痛,跛行。左膝关节内侧股薄肌移行(股骨内上髁、胫骨粗隆内侧)止点处压痛,伴有长片状异常改变。

【处置】

1. 门诊　行左股薄肌止点针刀闭合性松解术。

2. 皮内针　穴位埋置,取左侧然谷穴、太溪穴。

3. 辨证论治　出院后第 1 次复诊方 14 帖,每日 1 帖。每晚睡觉前用中药渣水煎 10 分钟后泡脚 30 分钟。

4. 家庭作业

(1) 左下肢皮牵引:每天 2 次,每次 55 分钟。

(2) 床上运动:开合训练,连续做 70 个,每天 2 次;空中蹬车,连续蹬 70 圈,每天 2 次。2 周后复诊。

(七) 第 6 次复诊

2012 年 1 月 19 日,出院后第 6 次复诊。

左小腿内侧疼痛消失,仍有左膝关节内侧及左臀部疼痛,跛行,臀部深压痛,左股骨大转子部位及下方有叩击痛。

【处置】

1. 门诊　行左股骨大转子部针刀闭合性松解术。

2. 皮内针　穴位埋置,取左侧然谷穴、太溪穴。1 周取出。

3. 辨证论治及家庭作业同上。两周复诊。

(八) 第 7 次复诊

2012 年 2 月 5 日,出院后第 7 次复诊。

左臀部白天不痛,夜间疼痛加重,行走时左膝关节内侧疼痛,跛行明显,可以勉强正常穿袜子,髋关节功能明显改善:内收 20°;外展 30°;内旋 30°;外旋 40°;前屈 100°;伸直 0°;后伸 5°;单腿直立下的环转运动半径 40cm。

X 线骨盆平片示(图 8-14):左侧髋关节间隙增宽,死骨明显吸收,股骨头残缺。

【处置】

1. 皮内针　穴位埋置,取左侧然谷穴、太溪穴。1 周更换 1 次。

2. 辨证论治　出院后第 1 次复诊方 30 帖,每 3 日 1 帖。

3. 家庭作业

(1) 左下肢皮牵引:每天牵引 2 小时,分 3 次完成。

(2) 床上运动:开合训练,连续做 100 个,每天 2 次;空中蹬车,连续蹬 70 圈,每天 2 次。三个月后复诊。

(九) 第 8 次复诊

2012 年 6 月 16 日,出院后第 8 次复诊。

左臀部、膝关节内侧疼痛时隐时现,跛行明显好转。左臀部肌肉较前增厚,臀隆稍微出现,可以正常穿袜子,左髋关节功能进一步改善:内收 25°;外展 40°;内旋 35°;外旋 45°;前屈 110°;伸直 0°;后伸 5°;单腿直立下的环转运动半径 45cm。

X 线骨盆平片示(图 8-14):左侧髋关节间隙增宽,新骨生长,股骨头残缺修复。

【处置】

1. 皮内针　穴位埋置,取左侧大都穴、太白穴;行间穴、太冲穴;然谷穴、太溪穴。1 周更换1次。

2. 辨证论治 出院后第1次复诊方30帖,每3日1帖。

3. 家庭作业

(1) 左下肢皮牵引:每天牵引3小时,分4次完成。

(2) 床上运动:开合训练,连续做150个,每天2次;空中蹬车,连续蹬80圈,每天2次。三个月后复诊。

(十) 第9次复诊

2012年10月1日,出院后第9次复诊。

左臀部、膝关节内侧疼痛时隐时现,跛行消失,双下肢等长,左侧臀隆较前又有隆起,可以正常穿袜子。左髋关节功能更进一步改善:内收25°;外展40°;内旋35°;外旋50°;前屈120°;伸直0°;后伸10°;单腿直立下的环转运动半径45cm。

X线骨盆平片示(图8-14):左侧髋关节间隙增宽,新骨生长,股骨头残缺进一步修复。

【处置】

1. 皮内针 穴位埋置,取左侧鱼际穴、太渊穴;行间穴、太冲穴;然谷穴、太溪穴。1周更换1次。

2. 辨证论治 出院后第1次复诊方30帖,每3日1帖。

3. 家庭作业

(1) 左下肢皮牵引:每天牵引4小时,分6次完成。

(2) 床上运动:开合训练,连续做180个,每天2次;空中蹬车,连续蹬90圈,每天2次。三个月后复诊。

(十一) 第10次复诊

2013年2月23日,出院后第10次复诊。

左臀部、膝关节内侧疼痛时隐时现,臀隆又见长,左侧髋关节功能进一步改善:内收25°;外展40°;内旋40°;外旋50°;前屈135°;伸直0°;后伸10°;单腿直立下的环转运动半径50cm。

X线骨盆平片示(图8-14):左侧髋关节间隙增宽,新骨生长,股骨头残缺较前又有修复。

【处置】

1. 皮内针 穴位埋置,取左侧然谷穴、太溪穴。1周更换1次。

2. 辨证论治 停止服用中草药。改服六味地黄丸(水蜜丸),用法用量:口服,每次30粒,1日2次。

3. 家庭作业

(1) 左下肢皮牵引:每天牵引4小时,分4次完成。

(2) 床上运动:开合训练,连续做200个,每天2次;空中蹬车,连续蹬100圈,每天2次。

(3) 户外运动:每天太阳下骑自行车60分钟,分2次完成。半年后复诊。

(十二) 第11次复诊

2013年8月26日,出院后第11次复诊。

左臀部、膝关节内侧疼痛消失,左侧臀隆与右侧基本等大,可以打篮球,左侧髋关节功能恢复。内收 30°;外展 45°;内旋 40°;外旋 60°;前屈 150°;伸直 0°;后伸 15°;单腿直立下的环转运动半径 60cm。

X 线骨盆平片示(图 8-14):左侧髋关节间隙增宽,新骨生长,股骨头残缺完全修复。

股骨头缺血性坏死车氏评分量表评分:9 分。

【处置】停止所有外治,口服六味地黄丸善后。不适随诊。

按语:该患属于急性软组织损伤导致股骨头缺血性坏死的典型病例。因疼痛而导致功能受限,住院期间的整体综合突击治疗,首次治疗,立竿见影,疼痛缓解,功能改善,使全家人看到了希望,为后续治疗打下基础。在整个疗程中,虽然时有疼痛加重现象的发生,但是服务治疗始终贯穿其中,使得病人全家无忧。该病例影像演变规律是:从坏死骨的吸收到新骨的生长,再到股骨头残缺的修复。2011 年 11 月 29 日出院后第 1 次复诊的影像表现,是毛细血管向坏死骨内生长,是吸收死骨的前兆,所以疼痛加重,功能受限也加重。到 2012 年 2 月 5 日第 7 次复诊时的影像表现是毛细血管在坏死骨内爬行生长,数量不断增多,重建微循环的基本框架结构,使得坏死骨明显吸收,出现股骨头的残缺,虽然有静止痛,但伴随着明显的功能改善。到四个月后的 2012 年 6 月 16 日第 8 次复诊,一直到痊愈,是微循环由基本框架结构到彻底重建的阶段,此阶段的治疗就显得比较顺利,随着股骨头坏死区域的不断修复,疼痛不断地缓解,功能不断地改善,直至痊愈。自 2011 年 11 月 7 日到 2013 年 8 月 26 日,整体医学治疗,住院 7 天,门诊 11 次,历时一年零九个月。外治、内治、服务治疗、康复治疗、

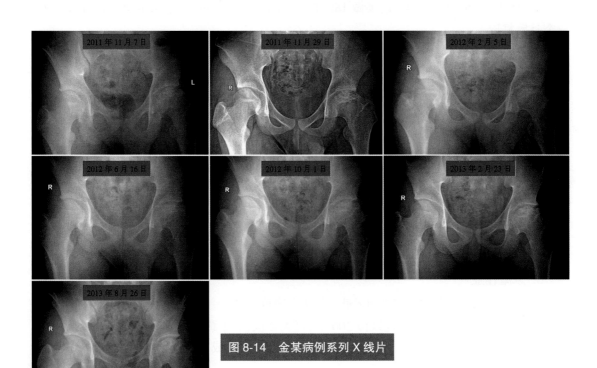

图 8-14 金某病例系列 X 线片

运动治疗融为一体,彼此之间没有明确的界限和时段,服务治疗贯穿始终,内治外治的同时有心理康复和躯体康复的及时跟进,也有运动治疗的适时加入。外治中的穴位埋置、砭灸罐、筋膜棒、通络生骨仪、下肢皮牵引治疗是中医学治疗"痿证"原创技术的挖掘创新应用,即"治痿独取阳明""各补其荥而通其俞,调其虚实,和其逆顺。筋脉骨肉,各以其时受月,则病已矣。"内治中的辨证论治紧扣"湿热、瘀血、气滞"之病机,与其他疗法遥相呼应,整体推进。患者在第 11 次复诊时就可以打篮球,停止治疗 5 个月后,可以打篮球、踢足球。随访 36 个月,身高长至 190cm,是学校足球队员。

二、胡某病例(参见图 8-15)

(一) 首诊

胡某,男,23 岁,2012 年 6 月 28 日首诊。

【主诉】双股骨头缺血性坏死 1 年余。

【现病史】患者两年前因恋人离他而去,忧郁愤悔,茶饭不香,一年后不明原因出现左髋部疼痛,没有在意,三个月后又出现右髋疼痛,经医院 X 线、磁共振检查,诊断为双侧创伤性髋关节炎,口服西药治疗疼痛消失,一个月后又出现左侧膝关节、右侧髋关节疼痛,再次到医院诊断为左侧膝关节炎、右侧髋关节滑膜炎,口服西药治疗,症状时轻时重,两个月后出现跛行,双侧髋关节酸重疼痛逐渐明显,被某医院诊断为双股骨头缺血性坏死,辗转于多家医院,都建议做人工关节置换术,因患者及家人畏惧手术风险,恳求医生给予保守治疗,可是获效甚微。后经人介绍,于 2012 年 6 月 28 日来诊,拄双拐,面色晦黯,情绪低落,双髋部疼痛,左侧重,口苦口臭,食欲不振,大便不畅,舌质红,舌苔微黄厚,脉弦紧。

【专科查体】髋关节功能受限,左侧:内收 5°;外展 10°;内旋 20°;外旋 30°;前屈 80°;伸直 0°;后伸 5°;单腿直立下的环转运动半径,因不能站立,无法测量。右侧:内收 10°;外展 15°;内旋 30°;外旋 40°;前屈 90°;伸直 0°;后伸 10°;单腿直立下的环转运动半径,因不能站立,无法测量。

双"4"字试验阳性。

X 线骨盆平片示(图 8-15):双股骨头骨质破坏变扁,左侧较右侧重,囊性改变。

【诊断】双股骨头缺血性坏死。整体医学分期:Ⅱ期。

【处置】收住院完善常规检查,整体综合治疗。

1. 外治

(1) 分别于 2012 年 6 月 30 日、7 月 2 日、4 日,行双侧闭合性股骨头髓内减压、髋关节囊内减压、臭氧消融三联术;隔日 1 次,连做 3 次。

(2) 皮内针穴位埋置:取双侧大都穴、太白穴;行间穴、太冲穴;然谷穴、太溪穴。隔日 1 次,连做 3 次。

(3) 砭灸罐治疗:取双侧气冲穴、环跳穴、肾俞穴,于行闭合性股骨头髓内减压、髋关节囊内减压、臭氧消融三联术后第 2 天进行治疗,每天 1 次。

(4) 筋膜棒疗法:取足太阳膀胱经自上而下敲打,每次 15 分钟,1 日 2 次。

(5) 通络生骨仪治疗：每天 2 次，每次 15 分钟，于筋膜棒治疗之后进行。

以上诸外治具体方法详见本章第二节整体综合疗法总论"一、外治疗法"。

2. 运动医学治疗　床上运动：开合训练，连续做 20 个，每天 2 次；空中蹬车，连续蹬 20 圈，每天 2 次。具体方法详见本章第二节整体综合疗法总论"三、运动医学疗法——1. 床上运动"。

3. 辨证论治　方药详见本章第二节整体综合疗法总论"二、内治疗法——（一）辨证论治 2. Ⅱ期"。7 帖，每日 1 帖。

住院 7 天，疼痛缓解，功能改善。于 2012 年 7 月 5 日出院。

【出院带药】中草药：住院方加细辛 9g、土茯苓 30g，14 帖。每晚睡觉前用中药渣水煎 10 分钟后泡脚 30 分钟。

【出院医嘱】

1. 平衡心理，合理膳食，适当运动。

2. 1 周更换埋置在双侧大都穴、太白穴；行间穴、太冲穴；然谷穴、太溪穴上的皮内针。

3. 床上运动开合训练，连续做 20 个，每天 2 次；空中蹬车，连续蹬 20 圈，每天 2 次。2 周后复诊。

(二) 第 1 次复诊

2012 年 7 月 20 日，出院后第 1 次复诊。

双髋部疼痛减轻，双侧髋关节功能改善，右侧比左侧明显。仰卧位屈膝屈髋诱发左侧大腿前侧疼痛，左髂前上棘前下方软组织有条索样改变伴压痛。

【处置】门诊行左侧缝匠肌髂前上棘附着点闭合性松解术。

1. 皮内针　穴位埋置双侧大都穴、太白穴；行间穴、太冲穴；然谷穴、太溪穴。每周更换 1 次。

2. 辨证论治　出院方加石见穿 30g。30 帖，每日 1 帖。每晚睡觉前中药渣用水煎 10 分钟后泡脚 30 分钟。

3. 家庭作业　床上运动：开合训练，连续做 30 个，每天 2 次；空中蹬车，连续蹬 30 圈，每天 2 次。

4. 1 个月后复诊。

(三) 第 2 次复诊

2012 年 8 月 18 日，出院后第 2 次复诊。

双髋部疼痛缓解，双髋关节功能进一步改善。行走时双大腿前侧疼痛，仰卧位直腿屈髋可诱发疼痛，双髂前下棘处有软组织结节样变，伴有深压痛。

【处置】

1. 门诊　行双侧股直肌髂前下棘附着点闭合性针刀松解术。

2. 皮内针　穴位埋置取双侧鱼际穴、太渊穴；行间穴、太冲穴；然谷穴、太溪穴。1 周更换 1 次。

3. 辨证论治　第 1 次复诊方 30 帖，每日 1 帖。每晚睡觉前中药渣用水煎 10 分钟后泡脚 30 分钟。

4. 家庭作业　床上运动:开合训练,连续做 40 个,每天 2 次;空中蹬车,连续蹬 40 圈,每天 2 次。

5. 1 个月后复诊。

（四）第 3 次复诊

2012 年 9 月 17 日,出院后第 3 次复诊。

左侧髋关节夜间睡觉痛醒,行走时左大腿内侧有紧缩感,酸痛不适,耻骨上支处软组织有条索样结节伴有深压痛。

X 线骨盆平片示(图 8-15):双股骨头骨质破坏变扁,左侧较右侧重,左侧囊性改变并塌陷。

【处置】

1. 门诊　行左侧耻骨肌、长收肌、短收肌针刀闭合性松解术。

2. 皮内针　穴位埋置取双侧鱼际穴、太渊穴;行间穴、太冲穴;然谷穴、太溪穴。1 周更换 1 次。

3. 辨证论治　第 1 次复诊方 30 帖,每 3 日 1 帖。每晚睡觉前用中药渣水煎 10 分钟后泡脚 30 分钟。

4. 家庭作业

(1) 床上运动:开合训练,连续做 50 个,每天 2 次;空中蹬车,连续蹬 50 圈,每天 2 次。

(2) 户外运动:每天在太阳下骑自行车 60 分钟,分 2 次完成。

5. 3 个月后复诊。

（五）第 4 次复诊

2012 年 12 月 9 日,出院后第 4 次复诊。

左侧髋关节夜间疼痛时隐时现,时轻时重,行走时双臀部、左膝关节内侧和小腿内侧有疼痛,左膝关节内侧股薄肌移行(股骨内上髁、胫骨粗隆内侧)止点处压痛,伴有长片状异常改变。髋关节功能:左侧:内收 15°;外展 30°;内旋 30°;外旋 30°;前屈 100°;伸直 0°;后伸 10°;单腿直立下的环转运动半径 30cm。右侧:内收 20°;外展 40°;内旋 35°;外旋 45°;前屈 110°;伸直 0°;后伸 10°;单腿直立下的环转运动半径 40cm。

X 线骨盆平片示(图 8-15):双股骨头骨质破坏变扁,左侧坏死骨吸收,囊性改变进一步塌陷。

【处置】

1. 门诊　行左侧股薄肌止点针刀闭合性松解术。

2. 皮内针　穴位埋置取双然谷穴、太溪穴。1 周更换 1 次。

3. 辨证论治　第 1 次复诊方 30 帖,每 3 日 1 帖。每晚睡觉前用中药渣水煎 10 分钟后泡脚 30 分钟。

4. 家庭作业

(1) 床上运动:开合训练,连续做 70 个,每天 2 次;空中蹬车,连续蹬 70 圈,每天 2 次。

（2）户外运动：每天在太阳下骑自行车 90 分钟，分 2 次完成。

5. 3 个月后复诊。

（六）第 5 次复诊

2013 年 4 月 8 日，出院后第 5 次复诊。

左侧髋关节夜间疼痛消失，行走时右臀部、右膝关节内侧和小腿内侧有疼痛，右膝关节内侧股薄肌移行（股骨内上髁、胫骨粗隆内侧）止点处压痛，伴有长片状异常改变。

X 线骨盆平片示（图 8-15）：双股骨头骨质破坏变扁，左侧囊性改变区域塌陷修复。

【处置】

1. 门诊　行右侧股薄肌止点针刀闭合性松解术。

2. 皮内针　穴位埋置取双行间穴、太冲穴；然谷穴、太溪穴。1 周更换 1 次。

3. 辨证论治　第 1 次复诊方 30 帖，每 3 日 1 帖。每晚睡觉前用中药渣水煎 10 分钟后泡脚 30 分钟。

4. 家庭作业

（1）床上运动：开合训练，连续做 90 个，每天 2 次；空中蹬车，连续蹬 90 圈，每天 2 次。

（2）户外运动：每天在太阳下骑自行车 120 分钟，分 2 次完成。

5. 3 个月后复诊。

（七）第 6 次复诊

2013 年 8 月 11 日，出院后第 6 次复诊。

左膝关节内侧及小腿内侧疼痛消失，跛行消失，行走时及夜间双臀部疼痛阵发性出现，双股骨大转子部位叩击痛且下方有压痛。

X 线骨盆平片示（图 8-15）：右侧股骨头死骨开始吸收，左侧股骨头囊性改变区域塌陷进一步修复。

【处置】

1. 门诊　行双股骨大转子部针刀闭合性松解术。

2. 皮内针　穴位埋置取双鱼际穴、太渊穴；行间穴、太冲穴；然谷穴、太溪穴。1 周更换 1 次。

3. 辨证论治　第 1 次复诊方 30 帖，每 3 日 1 帖。每晚睡觉前用中药渣水煎 10 分钟后泡脚 30 分钟。

4. 家庭作业

（1）床上运动：开合训练，连续做 100 个，每天 2 次；空中蹬车，连续蹬 100 圈，每天 2 次。

（2）户外运动：每天在太阳下骑自行车 150 分钟，分 3 次完成。

5. 3 个月后复诊。

（八）第 7 次复诊

2013 年 12 月 31 日，出院后第 7 次复诊。

右侧臀部疼痛夜间加重，左侧臀部白天疼痛明显，行走缓解，双腿有无力感。

X 线骨盆平片示（图 8-15）：右侧股骨头囊性改变出现塌陷，左侧股骨头死骨进一步吸收，囊性改变进一步修复。

【处置】

1. 皮内针　穴位埋置取双侧然谷穴、太溪穴。1 周更换 1 次。

2. 辨证论治　第 1 次复诊方加黄芪 30g,30 帖,每 4 日 1 帖。每晚睡觉前用中药渣水煎 10 分钟后泡脚 30 分钟。

3. 家庭作业

(1) 床上运动:开合训练,连续做 120 个,每天 2 次;空中蹬车,连续蹬 100 圈,每天 2 次。

(2) 户外运动:每天在太阳下骑自行车 180 分钟,分 4 次完成。

4. 6 个月后复诊。

(九) 第 8 次复诊

2014 年 8 月 26 日,出院后第 8 次复诊。

双臀部、双膝关节疼痛时隐时现,已经正常工作 3 个月。在日常工作中如果疼痛出现,休息片刻即缓解;夜间出现疼痛,翻身或屈伸双腿即安然入睡;上下楼梯时双膝有酸胀无力的感觉。髋关节功能明显改善:左侧:内收 20°;外展 40°;内旋 35°;外旋 50°;前屈 130°;伸直 0°;后伸 15°;单腿直立下的环转运动最大半径 40cm。右侧:内收 30°;外展 45°;内旋 40°;外旋 60°;前屈 140°;伸直 0°;后伸 15°;单腿直立下的环转运动最大半径 50cm。

X 线骨盆平片示(图 8-15):右侧股骨头塌陷区域死骨吸收,左侧股骨头囊性改变进一步修复。

【处置】

1. 皮内针　穴位埋置取鱼际穴、太渊穴;行间穴、太冲穴;然谷穴、太溪穴。1 周更换 1 次。

2. 辨证论治　第 7 次复诊方 30 帖,每 5 日 1 帖。每晚睡觉前用中药渣水煎 10 分钟后泡脚 30 分钟。用完停药。

3. 家庭作业

(1) 床上运动:开合训练,连续做 200 个,每天 2 次;空中蹬车,连续蹬 100 圈,每天 2 次。

(2) 户外运动:每天在太阳下骑自行车 240 分钟,分 4 次完成。

不适随诊。

按语:该病例是典型的情绪性慢性软组织损伤致病。情绪性慢性软组织损伤导致股骨头缺血性坏死的规律是双侧发病,很少有单侧发病,并且是一侧轻,一侧重。因为一年多的"无效医疗",不断地被"医源性致病因素"感染,并且出现临床症状,与失恋悲伤形成恶性循环,所以治疗的重点是:首先用"服务治疗"对抗"医源性致病因素",减轻负性情绪,建立"健康自信",同时行"闭合性股骨头髓内减压、髋关节囊内减压、臭氧消融三联术",疼痛缓解,功能改善,近期疗效的出现,使患者和家人看到了希望,信心倍增,并且使"服务治疗"的作用进一步扩大,为漫长的门诊治疗奠定了基础。其次是康复医学的及时介入,起初是心理康复重于躯体康复,正确认识"疼痛"与病情不成正比的重要性,后期是躯体康复重于心理康复,需要运动医学的合理跟进。第三要防止影像误导,成为新的医源性致病因素,服务治疗一定要贯穿始终,患者家人拿着 2012 年 12 月 9 日出院后第 4 次复诊所拍的 X 线片让某著名骨科专家去看,认为股骨头已经塌陷,必须马上做人工髋关节置换术,差一点点就倒向了手术,经过耐心的服务治疗,让患者全家人都明白了整体医学对影像演变的新认识,才使得患者进入了第 5 次复诊。第四是精准解决康复期的症状,Ⅱ 期坏死康复期髋关节周围软组织动态平衡失调恢复,大多是从浅层向深层恢复,所表现的症状是疼痛,伴随着所支配区域的功能异常。第五,皮内针穴位埋置根据季节取穴至关重要。第六,辨证论治,要谨遵"治痿者,独取阳明。"调和脾胃,兼顾祛湿、清热、温阳、散寒、活血、舒筋、补气、补肾、通络、生骨等。患者自 2012 年 6 月 28 日到 2014 年 8 月 26 日,接受整体医学治疗,住院 7 天,门诊 8 次,历时两年零两个月。疗效显著。股骨头缺血性坏死车氏评分量表评分:8 分。遗憾的是患者移民异国定居。没有随访资料。

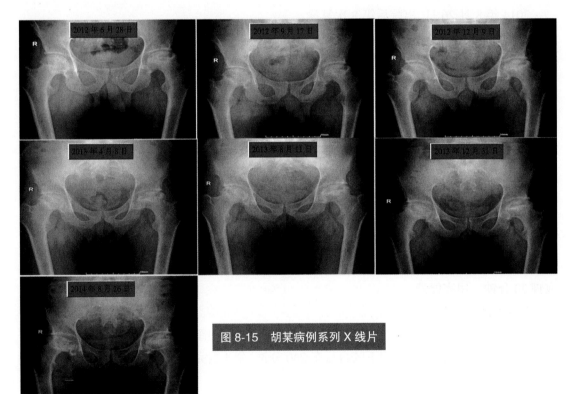

图 8-15　胡某病例系列 X 线片

三、李某病例(参见图 8-16)

(一) 首诊

李某:女,22 岁,2012 年 6 月 22 日首诊。

【主诉】双股骨头缺血性坏死 14 个月。

【现病史】患者两年前结婚,婚后生一女孩,在母乳喂养和人工奶粉喂养问题上与婆婆发生口角,导致长期婆媳关系紧张,一年后不明原因出现左髋部疼痛,经当地医院 X 线、磁共振检查,诊断为左髋关节炎,口服西药治疗疼痛消失,两个月后出现双侧髋部疼痛,再次到医院诊断为双侧髋关节炎,口服中草药配合针灸治疗,不见好转,诊断为双股骨头缺血性坏死,医生建议手术治疗,畏惧手术风险,采取保守治疗,曾经辗转于多家医院,收效甚微。后经人介绍,于 2012 年 6 月 22 日来诊,挂双拐,面色青灰,情绪低落,口臭,食欲不振,舌质红,舌苔黄厚,脉弦。

【专科查体】双侧髋关节功能受限,左侧:内收 5°;外展 10°;内旋 10°;外旋 30°;前屈 60°;伸直 0°;后伸 5°;单腿直立下的环转运动最大半径,因不能站立,无法测量。右侧:内收 10°;外展 40°;内旋 30°;外旋 50°;前屈 100°;伸直 0°;后伸 10°;单腿直立下的环转运动最大半径,因不能站立,无法测量。双"4"字试验阳性。

X 线骨盆平片示(图 8-16):双股骨头均有骨质破坏,右侧股骨头囊性改变,左侧股骨头变扁。

【诊断】双股骨头缺血性坏死。整体医学分期:Ⅱ期。

【处置】收住院完善辅助检查,整体综合治疗。

1. 外治

(1) 分别于 2012 年 6 月 24 日、26 日、28 日行双侧闭合性股骨头髓内减压、髋关节囊内减压、臭氧消融三联术。

(2) 皮内针穴位埋置:取双侧大都穴、太白穴;行间穴、太冲穴;然谷穴、太溪穴。隔日 1 次,连做 3 次。

(3) 砭灸罐治疗:取双侧气冲穴、环跳穴、肾俞穴,于行闭合性股骨头髓内减压、髋关节囊内减压、臭氧消融三联术后第 2 天进行治疗,每天 1 次。

(4) 筋膜棒疗法:取足太阳膀胱经自上而下敲打,每次 15 分钟,1 日 2 次。

(5) 通络生骨仪治疗:每天 2 次,每次 15 分钟,于筋膜棒治疗之后进行。

以上诸外治具体方法详见本章第二节整体综合疗法总论"一、外治疗法"。

2. 运动医学　治疗床上运动:开合训练,连续做 20 个,每天 2 次;空中蹬车,连续蹬 20 圈,每天 2 次。具体方法详见本章第二节整体综合疗法总论"三、运动医学疗法——1. 床上运动"。

3. 内治　辨证论治:方药详见本章第二节整体综合疗法总论"二、内治疗法——(一)辨证论治 2.Ⅱ期"。7 帖,每日 1 帖。

住院 7 天,疼痛缓解,功能改善。于 2012 年 6 月 29 日出院。

【出院带药】中草药,住院方加细辛 9g,14 帖。每日 1 帖。

【出院医嘱】

1. 调整心态,合理膳食,荤素搭配。

2. 1 周时更换埋置在双侧大都穴、太白穴;行间穴、太冲穴;然谷穴、太溪穴上的皮内针。

3. 床上运动开合训练,连续做 20 个,每天 2 次;空中蹬车,连续蹬 20 圈,每天 2 次。2 周后复诊。

(二) 第 1 次复诊

2012 年 7 月 13 日,出院后第 1 次复诊。

双髋关节疼痛减轻,功能改善右侧比左侧明显。左侧腹股沟部疼痛,左髂前上棘前下方软组织有条索样改变,伴有压痛。

【处置】

1. 门诊　行左侧缝匠肌髂前上棘附着点、左侧耻骨肌耻骨附着点闭合性松解术。

2. 皮内针　穴位埋置双侧大都穴、太白穴;行间穴、太冲穴;然谷穴、太溪穴。每周更换1次。

3. 辨证论治　精神转佳,面色青灰,有饥饿感,舌质红,苔薄黄,脉弦,出院方加石见穿30g。15帖,每日1帖。

4. 家庭作业　床上运动:开合训练,连续做30个,每天2次;空中蹬车,连续蹬30圈,每天2次。2周后复诊。

(三) 第2次复诊

2012年7月27日,出院后第2次复诊。

双髋部疼痛、双髋关节功能进一步改善,行走时双大腿前侧疼痛,仰卧位直腿屈髋可以诱发,双髂前下棘处软组织有结节样改变,伴有深压痛。

【处置】

1. 门诊　行双侧股直肌髂前下棘附着点闭合性针刀松解术。

2. 皮内针　穴位埋置取双侧大都穴、太白穴;行间穴、太冲穴;然谷穴、太溪穴。1周更换1次。

3. 辨证论治　舌脉同前,效不更方。上方继续服用14帖,每日1帖。

4. 家庭作业　床上运动:开合训练,连续做40个,每天2次;空中蹬车,连续蹬40圈,每天2次。2周后复诊。

(四) 第3次复诊

2012年8月27日,出院后第3次复诊。

双大腿前侧疼痛消失,双大腿内侧紧缩感,酸痛不适,双耻骨上支处软组织有条索样结节,伴有深压痛。

【处置】

1. 门诊　行双侧耻骨肌、长收肌、短收肌针刀闭合性松解术。

2. 皮内针　穴位埋置取双侧鱼际穴、太渊穴;行间穴、太冲穴;然谷穴、太溪穴。1周更换1次。

3. 辨证论治　第2次复诊方30帖,每日1帖。每晚睡觉前用中药渣水煎10分钟后泡脚30分钟。

4. 家庭作业

(1) 床上运动:开合训练,连续做50个,每天2次;空中蹬车,连续蹬40圈,每天2次。

(2) 户外运动:每天太阳下骑自行车60分钟,分2次完成。

1个月后复诊。

（五）第 4 次复诊

2012 年 9 月 25 日，出院后第 4 次复诊。

双大腿内侧紧缩感、酸痛不适缓解，行走时双臀部、左膝关节内侧和小腿内侧有疼痛，左膝关节内侧股薄肌移行（股骨内上髁、胫骨粗隆内侧）止点处压痛，伴有长片状异常改变。髋关节功能受限较前改善：左侧：内收 15°；外展 20°；内旋 30°；外旋 20°；前屈 90°；伸直 0°；后伸 5°；单腿直立下的环转运动最大半径 10cm。右侧：内收 20°；外展 40°；内旋 30°；外旋 50°；前屈 110°；伸直 0°；后伸 10°；单腿直立下的环转运动最大半径 40cm。

X 线骨盆平片示（图 8-16）：右侧股骨头囊性改变区域塌陷。左侧股骨头整体塌陷。

【处置】

1. 门诊　行左侧股薄肌止点针刀闭合性松解术。

2. 皮内针　穴位埋置取双侧鱼际穴、太渊穴；行间穴、太冲穴；然谷穴、太溪穴。1 周更换 1 次。

3. 辨证论治　第 2 次复诊方 30 帖，每 3 日 1 帖。每晚睡觉前用中药渣水煎 10 分钟后泡脚 30 分钟。

4. 家庭作业

（1）床上运动：开合训练，连续做 70 个，每天 2 次；空中蹬车，连续蹬 50 圈，每天 2 次。

（2）户外运动：每天太阳下骑自行车 90 分钟，分 2 次完成。

3 个月后复诊。

（六）第 5 次复诊

2013 年 1 月 7 日，出院后第 5 次复诊。

双侧髋关节疼痛缓解，双大腿内侧紧缩疼痛感消失。双股骨大转子部叩击痛，下方有压痛。

功能改善：左侧：内收 20°；外展 30°；内旋 40°；外旋 30°；前屈 120°；伸直 0°；后伸 10°；单腿直立下的环转运动最大半径 40cm。右侧：内收 25°；外展 40°；内旋 30°；外旋 60°；前屈 130°；伸直 0°；后伸 10°；单腿直立下的环转运动最大半径 50cm。

X 线骨盆平片示（图 8-16）：右侧股骨头塌陷区域有死骨吸收现象。左侧股骨头整体塌陷区域出现囊性改变。

【处置】

1. 门诊　行双股骨大转子部针刀闭合性松解术。

2. 皮内针　穴位埋置取然谷穴、太溪穴。1 周取出更换 1 次。

3. 辨证论治　第 2 次复诊方 30 帖，每 3 日 1 帖。每晚睡觉前用中药渣水煎 10 分钟后泡脚 30 分钟。

4. 家庭作业

（1）床上运动：开合训练，连续做 100 个，每天 2 次；空中蹬车，连续蹬 60 圈，每天 2 次。

（2）户外运动：每天太阳下骑自行车 120 分钟，分 3 次完成。

3 个月后复诊。

（七）第6次复诊

2013 年 5 月 15 日,出院后第 6 次复诊。

双臀部疼痛阵发性出现,左侧较重。功能改善:左侧:内收 30°;外展 40°;内旋 40°;外旋 50°;前屈 130°;伸直 0°;后伸 10°;单腿直立下的环转运动最大半径 45cm。右侧:内收 30°;外展 40°;内旋 40°;外旋 60°;前屈 140°;伸直 0°;后伸 15°;单腿直立下的环转运动最大半径 50cm。

X 线骨盆平片示(图 8-16):右侧股骨头塌陷修复;左侧股骨头塌陷。

【处置】

1. 皮内针　穴位埋置取大都穴、太白穴;行间穴、太冲穴;然谷穴、太溪穴。1 周更换 1 次。

2. 辨证论治　第 2 次复诊方 30 帖,每 3 日 1 帖。每晚睡觉前用中药渣水煎 10 分钟后泡脚 30 分钟。

3. 家庭作业

(1) 床上运动:开合训练,连续做 150 个,每天 2 次;空中蹬车,连续蹬 60 圈,每天 2 次。

(2) 户外运动:每天在太阳下骑自行车 180 分钟,分 4 次完成。

3 个月后复诊。

后因怀孕停止服药,生一男孩,身体健康。

按语:该病例是典型的情绪性慢性软组织损伤致双侧股骨头缺血性坏死,左侧比右侧重。影像表现,左右形成鲜明对比,右侧是有囊性改变的塌陷,恢复的比较快;左侧是无囊性改变的塌陷,恢复得比较慢。在治疗过程中,右侧疼痛缓解得快,加重得也快,波动性大,功能改善明显;左侧疼痛缓解得慢,没有加重,在 2013 年 1 月 7 日第 5 次复诊中,X 线平片显

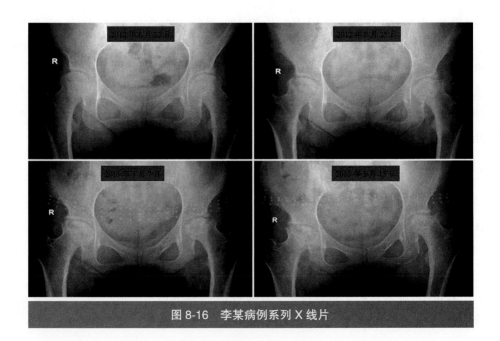

图 8-16　李某病例系列 X 线片

示,左侧出现明显的囊变时,才出现疼痛波动性加重,同时出现明显的功能改善。自2012年6月22日到2013年5月15日,整体医学治疗,住院7天,门诊6次,历时11个月。二胎后婆媳关系和好,奶水充足,母乳喂养,孩子一岁时断奶上班,没有任何不适,随访36个月,股骨头缺血性坏死车氏评分量表评分:8分。母子身体均健康。

四、韩某病例(参见图8-17)

(一) 首诊

韩某:女,41岁,2011年11月11日首诊。

【主诉】双股骨头缺血性坏死,右侧重12个月。

【现病史】患者一年前娘家小弟弟车祸罹难,姐弟二人平素感情至深,所以逝亲之痛,久久不去,一年后不明原因出现右大腿部疼痛,没有在意,一个月后又出现双侧髋部疼痛,在家人的催促下,到当地医院就诊,经X线、磁共振检查,无异常发现,按无名疼痛口服西药治疗,疼痛缓解,四个月后双髋关节疼痛加重,某医院诊断为双股骨头缺血性坏死,医生建议住院手术治疗,畏惧手术,采取保守治疗,效果不明显。经人介绍,于2011年11月11日来诊,神情忧郁,面色萎黄,口气臭,双侧髋关节疼痛,食欲不振,舌质红,舌苔黄厚,脉弦。

【专科查体】髋关节功能范围:左侧:内收30°;外展30°;内旋40°;外旋50°;前屈130°;伸直0°;后伸15°;单腿直立下的环转运动最大半径50cm。右侧:内收20°;外展40°;内旋30°;外旋50°;前屈100°;伸直0°;后伸10°;单腿直立下的环转运动最大半径30cm。双"4"字试验阳性。

【影像检查】X线骨盆平片示(图8-17):双股骨头骨质破坏,右侧较重,有囊性改变。

【诊断】双股骨头缺血性坏死。整体医学分期:Ⅱ期。

【处置】住院完善辅助检查,整体综合治疗。

1. 外治

(1) 分别于2011年11月13日、15日、17日行双侧闭合性股骨头髓内减压、髋关节囊内减压、臭氧消融三联术。

(2) 皮内针穴位埋置:取双侧然谷穴、太溪穴。隔日1次,连做3次。

(3) 砭灸罐治疗:取双侧气冲穴、环跳穴、肾俞穴,于行闭合性股骨头髓内减压、髋关节囊内减压、臭氧消融三联术后第2天进行治疗,每天1次。

(4) 筋膜棒疗法:取足太阳膀胱经自上而下敲打,每次15分钟,1日2次。

(5) 通络生骨仪治疗:每天2次,每次15分钟,于筋膜棒治疗之后进行。

以上诸外治具体方法详见本章第二节整体综合疗法总论"一、外治疗法"。

2. 运动医学　治疗床上运动:开合训练,连续做30个,每天2次;空中蹬车,连续蹬30圈,每天2次。具体方法详见本章第二节整体综合疗法总论"三、运动医学疗法——1.床上运动"。

3. 内治　辨证论治:方药详见本章第二节整体综合疗法总论"二、内治疗法——(一)辨证论治2.Ⅱ期"。7帖,每日1帖。

住院7天,疼痛缓解,功能改善。于2011年11月18日出院。

出院带药:中草药住院方加细辛9g。20帖,每日一帖。

【出院医嘱】

1. 阳光心态,合理膳食,适时运动。

2. 1周时更换埋置在双侧然谷穴、太溪穴上的皮内针。

3. 床上运动开合训练,连续做40个,每天2次;空中蹬车,连续蹬40圈,每天2次。3周后复诊。

(二) 第1次复诊

2011年12月10日,出院后第1次复诊。

双髋关节疼痛,右侧减轻,左侧消失。右侧腹股沟、右大腿根部疼痛,右髂前上棘前下方软组织有条索样改变,伴有压痛。

【处置】

1. 门诊　行右侧缝匠肌髂前上棘附着点、右侧耻骨肌耻骨附着点闭合性松解术。

2. 皮内针　穴位埋置取双侧然谷穴、太溪穴。每周更换1次。

3. 辨证论　治出院方30帖,每日1帖。每天晚上用中药渣水煎10分钟后泡脚30分钟。

4. 家庭作业　床上运动:开合训练,连续做50个,每天2次;空中蹬车,连续蹬50圈,每天2次。1个月后复诊。

(三) 第2次复诊

2012年1月11日,出院后第2次复诊。

行走时右大腿前侧疼痛,仰卧位直腿屈髋诱发左大腿前侧疼痛,双髂前下棘处软组织均有结节样改变,伴有深压痛。

【处置】

1. 门诊　行双侧股直肌髂前下棘附着点闭合性针刀松解术。

2. 皮内针　穴位埋置取双侧然谷穴、太溪穴。1周更换1次。

3. 辨证论治　出院方30帖,每日1帖。每天晚上用中药渣水煎10分钟后泡脚30分钟。

4. 家庭作业　床上运动:开合训练,连续做80个,每天2次;空中蹬车,连续蹬50圈,每天2次。1个月后复诊。

(四) 第3次复诊

2012年2月23日,出院后第3次复诊。

双大腿前侧疼痛消失,左侧髋关节夜间酸痛不适,双侧股骨大转子部叩击痛。髋关节功能受限较前改善:左侧:内收30°;外展40°;内旋40°;外旋60°;前屈140°;伸直0°;后伸15°;单腿直立下的环转运动最大半径50cm。右侧:内收25°;外展40°;内旋35°;外旋50°;前屈110°;伸直0°;后伸10°;单腿直立下的环转运动最大半径35cm。

X线骨盆平片示(图8-17):左侧股骨头内出现小的囊性改变,右侧股骨头囊性改变增大、增多。

【处置】

1. 门诊　行双股骨大转子部针刀闭合性松解术。

2. 皮内针　穴位埋置取双侧行间穴、太冲穴;然谷穴、太溪穴。1 周更换 1 次。

3. 辨证论治　出院方30帖,每3日1帖。每天晚上用中药渣水煎10分钟后泡脚30分钟。

4. 家庭作业

(1) 床上运动:开合训练,连续做 100 个,每天 2 次;空中蹬车,连续蹬 60 圈,每天 2 次。

(2) 户外运动:每天在太阳下骑自行车 60 分钟,分 2 次完成。3 个月后复诊。

（五）第 4 次复诊

2012 年 8 月 17 日,出院后第 4 次复诊。

左侧髋关节晚上酸痛不适感消失,行走过多有双髋关节轻微酸痛。

X 线骨盆平片示(图 8-17):左侧股骨头囊性改变完全修复,右侧囊性改变明显修复。

【处置】

1. 皮内针　穴位埋置取双侧大都穴、太白穴;行间穴、太冲穴;然谷穴、太溪穴。1 周更换 1 次。

2. 辨证论治　出院方加黄芪 45g,30 帖,每 3 日 1 帖。每天晚上用中药渣水煎 10 分钟后泡脚 30 分钟。

3. 家庭作业

(1) 床上运动:开合训练,连续做 120 个,每天 2 次;空中蹬车,连续蹬 70 圈,每天 2 次。

(2) 户外运动:每天在太阳下骑自行车 90 分钟,分 3 次完成。3 个月后复诊。

（六）第 5 次复诊

2012 年 11 月 27 日,出院后第 5 次复诊。

双侧髋关节疼痛消失,行走有力,上下楼梯双膝关节有酸胀感。

X 线骨盆平片示(图 8-17):双侧股骨头囊性改变修复。

【处置】

1. 皮内针　穴位埋置取双侧鱼际穴、太渊穴;行间穴、太冲穴;然谷穴、太溪穴。1 周取出更换 1 次。

2. 辨证论治　出院方加黄芪 60g,30 帖,每 3 日 1 帖。每天晚上用中药渣水煎 10 分钟后泡脚 30 分钟。

3. 家庭作业

(1) 床上运动:开合训练,连续做 150 个,每天 2 次;空中蹬车,连续蹬 80 圈,每天 2 次。

(2) 户外运动:每天在太阳下骑自行车 120 分钟,分 4 次完成。3 个月后复诊。

（七）第 6 次复诊

2013 年 4 月 1 日,出院后第 6 次复诊。

右侧髋部时有疼痛,左侧无不适。髋关节功能受限较前进一步改善:左侧:内收 30°;外展 45°;内旋 40°;外旋 60°;前屈 150°;伸直 0°;后伸 15°;单腿直立下的环转运动最大半径 50cm。右侧:内收 30°;外展 40°;内旋 40°;外旋 50°;前屈 130°;伸直 0°;后伸 10°;单腿直立下的环转运动最大半径 40cm。

X 线骨盆平片示(图 8-17):右侧股骨头内再次出现囊性改变。

【处置】

1. 皮内针　穴位埋置取双侧行间穴、太冲穴;然谷穴、太溪穴。1 周更换 1 次。

2. 辨证论治　停止服用中草药,改服六味地黄丸,每次 6 克,1 日 2 次。

3. 家庭作业

(1) 床上运动:开合训练,连续做 200 个,每天 2 次;空中蹬车,连续蹬 100 圈,每天 2 次。

(2) 户外运动:每天在太阳下骑自行车 150 分钟,分 4 次完成。3 个月后复诊。

(八) 第 7 次复诊

2013 年 10 月 6 日,出院后第 7 次复诊。

已经上班 3 个月,没有任何不适感。

X 线骨盆平片示(图 8-17):右侧股骨头囊性改变再次明显修复。

股骨头缺血性坏死车氏评分量表评分:9 分。

【处置】临床痊愈,停止治疗。

按语:该患者是典型的情绪性慢性软组织损伤致病,双侧股骨头缺血性坏死右侧比左侧重。影像表现,股骨头囊性改变无塌陷,右侧重,经历了修复、再次囊变、再次修复的过程;左侧轻,治疗三个月囊性改变一次性修复。这一类型,病情程度相对较轻,比较易治,疗程也短,预后良好。虽然没有按时复诊,自行间断服药,但是也没有影响疾病康复。自 2011 年 11 月 11 日到 2013 年 10 月 6 日,整体医学治疗,住院 7 天,门诊 7 次,历时 1 年零 11 个月。临床痊愈,随访 36 个月,无异常。

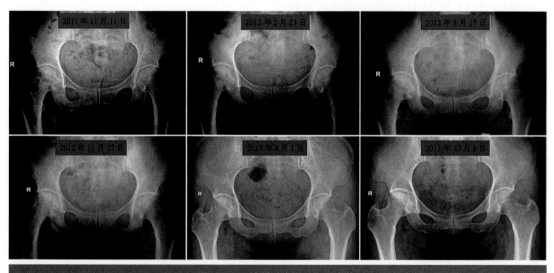

图 8-17　韩某病例系列 X 线片

五、姜某病例(参见图 8-18)

(一) 首诊

姜某,男,47 岁,2011 年 12 月 11 日首诊。

【主诉】双股骨头缺血性坏死 16 个月。

【现病史】患者 2 年前因骑电瓶车摔伤,导致右侧髋关节疼痛,到当地医院就医,经 X 线、磁共振检查,无骨折,诊断为软组织损伤,经口服西药,外用云南白药气雾剂治疗,疼痛消失;3 个月后右髋关节疼痛再现,再次到医院口服中草药配合针灸治疗,症状缓解;5 个月后右侧髋关节酸重、疼痛加重,某医院诊断为双股骨头缺血性坏死。医生建议手术治疗,因畏惧手术,保守治疗,病情不见好转,逐渐加重。后经人介绍,于 2011 年 12 月 11 日来诊,神情恐惧,面色晦黯,口气臭,口苦,食欲不振,右髋部疼痛,不能用正常姿势穿袜子,舌质红,舌苔黄厚,脉弦。

【专科查体】髋关节功能范围:右侧:内收 10°;外展 20°;内旋 10°;外旋 30°;前屈 70°;伸直 0°;后伸 0°;单腿直立下的环转运动最大半径 20cm。左侧:内收 30°;外展 45°;内旋 40°;外旋 60°;前屈 150°;伸直 0°;后伸 15°;单腿直立下的环转运动最大半径 50cm。右"4"字实验阳性。

X 线骨盆平片示(图 8-18):右侧股骨头骨质破坏呈蜂窝状,左侧股骨头囊性改变。

【诊断】双股骨头缺血性坏死。整体医学分期:Ⅱ 期。

【处置】收住院完善辅助检查,整体综合治疗。

1. 外治

(1) 分别于 2011 年 12 月 13 日、15 日、17 日行右侧闭合性股骨头髓内减压、髋关节囊内减压、臭氧消融三联术。

(2) 皮内针穴位埋置:取双侧然谷穴、太溪穴。每周更换 1 次。隔日 1 次,连做 3 次。

(3) 砭灸罐治疗:取双侧气冲穴、环跳穴、肾俞穴,于行闭合性股骨头髓内减压、髋关节囊内减压、臭氧消融三联术后第 2 天进行治疗,每天 1 次。

(4) 筋膜棒疗法:取足太阳膀胱经自上而下敲打,每次 15 分钟,1 日 2 次。

(5) 通络生骨仪治疗:每天 2 次,每次 15 分钟,于筋膜棒治疗之后进行。

以上诸外治具体方法详见本章第二节整体综合疗法总论"一、外治疗法"。

2. 运动医学　治疗床上运动:开合训练,连续做 30 个,每天 2 次;空中蹬车,连续蹬 30 圈,每天 2 次。具体方法详见本章第二节整体综合疗法总论"三、运动医学疗法——1. 床上运动"。

3. 内治　辨证论治:方药详见本章第二节整体综合疗法总论"二、内治疗法——(一)辨证论治 2. Ⅱ 期"。7 帖,每日 1 帖。

住院 7 天,疼痛缓解,功能改善。于 2011 年 12 月 18 日出院。

【出院带药】中草药:住院方加黄芪 15g、细辛 10g,20 帖,每日 1 帖。

【出院医嘱】

1. 心情愉快,合理膳食,适当运动。

2. 1 周更换埋置在双侧然谷穴、太溪穴上的皮内针。

3. 床上运动开合训练,连续做 20 个,每天 2 次;空中蹬车,连续蹬 20 圈,每天 2 次。3 周后复诊。

（二）第 1 次复诊

2012 年 1 月 9 日,出院后第 1 次复诊。

右髋关节疼痛减轻,右腹股沟、大腿前侧疼痛,右髂前上棘前下方软组织有条索样改变,伴有压痛。

【处置】

1. 门诊　行右侧缝匠肌髂前上棘附着点、右侧耻骨肌耻骨附着点闭合性松解术。

2. 皮内针　穴位埋置取双侧然谷穴、太溪穴。

3. 辨证论治　出院方加黄芪至 30g,30 帖,每日 1 帖。

4. 家庭作业　床上运动:开合训练,连续做 30 个;空中蹬车,连续蹬 30 圈,每天 2 次。1 个月后复诊。

（三）第 2 次复诊

2012 年 2 月 11 日,出院后第 2 次复诊。

右髋部疼痛有所好转,行走时右大腿前侧疼痛,右髂前下棘处软组织有结节样改变,伴有深压痛。

【处置】

1. 门诊　行右侧股直肌髂前下棘附着点闭合性针刀松解术。

2. 皮内针　穴位埋置取右侧行间穴、太冲穴;然谷穴、太溪穴。1 周更换 1 次。

3. 辨证论治　第 1 次复诊方 30 帖,每日 1 帖。

4. 家庭作业　床上运动:开合训练,连续做 40 个,每天 2 次;空中蹬车,连续蹬 40 圈,每天 2 次。1 个月后复诊。

（四）第 3 次复诊

2012 年 3 月 18 日,出院后第 3 次复诊。

右髋部疼痛依旧,仰卧位直腿屈髋诱发右大腿前侧疼痛,右髂前下棘处软组织有结节样改变,伴有深压痛。髋关节功能范围:右侧:内收 15°;外展 25°;内旋 20°;外旋 30°;前屈 80°;伸直 0°;后伸 0°;单腿直立下的环转运动最大半径 20cm。左侧正常。

X 线骨盆平片示(图 8-18):右侧股骨头骨质破坏呈蜂窝状,区域内有死骨吸收迹象,左侧股骨头囊性改变有所修复。

【处置】

1. 门诊　行右侧股直肌髂前下棘附着点闭合性针刀松解术。

2. 皮内针　穴位埋置取双侧行间穴、太冲穴;然谷穴、太溪穴。1 周更换 1 次。

3. 辨证论治　第 1 次复诊方黄芪增加至 40g,30 帖,每日 1 帖。每晚睡觉前用中药渣水煎 10 分钟后泡脚 30 分钟。

4. 家庭作业

(1) 床上运动:开合训练,连续做 50 个,每天 2 次;空中蹬车,连续蹬 50 圈,每天 2 次。

(2) 户外运动:每天在太阳下骑自行车 60 分钟,分 2 次完成。1 个月后复诊。

（五）第 4 次复诊

2012 年 4 月 19 日,出院后第 4 次复诊。

右髋部疼痛,右大腿内侧有紧缩疼痛感,右耻骨上支处软组织有条索样结节,伴有明显压痛。

【处置】

1. 门诊　行右耻骨肌针刀闭合性松解术。

2. 皮内针　穴位埋置取右侧行间穴、太冲穴;然谷穴、太溪穴。1 周更换 1 次。

3. 辨证论治　第 1 次复诊方黄芪增加至 45g,30 帖,每日 1 帖。每晚睡觉前用中药渣水煎 10 分钟后泡脚 30 分钟。

4. 家庭作业

（1）床上运动:开合训练,连续做 60 个,每天 2 次;空中蹬车,连续蹬 60 圈,每天 2 次。

（2）户外运动:每天在太阳下骑自行车 90 分钟,分 2 次完成。1 个月后复诊。

（六）第 5 次复诊

2012 年 5 月 17 日,出院后第 5 次复诊。

右髋部疼痛,右大腿内侧有紧缩疼痛感,不能正常穿袜子。右长收肌、短收肌起点软组织有异常改变,伴有压痛。

【处置】

1. 门诊　行右侧长收肌、短收肌耻骨附着点针刀闭合性松解术。

2. 皮内针　穴位埋置　取双侧大都穴、太白穴;行间穴、太冲穴;然谷穴、太溪穴。1 周更换 1 次。

3. 辨证论治　第 4 次复诊方 30 帖,每日 1 帖。每晚睡觉前用中药渣水煎 10 分钟后泡脚 30 分钟。

4. 家庭作业

（1）床上运动:开合训练,连续做 80 个,每天 2 次;空中蹬车,连续蹬 60 圈,每天 2 次。

（2）户外运动:每天在太阳下骑自行车 120 分钟,分 3 次完成。1 个月后复诊。

（七）第 6 次复诊

2012 年 6 月 17 日,出院后第 6 次复诊。

右髋部疼痛,右大腿内侧紧缩感消失,右膝关节内侧疼痛。右膝关节内侧股薄肌移行(股骨内上髁、胫骨粗隆内侧)止点处压痛,伴有软组织异常改变。髋关节功能范围:右侧:内收 20°;外展 30°;内旋 30°;外旋 30°;前屈 100°;伸直 0°;后伸 5°;单腿直立下的环转运动最大半径 25cm。左侧正常。

X 线骨盆平片示(图 8-18):右侧股骨头骨质破坏区域内囊性改变增多,左侧股骨头囊性改变修复同 3 月 18 日 X 线片。

【处置】

1. 门诊　行右股薄肌止点针刀闭合性松解术。

2. 皮内针　穴位埋置取双侧大都穴、太白穴;行间穴、太冲穴;然谷穴、太溪穴。1 周更换 1 次。

3. 辨证论治 第 4 次复诊方黄芪增加至 60g,30 帖,每 3 日 1 帖。每晚睡觉前用中药渣水煎 10 分钟后泡脚 30 分钟。

4. 家庭作业

(1) 床上运动:开合训练,连续做 90 个,每天 2 次;空中蹬车,连续蹬 60 圈,每天 2 次。

(2) 户外运动:每天在太阳下骑自行车 150 分钟,分 3 次完成。3 个月后复诊。

(八) 第 7 次复诊

2012 年 9 月 17 日,出院后第 7 次复诊。

右臀部疼痛,右股骨大转子部及下方有叩击痛。右膝关节疼痛好转。

X 线骨盆平片示(图 8-18):右侧股骨头囊性改变明显修复,左侧股骨头囊性改变完全修复。

【处置】

1. 门诊 行右股骨大转子部针刀闭合性松解术。

2. 皮内针 穴位埋置取双侧鱼际穴、太渊穴;行间穴、太冲穴;然谷穴、太溪穴。1 周更换 1 次。

3. 辨证论治 第 6 次复诊方 30 帖,每 3 日 1 帖。每晚睡觉前用中药渣水煎 10 分钟后泡脚 30 分钟。

4. 家庭作业

(1) 床上运动:开合训练,连续做 100 个,每天 2 次;空中蹬车,连续蹬 70 圈,每天 2 次。

(2) 户外运动:每天在太阳下骑自行车 180 分钟,分 4 次完成。3 个月后复诊。

(九) 第 8 次复诊

2013 年 3 月 17 日,出院后第 8 次复诊。

右髋部疼痛明显缓解,时发时止,右股骨大转子部及下方仍有叩击痛。可以勉强穿袜子。髋关节功能范围明显改善:内收 25°;外展 35°;内旋 35°;外旋 30°;前屈 120°;伸直 0°;后伸 10°;单腿直立下的环转运动最大半径 40cm。

X 线骨盆平片示(图 8-18):右侧股骨头囊性改变进一步修复,左侧股骨头囊性改变完全修复。

【处置】

1. 门诊 行右股骨大转子部针刀闭合性松解术。

2. 皮内针 穴位埋置取双侧行间穴、太冲穴;然谷穴、太溪穴。1 周更换 1 次。

3. 辨证论治 第 6 次复诊方 30 帖,每 3 日 1 帖。每晚睡觉前用中药渣水煎 10 分钟后泡脚 30 分钟。

4. 家庭作业

(1) 床上运动:开合训练,连续做 120 个,每天 2 次;空中蹬车,连续蹬 70 圈,每天 2 次。

(2) 户外运动:每天在太阳下骑自行车 200 分钟,分 4 次完成。3 个月后复诊。

（十）第 9 次复诊

2013 年 6 月 17 日,出院后第 9 次复诊。

右髋部疼痛时有发作,右股骨大转子部位及下方仍有叩击痛。穿袜子较前容易。

X 线骨盆平片示(图 8-18):右侧股骨头又有新的囊性改变出现,左侧股骨头囊性改变完全修复。

【处置】

1. 门诊　行右股骨大转子部针刀闭合性松解术。

2. 皮内针　穴位埋置取双侧大都穴、太白穴;行间穴、太冲穴;然谷穴、太溪穴。1 周更换 1 次。

3. 辨证论治　第 6 次复诊方 30 帖,每 3 日 1 帖。每晚睡觉前用中药渣水煎 10 分钟后泡脚 30 分钟。

4. 家庭作业

(1) 床上运动:开合训练,连续做 150 个,每天 2 次;空中蹬车,连续蹬 80 圈,每天 2 次。

(2) 户外运动:每天在太阳下骑自行车 210 分钟,分 4 次完成。3 个月后复诊。

（十一）第 10 次复诊

2013 年 9 月 4 日,出院后第 10 次复诊。

右髋部疼痛较前加重,夜间也时有发作,右股骨大转子部及下方仍有叩击痛。穿袜子较前容易。

X 线骨盆平片示(图 8-18):右侧股骨头囊性改变增多,左侧囊性改变完全修复。

【处置】

1. 门诊　行右股骨大转子部针刀闭合性松解术。

2. 皮内针　穴位埋置取双侧鱼际穴、太渊穴;行间穴、太冲穴;然谷穴、太溪穴。1 周更换 1 次。

3. 辨证论治　第 6 次复诊方 30 帖,每 3 日 1 帖。每晚睡觉前用中药渣水煎 10 分钟后泡脚 30 分钟。

4. 家庭作业

(1) 床上运动:开合训练,连续做 180 个,每天 2 次;空中蹬车,连续蹬 90 圈,每天 2 次。

(2) 户外运动:每天在太阳下骑自行车 220 分钟,分 4 次完成。3 个月后复诊。

（十二）第 11 次复诊

2013 年 12 月 11 日,出院后第 11 次复诊。

右髋部疼痛时有发作,夜间疼痛消失,右股骨大转子部位及下方仍有叩击痛。穿袜子较前容易。

X 线骨盆平片示(图 8-18):右侧股骨头囊性改变再次出现修复。

【处置】

1. 门诊　行右股骨大转子部针刀闭合性松解术。

2. 皮内针　穴位埋置取双侧然谷穴、太溪穴。1 周更换 1 次。

3. 辨证论治　第 6 次复诊方 30 帖,每 3 日 1 帖。每晚睡觉前用中药渣水煎 10 分钟后泡脚 30 分钟。

4. 家庭作业

(1) 床上运动:开合训练,连续做 200 个,每天 2 次;空中蹬车,连续蹬 100 圈,每天 2 次。

(2) 户外运动:每天在太阳下骑自行车 240 分钟,分 4 次完成。3 个月后复诊。

(十三) 第 12 次复诊

2014 年 3 月 17 日,出院后第 12 次复诊。

右髋部疼痛消失,股骨大转子部位及下方无叩击痛。可以正常穿袜子。上班两个多月没有任何不适。髋关节功能恢复正常。内收 30°;外展 45°;内旋 40°;外旋 60°;前屈 150°;伸直 0°;后伸 15°;单腿直立下的环转运动最大半径 50cm。

X 线骨盆平片示(图 8-18):右侧股骨头囊性改变再次明显修复。

股骨头缺血性坏死车氏评分量表评分:9 分。

【处置】

1. 停止服用中草药,改服六味地黄丸,每次 6 克,1 日 2 次。

2. 家庭作业同第 11 次复诊。不适随诊。

按语:该患者是软组织外伤导致双侧股骨头缺血性坏死的少见病例。创伤侧(右)有严重的临床症状,左侧只有影像表现,没有临床症状。通过对病史的分析,归纳为以下几点:一是从发病到明确诊断时间比较长,可能存在误诊误治现象。二是明确诊断以后又没有得到有效治疗,拖延了 16 个月。三是在 16 个月里,被"医源性致病因素"感染,继发情绪性的软组织损伤,导致左侧出现无症状的影像表现,如果再得不到有效的治疗,很快就可能出现明显的临床症状。该病例也是影像表现和病情不成比例的典型案例。有三张 X 线片足以说明问题,首先是 2011 年 12 月 11 日首诊时的 X 线片,左侧股骨头内有明显的囊性改变,但是患者一没有症状,二没有体征,一直到 2012 年 9 月 17 日完全修复都没有任何不适出现;其次是 2012 年 6 月 17 日的 X 线片,右侧坏死区域已经接近股骨颈中部,疼痛没有加重,功能受限也没有加重;再次是 2014 年 3 月 17 日最后一张 X 线片,已经临床痊愈,坏死区域的影像表现还是没有完全修复。一般 Ⅱ、Ⅲ 期影像演变都有一个共同的规律,就是坏死骨区域囊性改变的出现和修复都不是一次完成的,有再次囊变的出现和再次修复的现象发生,也就是说死骨的吸收和新骨的生长,必须经历初次的吸收和初次的生长,再次的吸收和再次的生长,这种反反复复的现象,证明毛细血管的再生和微循环的重建,必须经历初级阶段、中级阶段、高级阶段才能完全重建,初级阶段、中级阶段与正确的治疗密切相关,一旦进入高级阶段,就和人体的自我修复、自我康复能力并轨齐行了,不需要任何治疗,疾病同样会痊愈,这就是患者疼痛消失、功能恢复、影像表现还没有完全恢复的原因,也证实了《黄帝内经》中反复倡导"以平为期""以至为度"的正确性。该病例整个治疗过程都是围绕疼痛和功能受限展开的,虽然疼痛反反复复,但是根据临床实际,详细查体,精准治疗,特别是 2013 年 6 月 17 日第 9 次复诊时,疼痛加重伴随着功能改善,影像表现与临床吻合,视为有疗效,治疗方案不变。一个股骨大转子部位做了 5 次针刀闭合性松解术,症状和体征才消失,在我治疗的病例

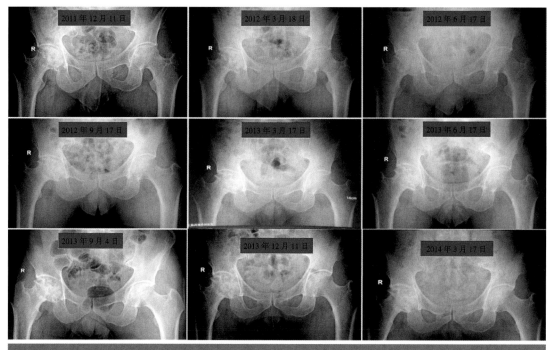

图 8-18　姜某病例系列 X 线片

中实属罕见。虽然患者 2011 年 6 月 17 日到 2014 年 3 月 17 日,没有按时复诊,间断服药,但是也没有影响疾病的康复。自 2011 年 12 月 11 日到 2014 年 3 月 17 日,接受整体医学治疗,住院 7 天,门诊 12 次,历时 2 年零 3 个月,临床痊愈。随访 36 个月,身体健康。

六、马某病例(参见图 8-19)

(一) 首诊

马某,男,43 岁,2011 年 12 月 2 日首诊。

【主诉】左股骨头缺血性坏死 7 个月。

【现病史】患者 2 年前因交通事故致左侧股骨颈骨折,即行内固定术,术后 1 年出现左膝关节疼痛,口服西药治疗,效果不明显,3 个月后出现左髋部疼痛,某医院诊断为左股骨头缺血性坏死,患者家属带着 X 线片、磁共振影像咨询,我建议尽快取出内固定螺钉,15 天后再来治疗,可是手术医生认为:一是手术后不到一年半的时间,不能取出螺钉,否则会引起骨折复发。二是已经诱发股骨头缺血性坏死,取出螺钉更容易导致骨折。三是建议行人工髋关节置换术。患者及家属不愿意承担人工髋关节置换术的风险,要求我给予治疗,我一再坚持只有取出内固定器,治疗才有意义,患者持怀疑态度,到别处保守治疗半年,没有效果,在没有办法的情况下,恳求原手术医生取出内固定螺钉后 20 天,即 2011 年 12 月 2 日来诊。拄双拐,面色无华,神情沮丧,口臭,左髋部疼痛,不能用正常姿势穿袜子,睡眠差,不思饮食,大便干燥,舌质淡红,有齿痕,舌苔黄腻,脉弦。

【专科查体】左侧髋关节功能范围:内收 5°;外展 10°;内旋 5°;外旋 10°;前屈 30°;伸直

0°;后伸0°;单腿直立下的环转运动最大半径5cm。左"4"字实验阳性。

X线骨盆平片示(图8-19):左侧股骨头呈蜂窝状囊性改变,内固定器拔出窦道痕迹。

【诊断】左股骨头缺血性坏死。整体医学分期:Ⅱ期。

【处置】收住院完善常规检查,整体综合治疗。

1. 外治

(1) 分别于2011年12月4日、6日、8日行左侧闭合性股骨头髓内减压、髋关节囊内减压、臭氧消融三联术。

(2) 皮内针穴位埋置:取左侧然谷穴、太溪穴。隔日1次,连做3次。

(3) 砭灸罐治疗:取左侧气冲穴、环跳穴、肾俞穴,于行闭合性股骨头髓内减压、髋关节囊内减压、臭氧消融三联术后第2天进行治疗,每天1次。

(4) 筋膜棒疗法:取足太阳膀胱经自上而下敲打,每次15分钟,1日2次。

(5) 通络生骨仪治疗:每天2次,每次15分钟,于筋膜棒治疗之后进行。

以上诸外治具体方法详见本章第二节整体综合疗法总论"一、外治疗法"。

2. 运动医学　治疗床上运动:开合训练,连续做10个,每天2次;空中蹬车,连续蹬10圈,每天2次。具体方法详见本章第二节整体综合疗法总论"三、运动医学疗法——1.床上运动"。

3. 内治　辨证论治:方药详见本章第二节整体综合疗法总论"二、内治疗法——(一)辨证论治 2.Ⅱ期"。7帖,每日1帖。

住院7天,疼痛缓解,功能改善。于2011年12月9日出院。

【出院带药】中草药:住院方加黄芪30g,20帖,每日1帖。

【出院医嘱】

1. 阳光心态,合理膳食,大胆运动。

2. 1周时更换埋置在左侧然谷穴、太溪穴上的皮内针。

3. 床上运动:开合训练,连续做20个,每天2次;空中蹬车,连续蹬20圈,每天2次。3周后复诊。

(二) 第1次复诊

2011年12月31日,出院后第1次复诊。

左髋关节疼痛减轻,左侧腹股沟、大腿前侧疼痛,左髂前上棘前下方软组织有条索样改变,伴有压痛。

【处置】

1. 门诊　行左侧缝匠肌髂前上棘附着点、左侧耻骨肌耻骨附着点闭合性松解术。

2. 皮内针　穴位埋置取左侧然谷穴、太溪穴。1周更换1次。

3. 辨证论治　出院方30帖,每日1帖。

4. 家庭作业　床上运动:开合训练,连续做30个,每天2次;空中蹬车,连续蹬30圈,每天2次。1个月后复诊。

(三) 第2次复诊

2012年1月31日,出院后第2次复诊。

左髋部疼痛有所好转,行走左大腿前侧疼痛,左髂前下棘处软组织有结节样变,伴有深压痛。

【处置】

1. 门诊　行左侧股直肌髂前下棘附着点闭合性针刀松解术。

2. 皮内针　穴位埋置取左侧然谷穴、太溪穴。1 周更换。

3. 辨证论治　出院方黄芪增加至 40g。继续服用 30 帖,每日 1 帖。

4. 家庭作业　床上运动:开合训练,连续做 40 个,每天 2 次;空中蹬车,连续蹬 40 圈,每天 2 次。1 个月后复诊。

（四）第 3 次复诊

2012 年 3 月 1 日,出院后第 3 次复诊。

左髋部疼痛依旧,行走时左大腿前侧疼痛消失,仰卧位直腿屈髋可以诱发疼痛,左髂前下棘处软组织有结节样变,伴有深压痛。左侧髋关节功能范围:内收 10°;外展 15°;内旋 10°;外旋 10°;前屈 50°;伸直 0°;后伸 0°;单腿直立下的环转运动最大半径 5cm。

X 线骨盆平片示(图 8-19):左侧股骨头呈蜂窝状囊性改变有修复,内固定器拔出窦道痕迹。

【处置】

1. 门诊　行左侧股直肌髂前下棘附着点闭合性针刀松解术。

2. 皮内针　穴位埋置取左侧行间穴、太冲穴;然谷穴、太溪穴。1 周更换 1 次。

3. 辨证论治　出院方黄芪增加至 45g,30 帖,每 3 日 1 帖。

4. 家庭作业

（1）床上运动:开合训练,连续做 50 个,每天 2 次;空中蹬车,连续蹬 50 圈,每天 2 次。

（2）户外运动:每天在太阳下骑自行车 60 分钟,分 2 次完成。3 个月后复诊。

（五）第 4 次复诊

2012 年 8 月 4 日,出院后第 4 次复诊。

左髋部疼痛,大腿内侧有紧缩疼痛感,左耻骨上支处软组织有条索样结节,伴有明显压痛。

X 线骨盆平片示(图 8-19):左侧股骨头呈蜂窝状囊性改变有进一步修复,内固定器拔出窦道痕迹。

【处置】

1. 门诊　行左侧耻骨肌针刀闭合性松解术。

2. 皮内针　穴位埋置取左侧大都穴、太白穴;行间穴、太冲穴;然谷穴、太溪穴。1 周更换 1 次。

3. 辨证论治　出院方加黄芪至 60g,30 帖,每 3 日 1 帖。每晚睡觉前用中药渣水煎 10 分钟后泡脚 30 分钟。

4. 家庭作业

（1）床上运动:开合训练,连续做 60 个,每天 2 次;空中蹬车,连续蹬 60 圈,每天 2 次。

（2）户外运动:每天在太阳下骑自行车 90 分钟,分 2 次完成。3 个月后复诊。

（六）第 5 次复诊

2012 年 11 月 4 日,出院后第 5 次复诊。

左髋部疼痛,大腿内侧有紧缩疼痛感,穿袜子困难。左长收肌、短收肌起点软组织有异常改变,伴有压痛。

X线骨盆平片示(图8-19):左侧股骨头呈蜂窝状囊性改变有进一步修复,内固定器拔出窦道痕迹。

【处置】

1. 门诊　行左侧长收肌、短收肌耻骨附着点针刀闭合性松解术。

2. 皮内针　穴位埋置取左侧鱼际穴、太渊穴;行间穴、太冲穴;然谷穴、太溪穴。1周更换1次。

3. 辨证论治　第4次复诊方30帖,每3日1帖。每晚睡觉前用中药渣水煎10分钟后泡脚30分钟。

4. 家庭作业

(1) 床上运动:开合训练,连续做70个,每天2次;空中蹬车,连续蹬70圈,每天2次。

(2) 户外运动:每天在太阳下骑自行车120分钟,分3次完成。3个月后复诊。

(七) 第6次复诊

2013年2月2日,出院后第6次复诊。

左髋部、膝关节内侧疼痛,左大腿内侧紧缩疼痛感消失。左膝关节内侧股薄肌移行(股骨内上髁、胫骨粗隆内侧)止点处压痛,伴有软组织异常改变。

X线骨盆平片示(图8-19):左侧股骨头呈蜂窝状囊性改变进一步修复,内固定器拔出窦道痕迹。

【处置】

1. 门诊　行左股薄肌止点针刀闭合性松解术。

2. 皮内针　穴位埋置取左侧然谷穴、太溪穴。1周更换1次。

3. 辨证论治　第4次复诊方30帖,每3日1帖。每晚睡觉前用中药渣水煎10分钟后泡脚30分钟。

4. 家庭作业

(1) 床上运动:开合训练,连续做80个,每天2次;空中蹬车,连续蹬80圈,每天2次。

(2) 户外运动:每天在太阳下骑自行车150分钟,分3次完成。3个月后复诊。

(八) 第7次复诊

2013年5月4日,出院后第7次复诊。

左臀部疼痛,左股骨大转子部位及下方有叩击痛。左膝关节疼痛好转。

X线骨盆平片示(图8-19):左侧股骨头呈蜂窝状囊性改变进一步修复,内固定器拔出窦道痕迹。

【处置】

1. 门诊　行左股骨大转子部针刀闭合性松解术。

2. 皮内针　穴位埋置取左侧大都穴、太白穴;行间穴、太冲穴;然谷穴、太溪穴。1周更换1次。

3. 辨证论治　第 4 次复诊方 30 帖,每 3 日 1 帖。每晚睡觉前用中药渣水煎 10 分钟后泡脚 30 分钟。

4. 家庭作业

(1) 床上运动:开合训练,连续做 90 个,每天 2 次;空中蹬车,连续蹬 90 圈,每天 2 次。

(2) 户外运动:每天在太阳下骑自行车 180 分钟,分 4 次完成。3 个月后复诊。

(九) 第 8 次复诊

2013 年 9 月 4 日,出院后第 8 次复诊。

左髋部疼痛明显缓解,时发时止,左股骨大转子部位及下方仍有叩击痛。可以勉强穿袜子。左髋关节功能范围明显改善:内收 20°;外展 30°;内旋 30°;外旋 20°;前屈 100°;伸直 0°;后伸 10°;单腿直立下的环转运动最大半径 25cm。

X 线骨盆平片示(图 8-19):左侧股骨头呈蜂窝状囊性改变进一步修复,内固定器拔出窦道痕迹。

【处置】

1. 门诊　行左股骨大转子部针刀闭合性松解术。

2. 皮内针　穴位埋置取左侧鱼际穴、太渊穴;行间穴、太冲穴;然谷穴、太溪穴。1 周更换 1 次。

3. 辨证论治　第 4 次复诊方 30 帖,每 3 日 1 帖。每晚睡觉前用中药渣水煎 10 分钟后泡脚 30 分钟。

4. 家庭作业

(1) 床上运动:开合训练,连续做 100 个,每天 2 次;空中蹬车,连续蹬 100 圈,每天 2 次。

(2) 户外运动:每天在太阳下骑自行车 200 分钟,分 4 次完成。3 个月后复诊。

(十) 第 9 次复诊

2013 年 12 月 4 日,出院后第 9 次复诊。

第 8 次复诊后一个月,左髋部疼痛消失,去北京八达岭长城游览,回来感觉良好。

【处置】

1. 皮内针　穴位埋置取左侧鱼际穴、太渊穴;行间穴、太冲穴;然谷穴、太溪穴。1 周更换 1 次。

2. 辨证论治　第 4 次复诊方 30 帖,每 3 日 1 帖。每晚睡觉前用中药渣水煎 10 分钟后泡脚 30 分钟。

3. 家庭作业

(1) 床上运动:开合训练,连续做 120 个,每天 2 次;空中蹬车,连续蹬 100 圈,每天 2 次。

(2) 户外运动:每天在太阳下骑自行车 220 分钟,分 5 次完成。3 个月后复诊。

(十一) 第 10 次复诊

2014 年 1 月 28 日,出院后第 10 次复诊。

左髋部疼痛加重,时有发作,疼痛时间延长,左股骨大转子部位及下方有明显叩击痛。穿袜子较前容易。

X 线骨盆平片示(图 8-19):左侧股骨头囊性改变进一步修复。

【处置】

1. 门诊　行左股骨大转子部针刀闭合性松解术。

2. 皮内针　穴位埋置取左侧然谷穴、太溪穴。1 周更换 1 次。

3. 辨证论治　第 4 次复诊方 30 帖,每 3 日 1 帖。每晚睡觉前用中药渣水煎 10 分钟后泡脚 30 分钟。

4. 家庭作业

(1) 床上运动:开合训练,连续做 150 个,每天 2 次;空中蹬车,连续蹬 100 圈,每天 2 次。

(2) 户外运动:每天在太阳下骑自行车 220 分钟,分 5 次完成。服完中药后复诊。

(十二) 第 11 次复诊

2014 年 10 月 7 日,出院后第 11 次复诊。

左髋部疼痛较前加重,夜间也时有发作,左股骨大转子部位及下方仍有叩击痛。穿袜子较前容易。

X 线骨盆平片示(图 8-19):左侧股骨头再次出现囊性改变。

【处置】

1. 门诊　行左股骨大转子部针刀闭合性松解术。

2. 皮内针　穴位埋置取左侧鱼际穴、太渊穴;行间穴、太冲穴;然谷穴、太溪穴。1 周更换 1 次。

3. 辨证论治　第 4 次复诊方 30 帖,每 3 日 1 帖。每晚睡觉前用中药渣水煎 10 分钟后泡脚 30 分钟。

4. 家庭作业

(1) 床上运动:开合训练,连续做 200 个,每天 2 次;空中蹬车,连续蹬 100 圈,每天 2 次。

(2) 户外运动:每天在太阳下骑自行车 240 分钟,分 4 次完成。3 个月后复诊。

(十三) 第 12 次复诊

2015 年 4 月 3 日,出院后第 12 次复诊。

左髋部疼痛消失,左股骨大转子部位及下方无叩击痛。可以正常穿袜子。上班 2 个多月没有任何不适。髋关节功能明显改善。内收 20°;外展 45°;内旋 30°;外旋 50°;前屈 120°;伸直 0°;后伸 10°;单腿直立下的环转运动最大半径 50cm。

X 线骨盆平片示(图 8-19):左侧股骨头囊性改变再次修复。

股骨头缺血性坏死车氏评分量表评分:8 分。

【处置】停止服用中草药,改服六味地黄丸,每次 6 克,1 日 2 次,用淡盐水送服。

家庭作业:同第 11 次复诊。不适随诊。

按语:该患者是股骨颈骨折导致股骨头缺血性坏死的典型病例。股骨颈骨折导致股骨头缺血性坏死时间一般是六个月以上。一旦发现坏死就应该及时取出内固定器,取得越早,疗程越短,疗效越好,否则,保髋治疗无效。其实取出内固定器就等于做了一次股骨头髓内钻孔减压术,因为拔出螺钉后的隧道内即刻就会被血液填充,很快就会被富含毛细血管的肉芽组织替代,为坏死区域微循环的重建奠定基础。我所经治的该类患者取出内固定器之后,无一例次生股骨颈骨折的,有人担心取出内固定器,会导致股骨颈骨折处再次断开,这种担心是多余的,因为在愈合的骨痂区域很少有缺血性坏死的发生,坏死大多是骨折线以上的股骨头部首先发生坏死,慢慢地向下蔓延,很少有超过骨折线的。股骨颈骨折导致的股骨头缺血性坏死,一般比其他原因引起的疗程要长。自 2011 年 12 月 2 日到 2015 年 4 月 3 日,整体医学治疗,住院 7 天,门诊 12 次,历时 3 年零 7 个月。前 6 个月是加强治疗,每天服药,以后是间断服药,康复、运动治疗整体跟进,服务治疗贯穿始终。疼痛消失,虽然髋关节功能没有彻底康复,但是社会功能完全恢复。患者为了验证疗效,在治疗期间到北京游览了八达岭长城,翌年又登上雁荡山,均无病情加重迹象,才放下心来重返工作岗位。随访 24 个月,无异常。股骨头缺血性坏死车氏评分量表评分由出院时的 8 分,增长为 9 分。

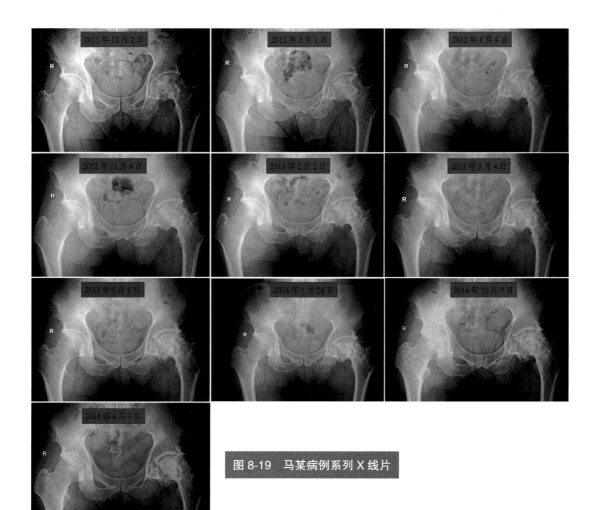

图 8-19　马某病例系列 X 线片

七、黄某病例(参见图8-20)

(一) 首诊

黄某:女,74岁。2011年11月12日首诊。

【主诉】右股骨头缺血性坏死12个月。

【现病史】患者一年前在做家务时不慎扭伤腰部,经贴膏药、休息理疗症状消失,一周后散步时出现右腰臀部酸胀疼痛,休息片刻缓解,再行走200米左右,又会出现症状,在某医院经X线片、磁共振检查,诊断为腰椎椎管狭窄症,建议住院手术治疗,被患者子女谢绝。于2011年11月12日到我院就诊,门诊以腰椎椎管狭窄症收住院,准备行腰椎射频热凝靶点治疗术治疗,我时任医院专家组组长,术前讨论发现影像检查与临床不符,又有右髋关节功能受限明显:内收5°;外展10°;内旋5°;外旋10°;前屈30°;伸直0°;后伸0°;单腿直立下的环转运动最大半径5cm。右"4"字实验阳性。

X线骨盆平片示(图8-20):右侧髋关节间隙模糊,股骨头骨质破坏,囊性改变。

【诊断】右股骨头缺血性坏死。整体医学分期:Ⅱ期。

【处置】完善辅助检查,整体综合治疗。

1. 外治

(1) 分别于2011年11月14日、16日、18日行右侧闭合性股骨头髓内减压、髋关节囊内减压、臭氧消融三联术。

(2) 皮内针穴位埋置:取右侧鱼际穴、太渊穴;行间穴、太冲穴;然谷穴、太溪穴。隔日1次,连做3次。

(3) 砭灸罐治疗:取右侧气冲穴、环跳穴、肾俞穴,于行闭合性股骨头髓内减压、髋关节囊内减压、臭氧消融三联术后第2天进行治疗,每日1次。

(4) 筋膜棒疗法:取足太阳膀胱经自上而下敲打,每次15分钟,1日2次。

(5) 通络生骨仪治疗:每日2次,每次15分钟,于筋膜棒治疗之后进行。

以上诸外治具体方法详见本章第二节整体综合疗法总论"一、外治疗法"。

2. 运动医学　治疗床上运动:开合训练,连续做10个,每天2次;空中蹬车,连续蹬10圈,每天2次。具体方法详见本章第二节整体综合疗法总论"三、运动医学疗法——1.床上运动"。

3. 内治　辨证论治:方药详见本章第二节整体综合疗法总论"二、内治疗法——(一)辨证论治2.Ⅱ期"。7帖,每日1帖。

住院7天,疼痛缓解,功能改善。于2011年11月19日出院。

【出院带药】中草药:住院方加黄芪30g,20帖,每日1帖。

【出院医嘱】

1. 平衡心态,合理膳食,荤素搭配。

2. 1周时更换埋置在右侧鱼际穴、太渊穴;行间穴、太冲穴;然谷穴、太溪穴上的皮内针。

3. 床上运动开合训练,连续做20个,每天2次;空中蹬车,连续蹬20圈,每天2次。3

周后复诊。

（二）第 1 次复诊

2011 年 12 月 12 日,出院后第 1 次复诊。

右髋部疼痛减轻,右腹股沟、大腿前侧疼痛,右髂前上棘前下方软组织有条索样改变,伴有压痛。

【处置】

1. 门诊 行右侧缝匠肌髂前上棘附着点、右侧耻骨肌耻骨附着点闭合性松解术。

2. 皮内针 穴位埋置取右侧然谷穴、太溪穴。1 周更换 1 次。

3. 辨证论治 出院方 30 帖,每日 1 帖。每晚睡觉前用中药渣水煎 10 分钟后泡脚 30 分钟。

4. 家庭作业 床上运动:开合训练,连续做 30 个,每天 2 次;空中蹬车,连续蹬 20 圈,每天 2 次。1 个月后复诊。

（三）第 2 次复诊

2012 年 1 月 9 日,出院后第 2 次复诊。

右髋部疼痛进一步减轻,仰卧位直腿屈髋诱发右大腿前侧疼痛,右髂前下棘处软组织有结节样变,伴有深压痛。

【处置】

1. 门诊 行右侧股直肌髂前下棘附着点闭合性针刀松解术。

2. 皮内针 穴位埋置取右侧然谷穴、太溪穴。1 周更换 1 次。

3. 辨证论治 出院方 30 帖,每日 1 帖。每晚睡觉前用中药渣水煎 10 分钟后泡脚 30 分钟。

4. 家庭作业 床上运动:开合训练,连续做 40 个,每天 2 次;空中蹬车,连续蹬 20 圈,每天 2 次。1 个月后复诊。

（四）第 3 次复诊

2012 年 2 月 5 日,出院后第 3 次复诊。

右髋部疼痛,右大腿内侧有紧缩疼痛感,右耻骨上支处软组织有条索样结节,伴有明显压痛。右髋关节功能受限改善:内收 15°;外展 20°;内旋 25°;外旋 15°;前屈 70°;伸直 0°;后伸 0°;单腿直立下的环转运动最大半径 10cm。

X 线骨盆平片示(图 8-20):右侧股骨头囊性改变增大。

【处置】

1. 门诊 行右侧耻骨肌针刀闭合性松解术。

2. 皮内针 穴位埋置取右侧然谷穴、太溪穴。1 周更换 1 次。

3. 辨证论治 出院方黄芪增加至 45g,30 帖,每 3 日 1 帖。每晚睡觉前用中药渣水煎 10 分钟后泡脚 30 分钟。

4. 家庭作业 床上运动:开合训练,连续做 50 个,每天 2 次;空中蹬车,连续蹬 20 圈,每天 2 次。3 个月后复诊。

（五）第 4 次复诊

2012 年 5 月 15 日，出院后第 4 次复诊。

右髋部疼痛消失。右髋关节功能受限明显改善：内收 20°；外展 30°；内旋 30°；外旋 25°；前屈 130°；伸直 0°；后伸 10°；单腿直立下的环转运动最大半径 20cm。

【处置】

1. 皮内针　穴位埋置取右侧大都穴、太白穴；行间穴、太冲穴；然谷穴、太溪穴。1 周更换 1 次。

2. 辨证论治　停止服用中草药，改服六味地黄丸，每次 6 克，1 日 2 次，用淡盐水送服。

3. 家庭作业　床上运动：开合训练，连续做 60 个，每天 2 次；空中蹬车，连续蹬 25 圈，每天 2 次。半年后复诊。

（六）第 5 次复诊

2013 年 3 月 9 日，出院后第 5 次复诊。

第 4 次复诊 1 个多月后右髋部疼痛逐渐消失，自行间断服药，才延至 10 个月复诊，让家人惊喜不已的是老人家满头白发丛中长出黑发（前发际至枕部）。髋关节功能恢复：内收 30°；外展 45°；内旋 40°；外旋 60°；前屈 150°；伸直 0°；后伸 15°；单腿直立下的环转运动最大半径 50cm。

X 线骨盆平片示（图 8-20）：右侧囊性改变修复。

股骨头缺血性坏死车氏评分量表评分：9 分。

【处置】停止治疗，不适随诊。

按语：该患者是腰部软组织损伤导致右侧股骨头缺血性坏死的案例。因影像误导，忽略物理查体，误诊为"腰椎椎管狭窄症"，险些误治，值得反思，绝非个案。银发族骨病，年龄越大康复得越快，股骨头缺血性坏死的保髋治疗成功率极高，在整个治疗过程中要让全家人都知道年龄和疾病的关系不成正比。对高龄人，运动治疗要循序渐进，以室内为主，户外为辅，开合训练从首次 10 次慢慢递增，以 10 为进位递增；空中蹬车更要减少递增次数，以 1 到 5 为进位递增。目前运动医学是不花钱的治疗方法，患者及其家人容易忽视，服务治疗就显得比较重要了。该病人 74 岁高龄，自 2011 年 11 月 12 日到 2013 年 3 月 9 日，接受整体医学治疗，住院 7 天，门诊 5 次，历时 1 年零 4 个月。其实患者 2012 年 5 月 15 日出院后第 4 次复诊时，临床症状已经消失，功能明显改善，接近痊愈。停止治疗，随访 36 个月，身体健康。

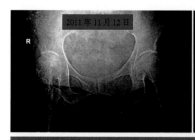
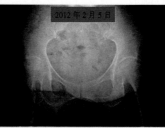
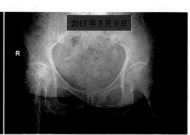

图 8-20　黄某病例系列 X 线片

八、鲁某病例(参见图8-21)

(一) 首诊

鲁某,男,52岁。2011年11月21日首诊。

【主诉】左侧股骨头缺血性坏死19个月。

【现病史】患者于2年前因车祸导致左侧股骨颈骨折(头下型),行内固定术。6个月后出现股骨头缺血性坏死,医生建议做人工髋关节置换术,因家庭拮据,没有能力承担昂贵的手术费用,采取针灸推拿、服用中草药等治疗,效果不佳,后经病友介绍,行内固定器取出术后15天,于2011年11月21日来诊,挂双拐行走,神情沮丧,面色萎黄,左髋部疼痛畏寒,噩梦纷纭,心烦易怒,食欲不振,大便不畅,舌质淡红,有齿痕,舌苔白腻,脉弦紧。

【专科查体】左侧臀部肌肉萎缩,外侧约10厘米长手术瘢痕。髋关节功能范围:内收10°;外展15°;内旋20°;外旋10°;前屈30°;伸直0°;后伸0°;单腿直立下的环转运动最大半径10cm。"4"字试验阳性。

X线骨盆平片(图8-21):左侧股骨头骨质破坏,股骨头塌陷,股骨颈囊性改变,三条螺钉拔出痕迹。

【诊断】左侧股骨头缺血性坏死。整体医学分期:Ⅲ期。

【处置】收住院完善辅助检查,在没有禁忌证的情况下,进行整体综合治疗。

1. 有创外治分别于2011年11月22日、23日、24日、25日、26日、27日行左侧:

(1) 腰大肌针刀闭合性松解术 + 皮内针穴位埋置:取左侧鱼际穴、太渊穴;行间穴、太冲穴;然谷穴、太溪穴。

(2) 腹直肌针刀闭合性松解术。

(3) 阔筋膜张肌、髂胫束针刀闭合性松解术 + 皮内针穴位埋置:取左侧鱼际穴、太渊穴;行间穴、太冲穴;然谷穴、太溪穴。

(4) 股骨大转子间窝部针刀闭合性松解术。

(5) 髂股韧带针刀闭合性松解术 + 皮内针穴位埋置:取左侧鱼际穴、太渊穴;行间穴、太冲穴;然谷穴、太溪穴。

(6) 闭合性股骨头髓内减压、髋关节囊内减压、臭氧消融三联术。

2. 无创外治分别于2011年11月22日、23日、24日、25日、26日、27日行:

(1) 砭灸罐治疗:取左侧气冲穴、环跳穴、肾俞穴。每天1次

(2) 筋膜棒疗法:取足太阳膀胱经自上而下敲打,每次15分钟,1日2次。

(3) 通络生骨仪治疗:每天2次,每次15分钟,于筋膜棒治疗之后进行。

以上诸外治具体方法详见本章第二节整体综合疗法总论"一、外治疗法"。

3. 内治　辨证论治详见本章第二节整体综合疗法总论"二、内治疗法——(一)辨证论治3. Ⅲ期"。

4. 运动医学　治疗床上运动:开合训练,连续做10个,每天2次;空中蹬车,连续蹬10圈,每天2次。详见本章第二节整体综合疗法总论"三、运动医学治疗"。

5. 康复医学　治疗详见本章第二节整体综合疗法总论"四、康复医学治疗"。

6. 服务治疗　详见本章第二节整体综合疗法总论"五、服务治疗"。

住院 7 天,疼痛缓解,功能改善。于 2011 年 11 月 28 日出院。

【出院带药】中草药:住院方 20 帖,每天 1 帖。每晚睡觉前用中药渣水煎 10 分钟后泡脚 30 分钟。

【出院医嘱】

1. 相信自我,心情愉快,合理膳食,荤素搭配。

2. 1 周时更换埋置在左侧鱼际穴、太渊穴;行间穴、太冲穴;然谷穴、太溪穴上的皮内针。

3. 床上运动开合训练,连续做 20 个,每天 2 次;空中蹬车,连续蹬 20 圈,每天 2 次。3 周后复诊。

（二）第 1 次复诊

2011 年 12 月 20 日,出院后第 1 次复诊。

左髋部疼痛减轻,左腹股沟、左大腿前侧疼痛,左髂前上棘前下方软组织有条索样改变,伴有压痛。

【处置】

1. 门诊　行左侧缝匠肌髂前上棘附着点、左侧耻骨肌耻骨附着点闭合性松解术。

2. 皮内针　穴位埋置取左侧然谷穴、太溪穴。1 周更换 1 次。

3. 辨证论治　出院方 30 帖,每日 1 帖。每晚睡觉前用中药渣水煎 10 分钟后泡脚 30 分钟。

4. 家庭作业　床上运动:开合训练,连续做 30 个,每天 2 次;空中蹬车:连续蹬 30 圈,每天 2 次。1 个月后复诊。

（三）第 2 次复诊

2012 年 1 月 20 日,出院后第 2 次复诊。

右髋部疼痛有所好转,行走时左大腿前侧疼痛,左髂前下棘处软组织有结节样改变,伴有深压痛。

【处置】

1. 门诊　行左侧股直肌髂前下棘附着点闭合性针刀松解术。

2. 皮内针　穴位埋置取左侧然谷穴、太溪穴。1 周更换 1 次。

3. 辨证论治　出院方 30 帖,每日 1 帖,每晚睡觉前用中药渣水煎 10 分钟后泡脚 30 分钟。

4. 家庭作业　床上运动:开合训练,连续做 40 个,每天 2 次;空中蹬车,连续蹬 40 圈,每天 2 次。1 个月后复诊。

（四）第 3 次复诊

2012 年 2 月 28 日,出院后第 3 次复诊。

左髋部疼痛,左大腿内侧有紧缩疼痛感,左耻骨上支处软组织有条索样结节,伴有明显压痛。

X线骨盆平片显示(图8-21):左侧股骨头骨质破坏,股骨头进一步塌陷,股骨颈囊性改变有修复,三条螺钉拔出痕迹。

【处置】

1. 门诊 行左侧耻骨肌针刀闭合性松解术。

2. 皮内针 穴位埋置取左侧然谷穴、太溪穴。1周更换1次。

3. 辨证论治 出院方30帖,每日1帖,每晚睡觉前用中药渣水煎10分钟后泡脚30分钟。

4. 家庭作业 床上运动:开合训练,连续做50个,每天2次;空中蹬车,连续蹬50圈,每天2次。1个月后复诊。

(五) 第4次复诊

2012年3月30日,出院后第4次复诊。

左髋部疼痛减轻。左髋关节功能改善:内收20°;外展30°;内旋30°;外旋20°;前屈100°;伸直0°;后伸10°;单腿直立下的环转运动最大半径30cm。

【处置】

1. 皮内针 穴位埋置取左侧行间穴、太冲穴;然谷穴、太溪穴。1周更换1次。

2. 辨证论治 出院方30帖,每日1帖,每晚睡觉前用中药渣水煎10分钟后泡脚30分钟。

3. 家庭作业 床上运动:开合训练,连续做60个,每天2次;空中蹬车,连续蹬60圈,每天2次。1个月后复诊。

(六) 第5次复诊

2012年5月4日,出院后第5次复诊。

左髋部疼痛减轻。左髋关节功能改善:内收25°;外展35°;内旋35°;外旋25°;前屈110°;伸直0°;后伸10°;单腿直立下的环转运动最大半径35cm。

X线骨盆平片示(图8-21):左侧股骨头内死骨吸收,较前又进一步塌陷,股骨颈再次出现囊性改变。

【处置】

1. 皮内针 穴位埋置取左侧行间穴、太冲穴;然谷穴、太溪穴。1周更换1次。

2. 辨证论治 出院方30帖,每日1帖,每晚睡觉前用中药渣水煎10分钟后泡脚30分钟。

3. 家庭作业 床上运动:开合训练,连续做60个,每天2次;空中蹬车,连续蹬60圈,每天2次。1个月后复诊。

(七) 第6次复诊

2012年6月3日,出院后第6次复诊。

左髋部疼痛减轻。左髋关节功能改善:内收30°;外展35°;内旋35°;外旋30°;前屈120°;伸直0°;后伸10°;单腿直立下的环转运动最大半径40cm。

【处置】

1. 皮内针 穴位埋置取左侧大都穴、太白穴;行间穴、太冲穴;然谷穴、太溪穴。1周更换 1 次。

2. 辨证论治　出院方 30 帖,每 3 日 1 帖,每晚睡觉前用中药渣水煎 10 分钟后泡脚 30 分钟。

3. 家庭作业

(1) 床上运动:开合训练,连续做 70 个,每天 2 次;空中蹬车,连续蹬 70 圈,每天 2 次。

(2) 户外运动:每天在太阳下骑自行车 60 分钟,分 2 次完成。3 个月后复诊。

(八) 第 7 次复诊

2012 年 9 月 11 日,出院后第 7 次复诊。

左髋部疼痛间断出现。

X 骨盆平片示(图 8-21):左侧股骨头内死骨进一步吸收,较前又进一步塌陷,股骨颈囊性改变再次修复。

【处置】

1. 皮内针　穴位埋置取左侧鱼际穴、太渊穴;行间穴、太冲穴;然谷穴、太溪穴。1 周更换 1 次。

2. 辨证论治　出院方 30 帖,每 3 日 1 帖,每晚睡觉前用中药渣水煎 10 分钟后泡脚 30 分钟。

3. 家庭作业

(1) 床上运动:开合训练,连续做 80 个,每天 2 次;空中蹬车,连续蹬 80 圈,每天 2 次。

(2) 户外运动:每天在太阳下骑自行车 90 分钟,分 2 次完成。3 个月后复诊。

(九) 第 8 次复诊

2013 年 1 月 4 日,出院后第 8 次复诊。

左髋部夜间时有疼痛出现,白天行走 300 米没有症状。

X 线骨盆平片示(图 8-21):左侧股骨头内死骨进一步吸收,较前又进一步塌陷,股骨颈再次出现囊性改变。

【处置】

1. 皮内针　穴位埋置取左侧然谷穴、太溪穴。1 周更换 1 次。

2. 辨证论治　出院方 30 帖,每 3 日 1 帖,每晚睡觉前用中药渣水煎 10 分钟后泡脚 30 分钟。

3. 家庭作业

(1) 床上运动:开合训练,连续做 90 个,每天 2 次;空中蹬车,连续蹬 90 圈,每天 2 次。

(2) 户外运动:每天在太阳下骑自行车 120 分钟,分 3 次完成。3 个月后复诊。

(十) 第 9 次复诊

2013 年 4 月 29 日,出院后第 9 次复诊。

左髋部夜间疼痛消失,白天行走 500 米以上有疼痛出现。

X 线骨盆平片示(图 8-21):左侧股骨头内死骨吸收明显,较前又进一步塌陷,股骨颈囊性改变再次修复。

【处置】

1. 皮内针　穴位埋置取左侧行间穴、太冲穴；然谷穴、太溪穴。1 周更换 1 次。

2. 辨证论治　出院方 30 帖，每 3 日 1 帖，每晚睡觉前用中药渣水煎 10 分钟后泡脚 30 分钟。

3. 家庭作业

(1) 床上运动：开合训练，连续做 100 个，每天 2 次；空中蹬车，连续蹬 100 圈，每天 2 次。

(2) 户外运动：每天在太阳下骑自行车 150 分钟，分 4 次完成。3 个月后复诊。

（十一）第 10 次复诊

2013 年 8 月 8 日，出院后第 10 次复诊。

左髋部夜间疼痛消失，行走时感觉力量越来越大，徒步行走 600 米以上有疼痛出现。

X 线骨盆平片示（图 8-21）：左侧股骨头内死骨继续被吸收，塌陷有修复，股骨颈囊性改变进一步修复。

【处置】

1. 皮内针　穴位埋置取左侧大都穴、太白穴；行间穴、太冲穴；然谷穴、太溪穴。1 周更换 1 次。

2. 辨证论治　出院方 30 帖，每 3 日 1 帖，每晚睡觉前用中药渣水煎 10 分钟后泡脚 30 分钟。

3. 家庭作业

(1) 床上运动：开合训练，连续做 120 个，每天 2 次；空中蹬车，连续蹬 100 圈，每天 2 次。

(2) 户外运动：每天在太阳下骑自行车 180 分钟，分 4 次完成。3 个月后复诊。

（十二）第 11 次复诊

2013 年 11 月 18 日，出院后第 11 次复诊。

左侧臀部肌肉弹性恢复，臀隆出现，徒步行走 1000 米以上髋部有酸胀不适感。

X 线骨盆平片示（图 8-21）：左侧股骨头内血死骨进一步吸收，塌陷进一步修复，股骨颈囊性改变较前又修复。

【处置】

1. 皮内针　穴位埋置取左侧鱼际穴、太渊穴；行间穴、太冲穴；然谷穴、太溪穴。1 周更换 1 次。

2. 辨证论治　停止服用汤剂，改服六味地黄丸，每次 6 克，1 日 2 次，用淡盐汤送服。

3. 家庭作业

(1) 床上运动：开合训练，连续做 200 个，每天 2 次；空中蹬车，连续蹬 100 圈，每天 2 次。

(2) 户外运动：在太阳下骑自行车，每天 200 分钟，分 4 次完成。半年后复诊。

（十三）第 12 次复诊

2014 年 5 月 12 日，出院后第 12 次复诊。

双侧臀隆等大等圆，徒步行走 1000 米以上无不适感。髋关节功能范围：内收 30°；外展 45°；内旋 40°；外旋 60°；前屈 130°；伸直 0°；后伸 15°；单腿直立下的环转运动最大半径

55cm。

X线骨盆平片示(图8-21):左侧股骨头内死骨进一步吸收,塌陷进一步修复,股骨颈囊性改变又一次出现。

股骨头缺血性坏死车氏评分量表评分:8.5分。

【处置】停止治疗。

按语:该患者属于股骨颈骨折导致股骨头缺血性坏死的典型病例。由于没有得到及时有效的治疗,发展至Ⅲ期股骨头坏死塌陷。首先解决髋关节周围软组织的动态平衡失调,再处理髋关节囊内的无菌性炎症,然后及时治疗恢复期症状,康复、运动、服务治疗交互相融。自2011年11月21日到2014年5月12日,接受整体医学治疗,住院7天,门诊12次,历时2年零6个月。虽然影像表现死骨没有完全吸收,塌陷没有彻底修复,但是患者疼痛消失,功能基本恢复,停止治疗,回归社会,正常工作生活。随访36个月,身体健康。此类患者是否可以判定为临床痊愈,有待于同仁讨论。不过此病例告诉我们:"对于重症患者不可以轻言放弃!"

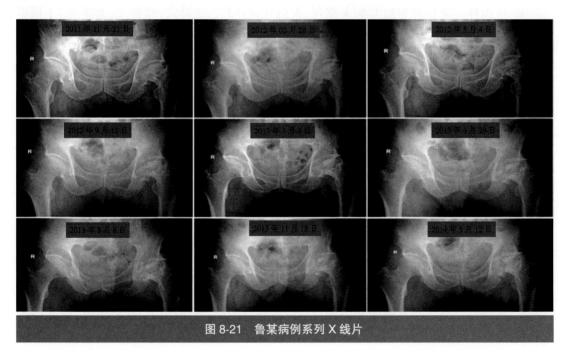

图8-21 鲁某病例系列X线片

九、刘某病例(参见图8-22)

(一) 首诊

刘某,女,27岁,2012年5月16日首诊。

【主诉】右股骨头缺血性坏死23个月。

【现病史】患者系统性红斑狼疮病史5年,因病返贫,2年前丈夫不堪重负,提出离婚,膝下一女也由其抚养,病痛的折磨,丈夫的无情,幼女的无助,使得患者悲痛欲绝,不久出现左髋部疼痛,逐渐加重,6个月后出现跛行,诊断为双侧股骨头缺血性坏死,经多家医院中西医治疗,不见好转,经人介绍,其父亲携女儿于2012年5月16日来诊。拄着双拐,神情沮丧,面容憔悴,形寒怕冷,右髋部疼痛,舌淡红,苔白腻,脉弱。

【专科查体】左腿比右腿短3厘米;左臀部肌肉萎缩。左髋关节功能受限明显:内收5°;外展10°;内旋10°;外旋10°;前屈40°;伸直0°;后伸0°;单腿直立下的环转运动最大半径5cm。左"4"字试验阳性。

X线骨盆平片示(图8-22):右侧股骨头残缺,只剩下半个,左侧股骨头骨质破坏,囊性改变。

【诊断】右股骨头缺血性坏死。整体医学分期:Ⅲ期。

【处置】收住院完善辅助检查,整体综合治疗。

1. 有创外治分别于2012年5月17日、18日、19日、20日、21日、22日行右侧:

(1) 腰大肌针刀闭合性松解术 + 皮内针穴位埋置:取右侧大都穴、太白穴;行间穴、太冲穴;然谷穴、太溪穴。

(2) 腹直肌针刀闭合性松解术。

(3) 阔筋膜张肌、髂胫束针刀闭合性松解术 + 皮内针穴位埋置:取右侧大都穴、太白穴;行间穴、太冲穴;然谷穴、太溪穴。

(4) 股骨大转子间窝部针刀闭合性松解术。

(5) 髂股韧带针刀闭合性松解 + 皮内针穴位埋置:取右侧大都穴、太白穴;行间穴、太冲穴;然谷穴、太溪穴。

(6) 闭合性股骨头髓内减压、髋关节囊内减压、臭氧消融三联术。

2. 无创外治分别于2012年5月17日、18日、19日、20日、21日、22日行:

(1) 砭灸罐治疗:取左侧气冲穴、环跳穴、肾俞穴。每天1次

(2) 筋膜棒疗法:取足太阳膀胱经自上而下敲打,每次15分钟,1日2次。

(3) 通络生骨仪治疗:每天2次,每次15分钟,于筋膜棒治疗之后进行。

(4) 右下肢皮牵引:每日间断牵引1小时,有酸痛不适时休息。

以上诸外治具体方法详见本章第二节整体综合疗法总论"一、外治疗法"。

3. 内治　辨证论治详见本章第二节整体综合疗法总论"二、内治疗法——(一)辨证论治3.Ⅲ期"。

4. 运动医学　治疗床上运动:开合训练,连续做10个,每天2次;空中蹬车,连续蹬10圈,每天2次。详见本章第二节整体综合疗法总论"三、运动医学治疗"。

5. 康复医学治疗　详见本章第二节整体综合疗法总论"四、康复医学治疗"。

6. 服务治疗　详见本章第二节整体综合疗法总论"五、服务治疗"。

住院7天,疼痛缓解,功能改善。于2012年5月23日出院。

【出院带药】中草药:住院方30帖。每3日1帖,煎药及服用方法同住院。

【出院医嘱】

1. 相信自我,心情愉快,合理膳食,荤素搭配。

2. 1 周时更换埋置在右侧大都穴、太白穴；行间穴、太冲穴；然谷穴、太溪穴上的皮内针。

3. 床上运动开合训练，连续做 20 个，每天 2 次；空中蹬车，连续蹬 20 圈，每天 2 次。3 个月后复诊。

（二）第 1 次复诊

2012 年 8 月 12 日，出院后第 1 次复诊。

右髋关节及大腿前侧疼痛，右髂前上棘前下方软组织有条索样改变伴有压痛。

X 线骨盆平片示（图 8-22）：右侧股骨头残缺，左侧股骨头骨质破坏，囊性改变。

【处置】

1. 门诊　行右侧缝匠肌髂前上棘附着点闭合性松解术。

2. 皮内针　穴位埋置取右侧大都穴、太白穴；行间穴、太冲穴；然谷穴、太溪穴。1 周更换 1 次。

3. 辨证论治　出院方 30 帖，每 3 日 1 帖。每晚睡觉前用中药渣水煎 10 分钟后泡脚 30 分钟。

4. 家庭作业

（1）床上运动：开合训练，连续做 30 个，每天 2 次；空中蹬车，连续蹬 20 圈，每天 2 次。

（2）下肢皮牵引：每日牵引 60 分钟，分 2 次完成。

3 个月后复诊。

（三）第 2 次复诊

2012 年 11 月 19 日，出院后第 2 次复诊。

右髋部疼痛有所好转，仰卧位直腿屈髋诱发右大腿前侧疼痛，右髂前下棘处软组织有结节样改变，伴有深压痛。

X 线骨盆平片示（图 8-22）：右侧股骨头残缺，死骨出现吸收现象，左侧股骨头囊性改变有所修复。

【处置】

1. 门诊　行右侧股直肌髂前下棘附着点闭合性针刀松解术。

2. 皮内针　穴位埋置取右侧鱼际穴、太渊穴；行间穴、太冲穴；然谷穴、太溪穴。1 周更换 1 次。

3. 辨证论治　出院方 30 帖，每 3 日 1 帖，每晚睡觉前用中药渣水煎 10 分钟后泡脚 30 分钟。

4. 家庭作业

（1）床上运动：开合训练，连续做 40 个，每天 2 次；空中蹬车，连续蹬 40 圈，每天 2 次。

（2）右下肢皮牵引：每日牵引 90 分钟，分 2 次完成。

3 个月后复诊。

（四）第 3 次复诊

2013 年 3 月 31 日，出院后第 3 次复诊。

右髋部疼痛、跛行加重，大腿内侧有紧缩疼痛感，耻骨上支处软组织有条索样结节，伴有明显压痛。

X 线骨盆平片示(图 8-22):右侧股骨头残缺,死骨进一步吸收,左侧股骨头囊性改变有所修复。

【处置】

1. 门诊　行右侧耻骨肌针刀闭合性松解术。

2. 皮内针　穴位埋置取左侧行间穴、太冲穴;然谷穴、太溪穴。1 周更换 1 次。

3. 辨证论治　出院方 30 帖,每 3 日 1 帖,每晚睡觉前用中药渣水煎 10 分钟后泡脚 30 分钟。

4. 家庭作业

(1) 床上运动:开合训练,连续做 60 个,每天 2 次;空中蹬车,连续蹬 60 圈,每天 2 次。

(2) 右下肢皮牵引:每日牵引 120 分钟,分 4 次完成。

3 个月后复诊。

(五) 第 4 次复诊

2014 年 10 月 27 日,出院后第 4 次复诊。

第 3 次复诊后患者服完 10 帖中药(1 个月),左髋部疼痛明显减轻,剩余中药五天 1 贴,疼痛逐渐消失,快走时稍有跛行,可以做些家务,中药服完后,就用攒下的中药渣,每晚煎水泡脚,感觉行走力气越来越大,可以干一些轻活。右髋关节功能改善:内收 20°;外展 30°;内旋 40°;外旋 50°;前屈 120°;伸直 0°;后伸 10°;单腿直立下的环转运动最大半径 50 厘米。双腿基本等长。

X 线骨盆平片示(图 8-22):右侧股骨头残缺,死骨基本吸收,形成假关节,左侧股骨头囊性改变修复。

股骨头缺血性坏死车氏评分量表评分:8 分。

【处置】

1. 停止外治。

2. 心情愉悦,面色红润,体重增加;舌质淡红,舌苔薄白,脉和缓有力,停止内服药。

3. 家庭作业

(1) 床上运动:开合训练,连续做 100 个,每天 2 次;空中蹬车,连续蹬 60 圈,每天 2 次。

(2) 户外运动:每天在太阳下骑自行车 60 分钟,分 2 次完成。

(3) 右下肢皮牵引:每日牵引 120 分钟,分 4 次完成。

3 个月后复诊。

按语:该患者是情绪性软组织损伤导致股骨头缺血性坏死的典型病例。原发性疾病就已经引起严重情绪性的软组织损伤,家庭变故是情绪性软组织损伤的叠加。大凡情绪性的软组织损伤导致股骨头缺血性坏死,一般都是双侧发病,基于人体的保护性反应,虽然是双侧发病,但是并非两侧严重程度相同,总会保证一侧功能的最低保障,应对日常生命活动的需要。该病例右侧股骨头残缺,左侧虽有明显的骨质破坏,但却没有任何临床表现,就不难理解了。因该患者家庭极度困难,所以出院后中药就减量服用,1 帖药吃 3 天,药渣也充分

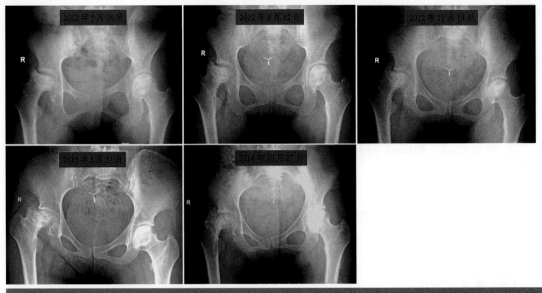

图 8-22　刘某病例系列 X 线片

利用,晚上煎水泡脚,不成想竟然有意外的收获,疗效显著,以至于后来患者把中药渣积攒起来,反复使用,既节约了成本,又提高了远期疗效,一举多得。自 2012 年 5 月 16 日到 2014 年 10 月 27 日,接受整体医学治疗,住院 7 天,门诊 4 次,历时 2 年零 5 个月。间断服药,门诊以康复、运动、服务治疗为主,尽量减轻病人的负担。虽然影像表现股骨头残缺没有完全修复,但是死骨完全吸收,有新骨生长,假关节形成,疼痛消失。跛行明显改善,慢走时出现,快走、小跑时基本看不出,生活质量显著提高。随访 36 个月,生活如常人一般,停止服用激素药物,系统性红斑狼疮病情稳定。笔者诸多"激素型"股骨头缺血性坏死的病例提示我们:关于激素导致股骨头缺血性坏死的说法有待商榷。

十、陈某病例(参见图 8-23)

(一) 首诊

陈某:男,45 岁。2011 年 12 月 4 日首诊。

【主诉】双股骨头缺血性坏死 24 个月。

【现病史】患者 3 年前因仕途升迁不顺,情绪低落,郁郁寡欢,忧心忡忡。1 年后相继出现右髋部、左髋部疼痛,后在某医院诊断为双侧股骨头缺血性坏死,医生极力建议行人工髋关节置换术,因畏惧手术风险,寻求中西医多方保守治疗,非但无效,且逐渐加重,经病友介绍于 2011 年 12 月 4 日来诊。拄着双拐,神情忧郁,面色黧黑,双髋部疼痛,形寒怕冷,舌质淡白,舌苔白中有黑、黏腻,脉沉无力。

【专科查体】臀部肌肉萎缩,右侧比左侧明显。髋关节功能范围:左侧:内收 10°;外展 10°;内旋 20°;外旋 20°;前屈 30°;伸直 0°;后伸 0°;单腿直立下的环转运动最大半径:因单腿不能站立,无法测量。右侧:内收 5°;外展 5°;内旋 5°;外旋 5°;前屈 20°;伸直 0°;后伸 0°;

单腿直立下的环转运动最大半径：因单腿不能站立，无法测量。双"4"字试验阳性。

X线骨盆平片示（图8-23）：双股骨头变扁，骨质破坏，右侧关节间隙狭窄，囊性改变左侧大且多于右侧。

【诊断】双股骨头缺血性坏死。整体医学分期：Ⅲ期。

【处置】住院完善辅助检查，整体综合治疗。

1. 有创外治分别于 2011 年 12 月 5 日、6 日、7 日、8 日、9 日、10 日行双侧：

(1) 腰大肌针刀闭合性松解术 + 皮内针穴位埋置：取左侧然谷穴、太溪穴。

(2) 腹直肌针刀闭合性松解术。

(3) 阔筋膜张肌、髂胫束针刀闭合性松解术 + 皮内针穴位埋置：取左侧然谷穴、太溪穴。

(4) 股骨大转子间窝部针刀闭合性松解术。

(5) 髂股韧带针刀闭合性松解 + 皮内针穴位埋置：取左侧然谷穴、太溪穴。

(6) 闭合性股骨头髓内减压、髋关节囊内减压、臭氧消融三联术。

2. 无创外治分别于 2011 年 12 月 5 日、6 日、7 日、8 日、9 日、10 日行：

(1) 砭灸罐治疗：取双侧气冲穴、环跳穴、肾俞穴。每天 1 次。

(2) 筋膜棒疗法：取足太阳膀胱经自上而下敲打，每次 15 分钟，1 日 2 次。

(3) 通络生骨仪治疗：每天 2 次，每次 15 分钟，于筋膜棒治疗之后进行。

(4) 右侧下肢皮牵引：每日 60 分钟，分 2 次完成。

以上诸外治具体方法详见本章第二节整体综合疗法总论"一、外治疗法"。

3. 内治　辨证论治详见本章第二节整体综合疗法总论"二、内治疗法——（一）辨证论治 3. Ⅲ期"。

4. 运动医学　治疗床上运动：开合训练，每次连续做 10 个，每天 2 次；空中蹬车，每次连续蹬 10 圈，每天 2 次。详见本章第二节整体综合疗法总论"三、运动医学治疗"。

5. 康复医学治疗　详见本章第二节整体综合疗法总论"四、康复医学治疗"。

6. 服务治疗　详见本章第二节整体综合疗法总论"五、服务治疗"。

住院 7 天，疼痛缓解，功能改善。于 2011 年 12 月 11 日出院。

【出院带药】中草药：住院方 30 帖。每日 1 帖。

【出院医嘱】

1. 相信自我，心情愉快，合理膳食，荤素搭配。

2. 1 周时更换埋置在双侧然谷穴、太溪穴上的皮内针。

3. 床上运动开合训练，连续做 10 个，每天 2 次；空中蹬车，连续蹬 10 圈，每天 2 次。1 个月后复诊。

（二）第 1 次复诊

2012 年 1 月 12 日，出院后第 1 次复诊。

双髋关节、大腿前侧疼痛，双髂前上棘前下方软组织有条索样改变，伴有压痛。

【处置】

1. 门诊　行双侧缝匠肌髂前上棘附着点闭合性松解术。

2. 皮内针　穴位埋置取双侧然谷穴、太溪穴。1 周更换 1 次。

3. 辨证论治　精神转佳,面色黧黑,舌质淡白,舌苔白腻,脉沉。出院方 30 帖,每日 1 帖,每晚睡觉前用中药渣水煎 10 分钟后泡脚 30 分钟。

4. 家庭作业

(1) 床上运动:开合训练,连续做 30 个,每天 2 次;空中蹬车,连续蹬 20 圈,每天 2 次。

(2) 右下肢皮牵引:每天牵引 90 分钟,分 2 次完成。

1 个月后复诊。

(三) 第 2 次复诊

2012 年 2 月 13 日,出院后第 2 次复诊。

双髋部疼痛有所好转,行走时双大腿前侧疼痛缓解,仰卧位直腿屈髋双大腿前侧疼痛加重,双髂前下棘处软组织有结节样改变,伴有深压痛。

【处置】

1. 门诊　行双侧股直肌髂前下棘附着点闭合性针刀松解术。

2. 皮内针　穴位埋置取双侧然谷穴、太溪穴。1 周更换 1 次。

3. 辨证论治　出院方 30 帖。每日 1 帖,服用及煎药方法同前,每晚用中药渣水煎 10 分钟后泡脚 30 分钟。

4. 家庭作业

(1) 床上运动:开合训练,连续做 40 个,每天 2 次;空中蹬车,连续蹬 40 圈,每天 2 次。

(2) 右下肢皮牵引:每日牵引 120 分钟,分 2 次完成。

1 个月后复诊。

(四) 第 3 次复诊

2012 年 3 月 11 日,出院后第 3 次复诊。

双髋部疼痛进一步减轻,双大腿内侧有紧缩疼痛感,右侧重,右耻骨上支处软组织有条索样结节,伴有明显压痛。

X 线骨盆平片示(图 8-23):右侧关节间隙狭窄,股骨头变扁,骨质破坏;左侧股骨头囊性改变较前有修复。

【处置】

1. 门诊　行双侧耻骨肌针刀闭合性松解术。

2. 皮内针　穴位埋置取左侧行间穴、太冲穴;然谷穴、太溪穴。1 周更换 1 次。

3. 辨证论治　出院方 30 帖,每日 1 帖,每晚睡觉前用中药渣水煎 10 分钟后泡脚 30 分钟。

4. 家庭作业

(1) 床上运动:开合训练,连续做 60 个,每天 2 次;空中蹬车,连续蹬 60 圈,每天 2 次。

(2) 右下肢皮牵引:每日牵引 150 分钟,分 3 次完成。

1 个月后复诊。

(五) 第 4 次复诊

2012 年 4 月 12 日,出院后第 4 次复诊。

双髋部疼痛明显减轻,双大腿内侧紧缩疼痛感消失。

【处置】

1. 皮内针　穴位埋置取双侧大都穴、太白穴;行间穴、太冲穴;然谷穴、太溪穴。1 周更换 1 次。

2. 辨证论治　出院方 30 帖,每日 1 帖,每晚睡觉前用中药渣水煎 10 分钟后泡脚 30 分钟。

3. 家庭作业

(1) 床上运动:开合训练,连续做 80 个,每天 2 次;空中蹬车,连续蹬 80 圈,每天 2 次。

(2) 右下肢皮牵引:每日牵引 160 分钟,分 3 次完成。

1 个月后复诊。

(六) 第 5 次复诊

2012 年 5 月 15 日,出院后第 5 次复诊。

双髋部疼痛明显减轻,双大腿内侧紧缩疼痛感消失。

【处置】

1. 皮内针　穴位埋置取双侧大都穴、太白穴;行间穴、太冲穴;然谷穴、太溪穴。1 周更换 1 次。

2. 辨证论治　舌脉同前,出院方 30 帖,每日 1 帖,每晚睡觉前用中药渣水煎 10 分钟后泡脚 30 分钟。

3. 家庭作业

(1) 床上运动:开合训练,连续做 90 个,每天 2 次;空中蹬车,连续蹬 90 圈,每天 2 次。

(2) 右下肢皮牵引:每日牵引 170 分钟,分 3 次完成。

1 个月后复诊。

(七) 第 6 次复诊

2012 年 6 月 18 日,出院后第 6 次复诊。

治疗同第 4 次复诊。

(八) 第 7 次复诊

2012 年 7 月 22 日,出院后第 7 次复诊。

双髋部疼痛呈间歇性。髋关节功能改善:左侧:内收 20°;外展 20°;内旋 30°;外旋 30°;前屈 90°;伸直 0°;后伸 0°;单腿直立下的环转运动最大半径 5cm。右侧:内收 10°;外展 15°;内旋 15°;外旋 10°;前屈 60°;伸直 0°;后伸 0°;单腿直立下的环转运动最大半径 10cm。

X 线骨盆平片示(图 8-23):右侧关节间隙增宽,死骨吸收,股骨头塌陷;左侧股骨头囊性改变较前有修复。

【处置】

1. 皮内针　穴位埋置取双侧大都穴、太白穴;行间穴、太冲穴;然谷穴、太溪穴。1 周更换 1 次。

2. 辨证论治　出院方 30 帖,每 3 日 1 帖。每晚睡觉前用中药渣水煎 10 分钟后泡脚 30

分钟。

3. 家庭作业

(1) 床上运动:开合训练,连续做 100 个,每天 2 次;空中蹬车,连续蹬 100 圈,每天 2 次。

(2) 户外运动:在太阳下骑自行车,每天 30 分钟,分 2 次完成。

(3) 右下肢皮牵引:每日牵引 180 分钟,分 3 次完成。

3 个月后复诊。

(九) 第 8 次复诊

2012 年 11 月 18 日,出院后第 8 次复诊。

双髋部疼痛时间越来越短。髋关节功能改善:左侧:内收 30°;外展 30°;内旋 30°;外旋 40°;前屈 100°;伸直 0°;后伸 5°;单腿直立下的环转运动最大半径 20cm。右侧:内收 20°;外展 20°;内旋 20°;外旋 15°;前屈 90°;伸直 0°;后伸 0°;单腿直立下的环转运动最大半径 10cm。

X 线骨盆平片示(图 8-23):右侧关节间隙增宽,死骨吸收,股骨头塌陷区域修复;左侧股骨头囊性改变较前进一步修复。

【处置】

1. 皮内针 穴位埋置取双侧鱼际穴、太渊穴;行间穴、太冲穴;然谷穴、太溪穴。1 周更换 1 次。

2. 辨证论治 精神焕发,面色黑里隐隐透出光泽,舌质淡白,舌苔白,脉沉较前有力。出院方 30 帖。每 3 日 1 帖。每晚睡觉前用中药渣水煎 10 分钟后泡脚 30 分钟。

3. 家庭作业

(1) 床上运动:开合训练,连续做 120 个,每天 2 次;空中蹬车,连续蹬 100 圈,每天 2 次。

(2) 户外运动:在太阳下骑自行车,每天 60 分钟,分 2 次完成。

(3) 右下肢皮牵引:每日牵引 200 分钟,分 4 次完成。

3 个月后复诊。

(十) 第 9 次复诊

2013 年 4 月 28 日,出院后第 9 次复诊。

双髋部偶有疼痛。髋关节功能明显改善:左侧:内收 30°;外展 40°;内旋 30°;外旋 50°;前屈 120°;伸直 0°;后伸 10°;单腿直立下的环转运动最大半径 40cm。右侧:内收 20°;外展 20°;内旋 30°;外旋 20°;前屈 100°;伸直 0°;后伸 5°;单腿直立下的环转运动最大半径 20cm。

X 线骨盆平片示(图 8-23):右侧关节间隙增宽,死骨吸收,股骨头再次出现塌陷;左侧股骨头囊性改变较前进一步修复。

【处置】

1. 皮内针 穴位埋置取双侧行间穴、太冲穴;然谷穴、太溪穴。1 周更换 1 次。

2. 辨证论治 精神饱满,面色黑里透红,舌质淡白,舌苔白,脉沉较前有力。出院方 30 帖。每 5 日 1 帖。每晚睡觉前用中药渣水煎 10 分钟后泡脚 30 分钟。

3. 家庭作业

(1) 床上运动:开合训练,连续做 150 个,每天 2 次;空中蹬车,连续蹬 100 圈,每天 2 次。

(2) 户外运动:在太阳下骑自行车,每天 90 分钟,分 2 次完成。

(3) 右下肢皮牵引:每日牵引 220 分钟,分 4 次完成。

半年后复诊。

(十一) 第 10 次复诊

2013 年 12 月 2 日,出院后第 10 次复诊。

双髋部偶有疼痛,恢复工作近三个月,自我感觉全身力气越来越大。右侧臀部肌肉生长,臀隆和左侧大小相同,髋关节功能基本恢复:左侧:内收 40°;外展 45°;内旋 40°;外旋 60°;前屈 130°;伸直 0°;后伸 10°;单腿直立下的环转运动最大半径 60cm。右侧:内收 40°;外展 40°;内旋 40°;外旋 50°;前屈 120°;伸直 0°;后伸 5°;单腿直立下的环转运动最大半径 40cm。

X 线骨盆平片示(图 8-23):双侧关节间隙等宽,右侧死骨吸收,股骨头塌陷区域又有修复;左侧股骨头死骨吸收明显,出现多个小囊性改变。

股骨头缺血性坏死车氏评分量表评分:8 分。

【处置】

1. 停止外治。

2. 辨证论治　精神饱满,面色黑里透红,舌质淡白,舌苔白,脉沉较前有力。停止服用中草药,改服六味地黄丸,每次 6 克,1 日 2 次,用淡盐汤送服。

3. 家庭作业

(1) 开合训练,连续做 200 个,每天 2 次;空中蹬车,连续蹬 100 圈,每天 2 次。

(2) 户外运动:在太阳下骑自行车,每天 240 分钟,分 4 次完成。

(3) 右下肢皮牵引:每日牵引 220 分钟,分 4 次完成。

不适随诊。

按语:该患者是典型的情绪性软组织损伤导致双股骨头缺血性坏死,以右侧为重的病例。久病及肾,面色黧黑;肾阳虚衰,形寒怕冷;肝脾肾同病,关节间隙狭窄,肌肉萎缩,骨枯髓减。整个治疗过程,通过六张 X 线骨盆平片的影像演变与临床表现,反映了人体自我修复能力与疾病的顽强抗争过程不是一帆风顺的,而是经过几次反复的拉锯战,才最终取得胜利。首先看 2011 年 12 月 4 日首诊 X 线片到 2012 年 3 月 11 日出院后第 3 次复诊的 X 线片,治疗 3 个月相对比,较重的右侧从整个股骨头波及股骨颈粗隆间部的坏死,没有囊性改变,预示着缺血坏死的严重,关节间隙狭窄,与髋关节疼痛、功能受限、肌肉萎缩程度相吻合,3 个月的治疗,右侧股骨头的整体塌陷使得股骨头更加变扁,但是疼痛减轻,功能改善,说明死骨有所吸收;左侧相对较轻,整个股骨头坏死到头颈交接部,有多个囊性改变,关节间隙没有狭窄,与髋关节疼痛、功能受限、肌肉萎缩的程度比右侧轻的临床表现相吻合,3 个月的治疗,左侧囊性改变有所修复,与疼痛缓解、功能改善的临床表现相符和。再看第 3 次复诊的 X 线片到 2012 年 7 月 22 日第 7 次复诊的 X 线片,治疗历时 8 个月,右侧死骨吸收,出现塌陷,关节间隙增宽,伴随着疼痛缓解、功能改善,肌肉萎缩好转;左侧又出现原先修复的囊性改变增大,又有多个新的囊性改变出现,伴随着髋关节疼痛的明显缓解、功能的明显改善。三看

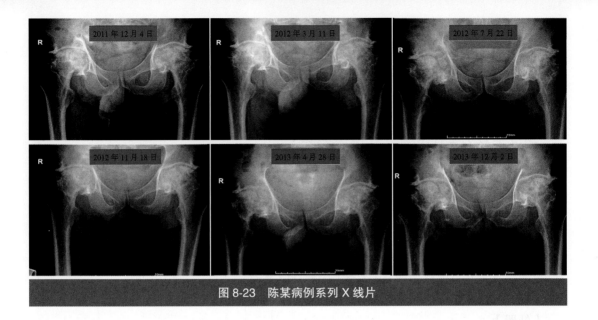

图 8-23 陈某病例系列 X 线片

第 7 次复诊的 X 线片到 2012 年 11 月 18 日第 8 次复诊时的 X 线片,治疗历时 12 个月,右侧股骨头塌陷又得到修复,关节间隙再度狭窄,伴随着疼痛缓解、功能改善、肌肉萎缩好转;左侧的囊性改变又有修复,伴随着髋关节疼痛、功能的进一步好转。四看第 8 次复诊时的 X 线片到 2013 年 4 月 28 日第 9 次复诊时的 X 线片,治疗历时 17 个月,右侧股骨头再次塌陷,关节间隙再度增宽,伴随着髋关节疼痛明显缓解、功能明显改善、肌肉萎缩明显好转;左侧的囊性改变又有修复,又有新增,伴随着髋关节疼痛消失、功能恢复。五看第 9 次复诊时的 X 线片到 2013 年 12 月 2 日第 10 次复诊时的 X 线片,治疗历时 25 个月,右侧塌陷又有修复,关节间隙增宽,伴随着髋关节疼痛消失、功能明显改善、肌肉萎缩明显好转;左侧的囊性改变又有修复,又有新增,伴随着髋关节疼痛消失、功能恢复。左右交互出现塌陷、修复,再塌陷、再修复;囊变、修复,再囊变、再修复。无囊变的整体塌陷、囊变以及有囊变的局部塌陷都是毛细血管再生、死骨吸收的标志;塌陷及囊变的修复是微循环网络系统重建、新骨生长的标志。毛细血管再生是微循环网络系统重建的基础,在大面积的坏死骨区域内,毛细血管的再生和微循环网络系统的重建,不是一次就能完成的,需要几个回合的努力拼搏才能够完成。整个过程需要髋关节周围的软组织动态平衡体系的后勤保障,否则坏死就会发展。这就是康复、运动、服务治疗的理论基础。该患者反反复复几个回合下来,邪去正安。随访 36 个月,身体健康,正常工作。

十一、张某病例(参见图 8-24)

(一) 首诊

张某,男,60 岁。2012 年 11 月 26 日首诊。

【主诉】双侧股骨头缺血性坏死病史 12 个月。

【现病史】该患者 2 年前因为房产纠纷卷入官司,每日忧愤郁闷,心悸怔忡,常常被噩梦惊醒。6个月后出现左侧髋关节疼痛时轻时重,时隐时现,有时候跛行,在医院诊断为左侧髋关节炎,口服西药及外用中药治疗没有效果,症状逐渐加重,跛行逐渐明显,半年后被某医院诊断为双侧股骨头缺血性坏死,医生建议手术治疗,患者不愿意承担手术风险。经人介绍于2012年11月26日来诊,精神萎靡,面色萎黄,左侧髋关节疼痛,行走困难,不能用正常姿势穿袜子,右侧髋部没有症状,口苦口臭,不思饮食,大便不畅,舌质红,舌苔黄厚,脉弦细。

【专科查体】左侧臀隆消失,右侧髋关节功能范围正常,左侧髋关节功能受限明显:内收5°;外展10°;内旋10°;外旋15°;前屈60°;伸直0°;后伸10°;单腿直立下的环转运动半径:因不能站立,无法测量。左"4"字试验阳性。

X线骨盆平片示(图8-24):右侧股骨头骨质破坏囊性改变;左侧股骨头骨质破坏呈蜂窝状。

【诊断】双股骨头缺血性坏死。整体医学分期:Ⅱ期。

【处置】收住院完善辅助检查,整体综合治疗。

1. 外治

(1) 分别于2012年11月28日、30日、12月2日行左侧髋关节闭合性股骨头髓内减压、髋关节囊内减压、臭氧消融三联术。

(2) 皮内针穴位埋置:取双侧鱼际穴、太渊穴;行间穴、太冲穴;然谷穴、太溪穴。隔日1次,连做3次。

(3) 砭灸罐治疗:取双侧气冲穴、环跳穴、肾俞穴,于行闭合性股骨头髓内减压、髋关节囊内减压、臭氧消融三联术后第2天进行治疗,每天1次。

(4) 筋膜棒疗法:取足太阳膀胱经自上而下敲打,每次15分钟,每日2次。

(5) 通络生骨仪治疗:每天2次,每次15分钟,于筋膜棒治疗之后进行。

以上诸外治具体方法详见本章第二节整体综合疗法总论"一、外治疗法"。

2. 运动医学治疗　床上运动:开合训练,连续做50个,每天2次;空中蹬车,连续蹬20圈,每天2次。具体方法详见本章第二节整体综合疗法总论"三、运动医学疗法——1.床上运动"。

3. 内治　辨证论治:治则方药,煎服方法详见本章第二节整体综合疗法总论"二、内治疗法——(一)辨证论治2.Ⅱ期"。7帖,每日1帖。

住院7天,疼痛缓解,髋关节功能稍有改善。于2012年12月3日出院。

【出院带药】中草药:住院方加细辛9g,30帖,每日1帖。

【出院医嘱】

1. 调整心态,合理膳食,荤素搭配。

2. 皮内针　穴位埋置取双侧然谷穴、太溪穴;1周时更换皮内针。

3. 床上运动开合训练,连续做60个,每天2次;空中蹬车,连续蹬20圈,每天2次。1个月后复诊。

(二) 第1次复诊

2012年12月31日,出院后第1次复诊。

左侧髋部疼痛缓解,左髋关节功能改善。仰卧位屈膝屈髋诱发左大腿前侧疼痛。

【处置】

1. 门诊　行左侧缝匠肌闭合性松解术。

2. 皮内针　穴位埋置取双侧然谷穴、太溪穴。1周更换1次。

3. 辨证论治　出院方30帖,每日1帖。

4. 家庭作业　床上运动:开合训练,连续做80个,每天2次;空中蹬车,连续蹬30圈,每天2次。1个月后复诊。

（三）第2次复诊

2013年1月29日,出院后第2次复诊。

左侧髋部疼痛减轻,左髋关节功能改善如前。仰卧位直腿屈髋诱发左大腿前侧疼痛,左髂前下棘处软组织有异常改变,伴有深压痛。

【处置】

1. 门诊　行左侧股直肌闭合性松解术。

2. 皮内针　穴位埋置取双侧然谷穴、太溪穴。1周更换1次。

3. 辨证论治　出院方30帖,每日1帖。

4. 家庭作业　床上运动:开合训练,连续做100个,每天2次;空中蹬车,连续蹬30圈,每天2次。1个月后复诊。

（四）第3次复诊

2013年2月28日,出院后第3次复诊。

左侧髋部疼痛明显减轻,左大腿内侧紧缩感,穿袜子困难,左耻骨上支处软组织有条索样结节,伴有明显压痛。髋关节功能:右侧髋关节功能范围正常,左侧髋关节功能受限改善:内收10°;外展20°;内旋30°;外旋20°;前屈90°;伸直0°;后伸10°;单腿直立下的环转运动半径10cm。

X线骨盆平片示(图8-24):双侧股骨头囊性改变均有修复。

【处置】

1. 门诊　行左侧耻骨肌针刀闭合性松解术。

2. 皮内针　穴位埋置取双侧然谷穴、太溪穴。1周更换1次。

3. 辨证论治　出院方30帖,每日1帖。每晚睡觉前用中药渣水煎10分钟泡脚30分钟。

4. 家庭作业　床上运动:开合训练,连续做100个,每天2次;空中蹬车,连续蹬40圈,每天2次。1个月后复诊。

（五）第4次复诊

2013年3月29日,出院后第4次复诊。

左髋部疼痛消失,仍有左大腿内侧紧缩感,疼痛,跛行,不能正常穿袜子,左长收肌起点软组织有椭圆样结节,伴有压痛。

【处置】

1. 门诊　行左长收肌、短收肌针刀闭合性松解术。

2. 皮内针　穴位埋置取双侧行间穴、太冲穴;然谷穴、太溪穴。1 周更换 1 次。

3. 辨证论治　出院方 30 帖,每日 1 帖,每晚睡前用中药渣水煎 10 分钟后泡脚 30 分钟。

4. 家庭作业　床上运动:开合训练,连续做 100 个,每天 2 次;空中蹬车,连续蹬 50 圈,每天 2 次。1 个月后复诊。

（六）第 5 次复诊

2013 年 4 月 27 日,出院后第 5 次复诊。

左侧膝关节内侧、小腿内侧行走时疼痛,左大腿内侧紧缩感、疼痛消失,穿袜子较前容易,左膝关节内侧股薄肌移行(股骨内上髁、胫骨粗隆内侧)止点处压痛,伴有片状增厚。

【处置】

1. 门诊　行左侧股薄肌止点针刀闭合性松解术。

2. 皮内针　穴位埋置取双侧行间穴、太冲穴;然谷穴、太溪穴。1 周更换 1 次。

3. 辨证论治　出院方 30 帖,每日 1 帖,每晚睡前用中药渣水煎 10 分钟后泡脚 30 分钟。

4. 家庭作业　床上运动:开合训练,连续做 120 个,每天 2 次;空中蹬车,连续蹬 60 圈,每天 2 次。1 个月后复诊。

（七）第 6 次复诊

2013 年 5 月 31 日,出院后第 6 次复诊。

左小腿内侧行走疼痛消失,行走无力,穿袜子较前改善不明显,左膝关节内侧及左臀部仍有疼痛,左股骨大转子部位及下方有叩击痛。

X 线骨盆平片示(图 8-24):左侧股骨头坏死区域再次出现囊性改变。

【处置】

1. 门诊　行左股骨大转子部针刀闭合性松解术。

2. 皮内针　穴位埋置取双侧大都穴、太白穴;行间穴、太冲穴;然谷穴、太溪穴。1 周更换 1 次。

3. 辨证论治　出院方 30 帖,每 3 日 1 帖,每晚睡前用中药渣水煎 10 分钟后泡脚 30 分钟。

4. 家庭作业　床上运动:开合训练,连续做 120 个,每天 2 次;空中蹬车,连续蹬 60 圈,每天 2 次。

3 个月后复诊。

（八）第 7 次复诊

2013 年 9 月 4 日,出院后第 7 次复诊。

左臀部疼痛没有缓解,左膝关节疼痛加重,可以勉强正常穿袜子,左髋关节功能改善:内收 20°;外展 30°;内旋 30°;外旋 40°;前屈 110°;伸直 0°;后伸 10°;单腿直立下的环转运动半径 40cm。

X 线骨盆平片示(图 8-24):左侧股骨头内囊性改变再次修复。

检查血尿酸:596μmol/L。

补充诊断:高尿酸血症;痛风。

【处置】

1. 皮内针　穴位埋置取双侧鱼际穴、太渊穴；行间穴、太冲穴；然谷穴、太溪穴。1 周更换皮内针 1 次。

2. 辨证论治　中药改服六味地黄丸，每次 6 克，1 日 2 次。用淡盐水送服。

食疗治疗痛风方：白萝卜每天一根，早晚两次与饭同吃。食用方法："无盐、少油、八成熟。"每次半根切成粗条，配葱段、姜丝少许，少放植物油，先把葱姜炒出香味，加入萝卜条，再加入少量黄酒，快速翻炒至八成熟出锅食用。

该方法治疗痛风，降血尿酸效果明显，是亲身经验方，笔者曾经患痛风，血尿酸最高时达 612μmol/L，晚上经常痛得叫喊，在床上翻滚，食用此方 3 个月痊愈，至今海鲜、豆制品、啤酒等毫无禁忌，没有复发，血尿酸也在正常范围内。以此治疗 500 多例，只要每天食用，都有疗效，多数治愈无需忌口，不易复发。在新西兰(奥克兰)召开的世界中医药联合会学术年会上推广此方，国际同仁应用，反馈效果同样显著。

3. 家庭作业

(1) 床上运动：开合训练，连续做 150 个，每天 2 次；空中蹬车，连续蹬 60 圈，每天 2 次。

(2) 户外运动：每天骑自行车 60 分钟，分 2 次完成。

2 个月后复诊。

(九) 第 8 次复诊

2013 年 11 月 12 日，出院后第 8 次复诊。

左臀部、膝关节疼痛消失，可以正常穿袜子，左髋关节功能明显改善：内收 25°；外展 40°；内旋 35°；外旋 50°；前屈 130°；伸直 0°；后伸 10°；单腿直立下的环转运动半径 45cm。

X 线骨盆平片示(图 8-24)：左侧股骨头内囊性改变再次出现。

检查血尿酸：360μmol/L。

【处置】

1. 皮内针　穴位埋置取双侧然谷穴、太溪穴。1 周更换 1 次。

2. 辨证论治　用药、食疗方同第 7 次复诊。

3. 家庭作业

(1) 床上运动：开合训练，连续做 150 个，每天 2 次；空中蹬车，连续蹬 80 圈，每天 2 次。

(2) 户外运动：每天骑自行车 90 分钟，分 2 次完成。

3 个月后复诊。

(十) 第 9 次复诊

2014 年 2 月 28 日，出院后第 9 次复诊。

左臀部及膝关节没有疼痛，行走较前明显有力。左髋关节功能恢复正常。

X 线骨盆平片示(图 8-24)：左侧股骨头内囊性改变再次有修复。

检查血尿酸：320μmol/L。

【处置】

1. 皮内针　穴位埋置取双侧然谷穴、太溪穴。1 周更换 1 次。

2. 辨证论治　用药、食疗方同第 7 次复诊。

3. 家庭作业

(1) 床上运动:开合训练,连续做 200 个,每天 2 次;空中蹬车,连续蹬 80 圈,每天 2 次。

(2) 户外运动:每天骑自行车 120 分钟,分 2 次完成。

3 个月后复诊。

(十一) 第 10 次复诊

2014 年 8 月 20 日,出院后第 10 次复诊。

无不适。

X 线骨盆平片示(图 8-24):左侧股骨头内囊性改变明显修复。

检查血尿酸:326μmol/L。

股骨头缺血性坏死车氏评分量表评分:8 分。

【处置】

1. 停止治疗。

2. 家庭作业

(1) 床上运动:开合训练,连续做 200 个,每天 2 次;空中蹬车,连续蹬 100 圈,每天 2 次。

(2) 户外运动:每天骑自行车 120 分钟,分 3 次完成。

不适随诊。

按语:该患者属于痛风与股骨头缺血性坏死并病案例。由情绪性软组织损伤导致股骨头缺血性坏死,双侧发病,右侧只有影像表现,没有临床症状,左侧影像表现及临床症状均明显。只治疗左侧,一直到痊愈,右侧也没有症状出现,并且影像明显好转。2013 年 9 月 4 日

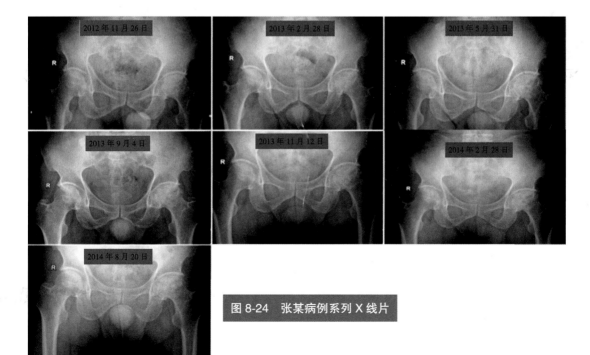

图 8-24　张某病例系列 X 线片

出院后第 7 次复诊以前的治疗,疼痛缓解不符合常理,所以才检查血尿酸,发现痛风病漏诊,紧急补救,痛风治愈,疼痛消失,功能恢复。其实早就有学者认为痛风病也是引起股骨头缺血性坏死的一个原因。此案例警示我们,股骨头缺血性坏死患者疼痛久治不愈,要排除痛风病。自 2012 年 11 月 26 日到 2014 年 8 月 20 日,接受整体医学治疗,住院 7 天,门诊 10 次,历时一年零九个月,顽疾痊愈,随访 36 个月,身体健康。

十二、白某病例(参见图 8-25)

(一)首诊

白某,女,36 岁,2012 年 2 月 17 日首诊。

【主诉】双侧股骨头缺血性坏死 12 个月。

【现病史】该患者因系统性红斑狼疮病史 12 年,病情不稳定,经常发作住院用激素静脉冲击治疗,出院后口服激素维持,经年累月,没有停止过一天。结婚十四年不敢生育,一直生活在阴霾心理中。一年前不明原因出现右髋部疼痛,被某医院诊断为双侧股骨头缺血性坏死,认为是长期大量应用激素所致,如果不停用激素,没有办法手术治疗。经人介绍于 2012 年 2 月 17 日来诊,每天口服泼尼松 20mg,精神不振,向心性肥胖,满月脸,水牛背,右侧髋关节疼痛,行走困难,左侧没有症状,口苦口臭,食欲亢进,大便不畅,舌质红,舌苔薄黄,脉弦细。

【专科查体】左侧髋关节功能范围正常,右侧髋关节功能受限明显:内收 5°;外展 10°;内旋 15°;外旋 10°;前屈 60°;伸直 0°;后伸 10°;单腿直立下的环转运动半径:因不能站立,无法测量。右“4”字试验阳性。

X 线骨盆平片示(图 8-25):双侧股骨头均有骨质破坏囊性改变,右侧较重。

【诊断】双股骨头缺血性坏死。整体医学分期:Ⅱ期。

【处置】收住院完善辅助检查,整体综合治疗。

1. 外治

(1) 分别于 2012 年 2 月 19 日、21 日、23 日行右侧髋关节闭合性股骨头髓内减压、髋关节囊内减压、臭氧消融三联术。

(2) 皮内针穴位埋置:取双侧然谷穴、太溪穴。隔日 1 次,连做 3 次。

(3) 砭灸罐治疗:取双侧气冲穴、环跳穴、肾俞穴,于行闭合性股骨头髓内减压、髋关节囊内减压、臭氧消融三联术后第 2 天进行治疗,每天 1 次。

(4) 筋膜棒疗法:取足太阳膀胱经自上而下敲打,每次 15 分钟,每日 2 次。

(5) 通络生骨仪治疗:每天 2 次,每次 15 分钟,于筋膜棒治疗之后进行。

以上诸外治具体方法详见本章第二节整体综合疗法总论“一、外治疗法”。

2. 运动医学治疗　床上运动:开合训练,连续做 50 个,每天 2 次;空中蹬车,连续蹬 50 圈,每天 2 次。具体方法详见本章第二节整体综合疗法总论“三、运动医学疗法——1. 床上运动”。

3. 内治　辨证论治:治则方药、煎服方法详见本章第二节整体综合疗法总论“二、内治疗法——（一）辨证论治2.Ⅱ期"。7帖,每日1帖。

住院7天,疼痛缓解,髋关节功能稍有改善。于2012年2月24日出院。

【出院带药】中草药:住院方加细辛9g,30帖。煎药及服用方法同住院。

【出院医嘱】

1. 调整心态,少荤多素,加强运动。

2. 皮内针穴位埋置取双侧然谷穴、太溪穴;1周时更换皮内针。

3. 床上运动开合训练,每次连续做60个,每天2次;空中蹬车,连续蹬60圈,每天2次。1个月后复诊。

（二）第1次复诊

2012年3月25日,出院后第1次复诊。

右侧髋部疼痛减轻,仰卧位屈膝屈髋诱发右大腿前侧疼痛。

【处置】

1. 门诊　行右侧缝匠肌闭合性松解术。

2. 皮内针　穴位埋置取双侧行间穴、太冲穴;然谷穴,太溪穴。1周更换1次。

3. 辨证论治　出院方30帖,每日1帖。

4. 家庭作业　床上运动:开合训练,连续做80个,每天2次;空中蹬车,连续蹬60圈,每天2次。

1个月后复诊。

（三）第2次复诊

2012年4月29日,出院后第2次复诊。

右侧髋部疼痛减轻,仰卧位直腿屈髋诱发右大腿前侧疼痛,右髂前下棘处软组织有异常改变,伴有深压痛。

【处置】

1. 门诊　行右侧股直肌闭合性松解术。

2. 皮内针　穴位埋置取双侧行间穴、太冲穴;然谷穴、太溪穴。1周更换1次。

3. 辨证论治　出院方30帖,每日1帖,每晚睡觉前用中药渣水煎10分钟后泡脚30分钟。

4. 家庭作业　床上运动:开合训练,连续做100个,每天2次;空中蹬车,连续蹬70圈,每天2次。

1个月后复诊。

（四）第3次复诊

2012年6月5日,出院后第3次复诊。

右侧髋部疼痛较前又有减轻,右大腿内侧紧缩疼痛感,穿袜子困难,右耻骨上支处软组织有结节样改变,伴有明显压痛。髋关节功能:左侧髋关节功能范围正常,右侧髋关节功能受限改善:内收10°;外展20°;内旋30°;外旋20°;前屈100°;伸直0°;后伸10°;单腿直立下的环转运动半径20cm。

X 线骨盆平片示(图 8-25):双侧股骨头囊性改变均有修复。

【处置】

1. 门诊　行右侧耻骨肌针刀闭合性松解术。

2. 皮内针　穴位埋置取双侧大都穴、太白穴;行间穴、太冲穴;然谷穴、太溪穴。1 周更换 1 次。

3. 辨证论治　出院方 30 帖,每日 1 帖,每晚睡觉前用中药渣水煎 10 分钟后泡脚 30 分钟。

4. 家庭作业　床上运动:开合训练,连续做 120 个,每天 2 次;空中蹬车,连续蹬 80 圈,每天 2 次。

1 个月后复诊。

(五) 第 4 次复诊

2012 年 7 月 10 日,出院后第 4 次复诊。

右髋部疼痛消失,仍有右大腿内侧紧缩疼痛感,穿袜子困难,右长收肌起点软组织有结节样改变,伴有压痛。

【处置】

1. 门诊　行右长收肌、短收肌针刀闭合性松解术。

2. 皮内针　穴位埋置取双侧行间穴、太冲穴;然谷穴、太溪穴。1 周更换 1 次

3. 辨证论治　出院方 30 帖。每日 1 帖,每晚睡前用中药渣水煎 10 分钟后泡脚 30 分钟。

4. 家庭作业　床上运动:开合训练,连续做 140 个,每天 2 次;空中蹬车,连续蹬 80 圈,每天 2 次。

1 个月后复诊。

(六) 第 5 次复诊

2012 年 8 月 17 日,出院后第 5 次复诊。

右侧膝关节内侧、小腿内侧行走时疼痛,右大腿内侧疼痛紧缩感消失,穿袜子较前容易,右膝关节内侧股薄肌移行(股骨内上髁、胫骨粗隆内侧)止点处压痛,伴有片状增厚。

【处置】

1. 门诊　行右侧股薄肌止点针刀闭合性松解术。

2. 皮内针　穴位埋置取双侧大都穴、太白穴;行间穴、太冲穴;然谷穴、太溪穴。1 周更换 1 次。

3. 辨证论治　出院方 30 帖。每日 1 帖,每晚睡前用中药渣水煎 10 分钟后泡脚 30 分钟。

4. 家庭作业　床上运动:开合训练,连续做 150 个,每天 2 次;空中蹬车,连续蹬 80 圈,每天 2 次。

1 个月后复诊。

(七) 第 6 次复诊

2012 年 10 月 4 日,出院后第 6 次复诊。

右小腿内侧行走疼痛消失,穿袜子较前容易,右膝关节内侧及右臀部仍有疼痛,右股骨

大转子部位及下方有叩击痛。

X线骨盆平片示(图 8-25):右侧股骨头囊性改变增多;左侧股骨头囊性改变修复。

【处置】

1. 门诊　行右股骨大转子部针刀闭合性松解术。

2. 皮内针　穴位埋置取双侧鱼际穴、太渊穴;行间穴、太冲穴;然谷穴、太溪穴。1 周更换 1 次。

3. 辨证论治　出院方 30 帖。每 3 日 1 帖,每晚睡前用中药渣水煎 10 分钟后泡脚 30 分钟。

4. 家庭作业　床上运动:开合训练,连续做 150 个,每天 2 次;空中蹬车,连续蹬 80 圈,每天 2 次。

3 个月后复诊。

(八) 第 7 次复诊

2013 年 1 月 23 日,出院后第 7 次复诊。

右臀部疼痛消失,可以用正常姿势勉强穿袜子,右髋关节功能改善:内收 20°;外展 30°;内旋 30°;外旋 40°;前屈 120°;伸直 0°;后伸 10°;单腿直立下的环转运动半径 40cm。

X线骨盆平片示(图 8-25):右侧股骨头内囊性改变又有修复;左侧股骨头内再次出现囊性改变。

【处置】

1. 皮内针　穴位埋置取双侧然谷穴、太溪穴。1 周更换皮内针 1 次。

2. 辨证论治　中药改服六味地黄丸,每次 6 克,1 日 2 次,用淡盐水送服。

3. 家庭作业

(1) 床上运动:开合训练,连续做 200 个,每天 2 次;空中蹬车,连续蹬 100 圈,每天 2 次。

(2) 户外运动:太阳下骑自行车,每天 60 分钟,逐渐增加至 120 分钟,分 2 次完成。

3 个月后复诊。

(九) 第 8 次复诊

2013 年 5 月 12 日,出院后第 8 次复诊。

右臀部、膝关节疼痛消失,可以正常穿袜子,右髋关节功能明显改善:内收 25°;外展 40°;内旋 35°;外旋 45°;前屈 130°;伸直 0°;后伸 10°;单腿直立下的环转运动半径 50cm。

X线骨盆平片示(图 8-25):右侧股骨头再次出现囊性改变;左侧股骨头内囊性改变再次修复。

【处置】

1. 皮内针　穴位埋置取双侧大都穴、太白穴;行间穴、太冲穴;然谷穴、太溪穴。1 周更换 1 次。

2. 辨证论治　用药同第 7 次复诊。

3. 家庭作业

(1) 床上运动:开合训练,连续做 250 个,每天 2 次;空中蹬车,连续蹬 100 圈,每天 2 次。

(2) 户外运动:太阳下骑自行车,每天 150 分钟,分 2 次完成。

3 个月后复诊。

（十）第 9 次复诊

2013 年 9 月 30 日，出院后第 9 次复诊。

右臀部及膝关节没有疼痛，行走有力。

X 线骨盆平片示（图 8-25）：右侧股骨头内囊性改变再次有修复。

【处置】

1. 皮内针　穴位埋置取双侧然谷穴、太溪穴。1 周更换 1 次。

2. 辨证论治　用药同第 7 次复诊。

3. 家庭作业

（1）床上运动：开合训练，连续做 300 个，每天 2 次；空中蹬车，连续蹬 100 圈，每天 2 次。

（2）户外运动：太阳下骑自行车，每天 180 分钟，分 3 次完成。

3 个月后复诊。

（十一）第 10 次复诊

2014 年 8 月 1 日，出院后第 10 次复诊。

临床症状消失。右髋关节功能：内收 30°；外展 45°；内旋 40°；外旋 60°；前屈 140°；伸直 0°；后伸 15°；单腿直立下的环转运动半径 55cm。

X 线骨盆平片示（图 8-25）：右侧股骨头内囊性改变明显修复。

股骨头缺血性坏死车氏评分量表评分：8 分。

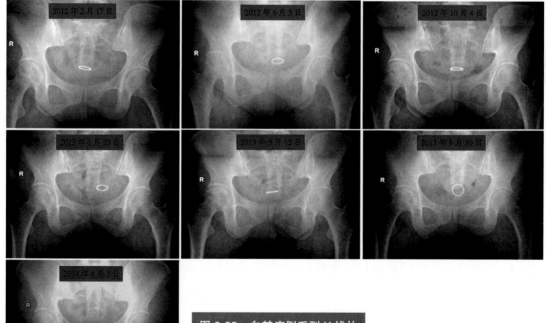

图 8-25　白某病例系列 X 线片

【处置】停止治疗。不适随诊。

按语：该患者属于系统性红斑狼疮引起情绪性软组织损伤，导致股骨头缺血性坏死的典型病例。传统认为激素是主要原因，其实不然，因为在整个治疗过程中，患者一直都在服用激素，并且还有多次病情加重住院用激素冲击治疗。自2012年2月17日到2014年8月1日，接受整体医学治疗，住院7天，门诊10次，历时两年半。股骨头缺血性坏死痊愈，停止治疗时，还每天口服泼尼松10mg。随访30个月，激素一直在用，每天口服泼尼松2.5mg，股骨头缺血性坏死也没有复发。我从330例中发现所谓激素导致股骨头缺血性坏死的说法与临床实际不吻合，有待于进一步临床研究证实。

十三、向某病例（参见图8-26）

(一) 首诊

向某，女，24岁。2011年11月12日首诊。

【主诉】右股骨头缺血性坏死14个月。

【现病史】该患者于2年前在学习滑冰时，不慎摔伤右肩部软组织，经休息治疗症状消失，半年后出现右髋部疼痛，在上海某医院诊断为右股骨头缺血性坏死，做"钽棒植入术"，术后6个月，效果不明显，髋关节疼痛和功能活动受限均加重。经人介绍于2011年11月12日来诊，刻诊：神情沮丧，面色萎黄，右侧髋关节疼痛，靠双拐行走，不能正常姿势穿袜子，口苦口臭，食欲不振，大便黏缸，舌质红，舌苔黄腻，脉弦紧。

【专科查体】右侧臀隆消失，外侧约7cm长手术刀口瘢痕，右侧髋关节功能受限明显：内收5°；外展10°；内旋10°；外旋10°；前屈30°；伸直0°；后伸0°；单腿直立下的环转运动半径：因不能站立，无法测量。右"4"字试验阳性。

X线骨盆平片示（图8-26）：右侧股骨头变扁，内有一金属植入体，骨质破坏囊性改变。

【诊断】右股骨头缺血性坏死。整体医学分期：Ⅱ期。

【处置】收住院完善辅助检查，整体综合治疗。

1. 外治

（1）分别于2011年11月14日、16日、18日行右侧髋关节闭合性股骨头髓内减压、髋关节囊内减压、臭氧消融三联术。

（2）皮内针穴位埋置：取右鱼际穴、太渊穴；行间穴、太冲穴；然谷穴、太溪穴。隔日1次，连做3次。

（3）砭灸罐治疗：取右侧气冲穴、环跳穴、肾俞穴，于行闭合性股骨头髓内减压、髋关节囊内减压、臭氧消融三联术后第2天进行治疗，每天1次。

（4）筋膜棒疗法：取足太阳膀胱经自上而下敲打，每次15分钟，每日2次。

（5）通络生骨仪治疗：每天2次，每次15分钟，于筋膜棒治疗之后进行。

以上诸外治具体方法详见本章第二节整体综合疗法总论"一、外治疗法"。

2. 运动医学治疗　床上运动：开合训练，连续做20个，每天2次；空中蹬车，连续蹬10圈，每天2次。具体方法详见本章第二节整体综合疗法总论"三、运动医学疗法——1.床上运动"。

3. 内治　辨证论治:治则方药、煎服方法详见本章第二节整体综合疗法总论"二、内治疗法——(一)辨证论治 2. Ⅱ期"。7 帖,每日 1 帖。

住院 7 天,疼痛缓解,髋关节功能稍有改善。于 2011 年 11 月 19 日出院。

【出院带药】中草药:住院方加细辛 9g、石见穿 30g、伸筋草 15g。30 帖,每日 1 帖,每晚睡觉前用中药渣水煎 10 分钟后泡脚 30 分钟。

【出院医嘱】

1. 保持阳光心态,合理膳食,加强运动。

2. 皮内针　穴位埋置取双侧然谷穴、太溪穴;1 周时更换皮内针。

3. 床上运动　开合训练,连续做 30 个,每天 2 次;空中蹬车,连续蹬 20 圈,每天 2 次。

1 个月后复诊。

(二) 第 1 次复诊

2012 年 1 月 6 日,出院后第 1 次复诊。

右侧髋部疼痛减轻,仰卧位下屈膝屈髋诱发右大腿前侧疼痛。右侧髋关节功能受限明显改善:内收 15°;外展 30°;内旋 30°;外旋 20°;前屈 90°;伸直 0°;后伸 5°;单腿直立下的环转运动半径 20cm。

X 线骨盆平片示(图 8-26):右侧股骨头变扁,内有一金属植入体,囊性改变有所修复。

【处置】

1. 门诊　行右侧缝匠肌闭合性松解术。

2. 皮内针　穴位埋置取右侧行间穴、太冲穴;然谷穴,太溪穴。1 周更换 1 次。

3. 辨证论治　出院方 30 帖,每日 1 帖,每晚睡觉前用中药渣水煎 10 分钟后泡脚 30 分钟。

4. 家庭作业　床上运动,开合训练,连续做 40 个,每天 2 次;空中蹬车,连续蹬 30 圈,每天 2 次。

1 个月后复诊。

(三) 第 2 次复诊

2012 年 5 月 6 日,出院后第 2 次复诊。

患者感觉病情在不断地好转,为了节省钱,一个月的中药连吃带泡脚用了 4 个月,右侧髋部疼痛明显减轻,可以勉强用正常姿势穿袜子,仰卧位直腿屈髋诱发右大腿前侧疼痛,右髂前下棘处软组织有异常改变,伴有深压痛。

X 线骨盆平片示(图 8-26):右侧股骨头变扁,内有一金属植入体,囊性改变再次出现。

【处置】

1. 门诊　行右侧股直肌闭合性松解术。

2. 皮内针　穴位埋置取右侧大都穴、太白穴;行间穴、太冲穴;然谷穴、太溪穴。1 周更换 1 次。

3. 辨证论治　出院方 30 帖,每 3 日 1 帖。药渣晚上睡前用水煎 10 分钟泡脚 30 分钟。

4. 家庭作业

(1) 床上运动:开合训练,连续做 80 个,每天 2 次;空中蹬车,连续蹬 50 圈,每天 2 次。

(2) 户外运动:每天在太阳下骑自行车 30 分钟,分 2 次完成。

3 个月后复诊。

(四) 第 3 次复诊

2012 年 11 月 4 日,出院后第 3 次复诊。

患者感觉良好,3 个月的药,内服外用半年,右侧髋部疼痛较前又有减轻,右大腿内侧有紧缩疼痛感,穿袜子较前容易,右耻骨上支处软组织有结节样改变,伴有明显压痛。右侧髋关节功能受限改善:内收 20°;外展 30°;内旋 35°;外旋 25°;前屈 110°;伸直 0°;后伸 10°;单腿直立下的环转运动半径 35cm。

X 线骨盆平片示(图 8-26):右侧股骨头变扁,内有一金属植入体,囊性改变修复。

【处置】

1. 门诊　行右侧耻骨肌针刀闭合性松解术。

2. 皮内针　穴位埋置取右鱼际穴、太渊穴;行间穴、太冲穴;然谷穴、太溪穴。1 周更换 1 次。

3. 辨证论治　出院方 30 帖,每 3 日 1 帖。药渣晚上睡前用水煎 10 分钟泡脚 30 分钟。

4. 家庭作业

(1) 床上运动:开合训练,连续做 100 个,每天 2 次;空中蹬车,连续蹬 50 圈,每天 2 次。

(2) 户外运动:每天在太阳下骑自行车 60 分钟,分 2 次完成。

3 个月后复诊。

(五) 第 4 次复诊

2013 年 3 月 11 日,出院后第 4 次复诊。

右髋部疼痛消失,右大腿内侧仍有紧缩疼痛感,穿袜子勉强,右长收肌起点软组织有结节样改变,伴有压痛。

X 线骨盆平片示(图 8-26):右侧股骨头变扁,内有一金属植入体,囊性改变修复。

【处置】

1. 门诊　行右长收肌、短收肌针刀闭合性松解术。

2. 皮内针　穴位埋置取右侧行间穴、太冲穴;然谷穴、太溪穴。1 周更换 1 次

3. 辨证论治　出院方 30 帖,每 3 日 1 帖,每晚睡前用中药渣水煎 10 分钟后泡脚 30 分钟。

4. 家庭作业

(1) 床上运动:开合训练,连续做 100 个,每天 2 次;空中蹬车,连续蹬 60 圈,每天 2 次。

(2) 户外运动:在太阳下骑自行车 120 分钟,分两三次完成。

3 个月后复诊。

(六) 第 5 次复诊

2013 年 6 月 23 日,出院后第 5 次复诊。

右侧膝关节内侧及小腿内侧行走时疼痛,右大腿内侧紧缩疼痛感消失,穿袜子较前容

易,右膝关节内侧股薄肌移行(股骨内上髁、胫骨粗隆内侧)止点处压痛,伴有增厚。

X 线骨盆平片示(图 8-26):右侧股骨头变扁,内有一金属植入体,囊性改变修复。

【处置】

1. 门诊　行右侧股薄肌止点针刀闭合性松解术。

2. 皮内针　穴位埋置取右侧大都穴、太白穴;行间穴、太冲穴;然谷穴、太溪穴。1 周更换 1 次。

3. 辨证论治　出院方 30 帖,每 3 日 1 帖,每晚睡前用中药渣水煎 10 分钟后泡脚 30 分钟。

4. 家庭作业

(1) 床上运动:开合训练,连续做 150 个,每天 2 次;空中蹬车,连续蹬 60 圈,每天 2 次。

(2) 户外运动:在太阳下骑自行车 150 分钟,分两三次完成。

3 个月后复诊。

(七) 第 6 次复诊

2013 年 10 月 10 日,出院后第 6 次复诊。

所有症状消失,行走有力,可以用正常姿势穿袜子,右髋关节功能恢复正常范围。

X 线骨盆平片示(图 8-26):右侧股骨头变扁,内有一金属植入体,囊性改变修复。

股骨头缺血性坏死车氏评分量表评分:9 分。

【处置】停止治疗。不适随诊。

按语:该患者属软组织外伤导致股骨头缺血性坏死,及时行"钽棒植入术"失败病例。钽棒技术源于德国,是由多孔金属钽制成,具有人体松质骨结构特点,孔隙较大,接近人体骨小梁的孔距,其弹性也接近人体骨骼的弹性,原创者的目的是借助于钽棒良好的生物相容

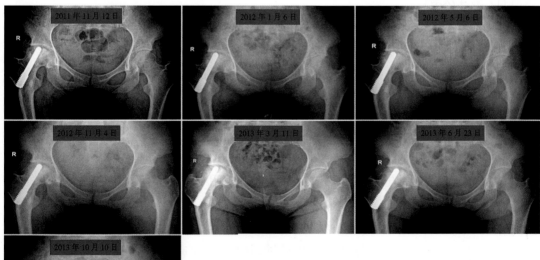

图 8-26　向某病例系列 X 线片

性,植入股骨头坏死区域,通过防止塌陷的支撑作用,试图使人体骨组织长入钽棒的孔隙中,使人体骨骼和钽棒融为一体。可是却没有临床效果和影像结果。好在通过服务治疗患者找到了自信,恢复了原本开朗幽默的人格心理,自 2011 年 11 月 12 日到 2013 年 10 月 10 日,接受整体医学治疗,住院 7 天,门诊复诊 6 次,历时一年零十一个月。虽然自行减量,间断服药,延长复诊时间,坚持康复、自行加大运动治疗量,也没有使病程延长,反而提前几个月痊愈。随访 36 个月,身体健康。笔者从诸多开放性手术病例中体会到整体医学对股骨头缺血性坏死致病因素认识的正确性,希望志同道合的同仁们进一步临床验证和完善。

十四、陆某病例(参见图 8-27)

(一) 首诊

陆某,男,59 岁,2015 年 7 月 6 日首诊。

【主诉】双侧股骨头缺血性坏死 24 个月。

【现病史】该患者类风湿关节炎病史 30 年,因病致贫,全身游走性疼痛不断,长期被负面情绪困扰,于 2 年前在某医院诊断为双侧股骨头缺血性坏死,医生建议住院做人工髋关节置换术,患者无力承担手术费用。经人介绍于 2015 年 7 月 6 日来诊,形体消瘦,神情不振,面色黧黑,左侧髋关节僵硬疼痛,不能站直,屈曲,靠双拐行走,食欲不振,畏寒怕冷,大便溏薄,舌质淡白,少苔,脉弱。

【专科查体】左侧臀部肌肉萎缩,右髋关节功能正常,左侧髋关节功能消失,左"4"字试验无法完成。

X 线骨盆平片示(图 8-27):骨盆倾斜,右侧髋关节间隙存在,股骨头骨质破坏;左侧股骨头残缺,髋关节间隙消失,骨性融合。

【诊断】双股骨头缺血性坏死。整体医学分期:Ⅲ期。

【处置】收住院完善辅助检查,整体综合治疗。

1. 有创外治分别于 2015 年 7 月 7 日、8 日、9 日、10 日、11 日、12 日行左侧:

(1) 腰大肌针刀闭合性松解术 + 皮内针穴位埋置:取左侧大都穴、太白穴;行间穴、太冲穴;然谷穴、太溪穴。

(2) 腹直肌针刀闭合性松解术。

(3) 阔筋膜张肌、髂胫束针刀闭合性松解术 + 皮内针穴位埋置:取左侧大都穴、太白穴;行间穴、太冲穴;然谷穴、太溪穴。

(4) 股骨大转子间窝部针刀闭合性松解术。

(5) 髂股韧带针刀闭合性松解 + 皮内针穴位埋置:取左侧大都穴、太白穴;行间穴、太冲穴;然谷穴、太溪穴。

(6) 闭合性股骨头髓内减压、髋关节囊内减压、臭氧消融三联术。

2. 无创外治分别于 2015 年 7 月 7 日、8 日、9 日、10 日、11 日、12 日行:

(1) 砭灸罐治疗:取左侧气冲穴、环跳穴、肾俞穴。每天 1 次。

(2) 筋膜棒疗法:取足太阳膀胱经自上而下敲打,每次 15 分钟,1 日 2 次。

（3）通络生骨仪治疗：每天 2 次，每次 15 分钟，于筋膜棒治疗之后进行。

（4）左下肢皮牵引：每次 30 分钟，每日 2 次。

以上诸外治具体方法详见本章第二节整体综合疗法总论"一、外治疗法"。

3. 内治　辨证论治详见本章第二节整体综合疗法总论"二、内治疗法——（一）辨证论治 3. Ⅲ期"。7 帖，每日 1 帖。

4. 运动医学治疗　床上运动：开合训练，连续做 10 个，每天 2 次，早晚各 1 次。空中蹬车：连续蹬 10 圈，每天 2 次。详见本章第二节整体综合疗法总论"三、运动医学治疗"。

5. 康复医学治疗　详见本章第二节整体综合疗法总论"四、康复医学治疗"。

6. 服务治疗详见　本章第二节整体综合疗法总论"五、服务治疗"。

住院 7 天，疼痛缓解，功能改善。于 2015 年 7 月 13 日出院。

【出院带药】中草药：住院方加细辛 10g，伸筋草 30g。30 帖，每日 1 帖，每晚睡觉前用中药渣煎水 10 分钟后泡脚 30 分钟。

【出院医嘱】

1. 相信自我，心情愉快，增加营养，荤素搭配。

2. 1 周时更换埋置在左侧大都穴、太白穴；行间穴、太冲穴；然谷穴、太溪穴上的皮内针。

3. 床上运动开合训练，连续做 20 个，每天 2 次；空中蹬车，连续蹬 20 圈，每天 2 次。

4. 左下肢皮牵引每天 60 分钟，分 2 次完成。

1 个月后复诊。

（二）第 1 次复诊

2015 年 8 月 10 日，出院后第 1 次复诊。

左髋关节疼痛减轻，可以直立行走，左侧腹股沟、大腿前侧疼痛，左髂前上棘前下方软组织有条索样改变，伴有压痛。

X 线骨盆平片示（图 8-27）：骨盆倾斜好转，右侧髋关节间隙存在，股骨头骨质破坏；左侧髋关节间隙出现，骨性融合断开迹象。

【处置】

1. 门诊　行左侧缝匠肌髂前上棘附着点、左侧耻骨肌耻骨附着点闭合性松解术。

2. 皮内针　穴位埋置取左侧鱼际穴、太渊穴；行间穴、太冲穴；然谷穴、太溪穴。1 周更换 1 次。

3. 辨证论治　出院方 30 帖，每 3 日 1 帖，每晚用中药渣水煎 10 分钟后泡脚 30 分钟。

4. 家庭作业

（1）床上运动：开合训练，连续做 30 个，每天 2 次；空中蹬车，连续蹬 20 圈，每天 2 次。

（2）左下肢皮牵引：每天牵引 120 分钟，分 4 次完成。

3 个月后复诊。

（三）第 2 次复诊

2015 年 11 月 16 日，出院后第 2 次复诊。

左髋部疼痛有所好转，行走时左大腿前侧疼痛，左髂前下棘处软组织有结节样改变，伴有深压痛。

X 线骨盆平片示(图 8-27):骨盆倾斜矫正,右侧髋关节间隙存在,股骨头骨质破坏;左侧髋关节间隙明显增宽,股骨头残缺,髋臼成蚕食样。

【处置】

1. 门诊　行左侧股直肌髂前下棘附着点闭合性针刀松解术。

2. 皮内针　穴位埋置取左侧然谷穴、太溪穴。1 周更换 1 次。

3. 辨证论治　出院方 30 帖,每 3 日 1 帖,每晚用中药渣水煎 10 分钟后泡脚 30 分钟。

4. 家庭作业

(1) 床上运动:开合训练,连续做 40 个,每天 2 次;空中蹬车:连续蹬 40 圈,每天 2 次。

(2) 左下肢皮牵引:每天牵引 180 分钟,分 6 次完成。

3 个月后复诊。

(四) 第 3 次复诊

2016 年 3 月 14 日,出院后第 3 次复诊。

左髋部疼痛,左大腿内侧有紧缩疼痛感,左耻骨上支处软组织有条索样结节,伴有明显压痛。

X 线骨盆平片示(图 8-27):骨盆倾斜矫正,右侧髋关节间隙存在,股骨头骨质破坏;左侧髋关节间隙明显增宽清晰,股骨头残缺面及髋臼面较前光滑。

【处置】

1. 门诊　行左侧耻骨肌针刀闭合性松解术。

2. 皮内针　穴位埋置取左侧行间穴、太冲穴;然谷穴、太溪穴。1 周更换 1 次。

3. 辨证论治　出院方 30 帖,每 3 日 1 帖,每晚用中药渣水煎 10 分钟后泡脚 30 分钟。

4. 家庭作业

(1) 床上运动:开合训练,连续做 80 个,每天 2 次;空中蹬车:连续蹬 50 圈,每天 2 次。

(2) 左下肢皮牵引:每天间断牵引 210 分钟,分 7 次完成。

3 个月后复诊。

(五) 第 4 次复诊

2016 年 7 月 30 日,出院后第 4 次复诊。

左髋部疼痛消失,左髋关节功能改善:内收 20°;外展 30°;内旋 30°;外旋 20°;前屈 120°;伸直 0°;后伸 10°;单腿直立下的环转运动最大半径 40cm。

股骨头缺血性坏死车氏评分量表评分:7 分。

【处置】

1. 皮内针　穴位埋置取左侧行间穴、太冲穴;然谷穴、太溪穴。1 周更换 1 次。

2. 辨证论治　中药改服六味地黄丸,每次 6 克,1 日 2 次,用淡盐水送服。半年停药。

3. 家庭作业

(1) 床上运动:开合训练,连续做 100 个,每天 2 次;空中蹬车:连续蹬 50 圈,每天 2 次。

(2) 左下肢皮牵引:每天间断牵引 240 分钟,分 8 次完成。

不适随诊。

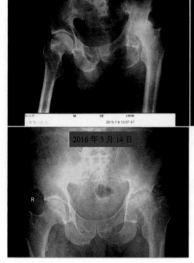
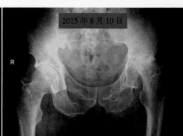
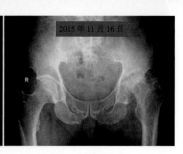

图 8-27　陆某病例系列 X 线片

按语：该患者因类风湿关节炎引起情绪性软组织损伤，导致股骨头缺血性坏死，出现髋关节融合，属Ⅲ期中的重症病例。该病例再一次证明人体强大的自我修复和康复能力。髋关节骨性融合，通过整体医学综合疗法，完全可以重建髋关节，使其功能恢复，重返社会。该患者自 2015 年 7 月 6 日到 2016 年 7 月 30 日，接受整体医学治疗，住院 7 天，门诊 4 次，历时 1 年。疼痛消失，功能基本恢复，正常上班，服六味地黄丸半年停药后，随访 12 个月，股骨头缺血性坏死连同类风湿关节炎，都没有发作。

十五、孙某病例（参见图 8-28）

（一）首诊

孙某，男，42 岁，2014 年 5 月 25 日首诊。

【主诉】双侧股骨头坏死 24 个月。

【现病史】患者在一年内父母重病身亡，妻子罹患精神分裂症，膝下两个孩子都在上学，家庭变故，使得本来就不富裕的家，雪上加霜，丧亲之痛，沉重的负担，让患者精神一下子遭到毁灭性的打击，不到半年的时间，被诊断为双侧股骨头缺血性坏死，没有能力行人工关节置换术，也没有钱做保守治疗，两年下来瘫痪在床，后经病友介绍，其岳父找了同村三个邻居将其抬上客车，一路护送，于 2014 年 5 月 25 日抬到医院诊室，刻诊：慢性病容，精神萎靡，面色蜡黄，双髋部疼痛不能站立，畏寒怕冷，不思饮食，大便稀薄不畅，舌质淡白，有齿印，舌苔白腻，脉沉紧。

【专科查体】右侧臀部肌肉萎缩。髋关节功能范围：左侧：内收 10°；外展 20°；内旋 20°；外旋 10°；前屈 60°；伸直 0°；后伸 0°；单腿直立下的环转运动最大半径：因不能站立，无法测量。右侧：内收 5°；外展 5°；内旋 10°；外旋 5°；前屈 20°；伸直 0°；后伸 0°；单腿直立下的环转运动最大半径：因不能站立，无法测量。双侧"4"字试验阳性。

X 线骨盆平片（图 8-28）：右侧股骨头骨质破坏，头已经坏死塌陷；左侧股骨头骨质破坏，囊性改变并塌陷。

【诊断】双侧股骨头缺血性坏死。整体医学分期:Ⅲ期。

【处置】收住院完善辅助检查,整体综合治疗。

1. 有创外治分别于 2014 年 5 月 26 日、27 日、28 日、29 日、30 日、31 日行双侧:

(1) 腰大肌针刀闭合性松解术 + 皮内针穴位埋置:取双侧大都穴、太白穴;行间穴、太冲穴;然谷穴、太溪穴。

(2) 腹直肌针刀闭合性松解术。

(3) 阔筋膜张肌、髂胫束针刀闭合性松解术 + 皮内针穴位埋置:取双侧大都穴、太白穴;行间穴、太冲穴;然谷穴、太溪穴。

(4) 股骨大转子间窝部针刀闭合性松解术。

(5) 髂股韧带针刀闭合性松解 + 皮内针穴位埋置:取双侧大都穴、太白穴;行间穴、太冲穴;然谷穴、太溪穴。

(6) 闭合性股骨头髓内减压、髋关节囊内减压、臭氧消融三联术。

2. 无创外治分别于 2014 年 5 月 26 日、27 日、28 日、29 日、30 日、31 日行:

(1) 砭灸罐治疗:取双侧气冲穴、环跳穴、肾俞穴。每天 1 次。

(2) 筋膜棒疗法:取足太阳膀胱经自上而下敲打,每次 15 分钟,1 日 2 次。

(3) 通络生骨仪治疗:每天 2 次,每次 15 分钟,于筋膜棒治疗之后进行。

以上诸外治具体方法详见本章第二节整体综合疗法总论"一、外治疗法"。

3. 内治　辨证论治详见本章第二节整体综合疗法总论"二、内治疗法——(一)辨证论治 3. Ⅲ期"。7 帖,每日 1 帖。

4. 运动医学　治疗床上运动:开合训练,连续做 10 个,每天 2 次;空中蹬车,连续蹬 10 圈,每天 2 次。详见本章第二节整体综合疗法总论"三、运动医学治疗"。

5. 康复医学治疗　详见本章第二节整体综合疗法总论"四、康复医学治疗"。

6. 服务治疗　详见本章第二节整体综合疗法总论"五、服务治疗"。

住院 7 天,疼痛缓解,功能改善。于 2014 年 6 月 1 日出院。

【出院带药】中草药:住院方 30 帖。每日 1 帖,晚上睡觉前用中药渣煎水 10 分钟后泡脚 30 分钟。

【出院医嘱】

1. 相信自我,调整情绪,合理膳食。

2. 1 周时更换埋置在双侧大都穴、太白穴;行间穴、太冲穴;然谷穴、太溪穴上的皮内针。

3. 床上运动开合训练,连续做 20 个,每天 2 次;空中蹬车,连续蹬 20 圈,每天 2 次。

1 个月后复诊。

(二) 第 1 次复诊

2014 年 7 月 21 日,出院后第 1 次复诊。

双髋关节疼痛减轻,双侧腹股沟、大腿前侧疼痛,双髂前上棘前下方软组织有条索样改变,伴有压痛。

X 线骨盆平片示(图 8-28):双侧股骨头死骨明显被吸收并塌陷。

【处置】

1. 门诊　行双侧缝匠肌髂前上棘附着点、左侧耻骨肌耻骨附着点闭合性松解术。

2. 皮内针　穴位埋置取双侧大都穴、太白穴;行间穴、太冲穴;然谷穴、太溪穴。1周更换1次。

3. 辨证论治　出院方30帖,每日1帖,每晚用中药渣水煎10分钟后泡脚30分钟。

4. 家庭作业　床上运动:开合训练,连续做30个,每天2次;空中蹬车,连续蹬20圈,每天2次。

1个月后复诊。

(三) 第2次复诊

2014年9月3日,出院后第2次复诊。

双髋部疼痛有所好转,可以站立行走几步,双大腿前侧疼痛,仰卧位直腿屈髋可以诱发,双髂前下棘处软组织有结节样改变,伴有深压痛。

X线骨盆平片示(图8-28):双侧股骨头死骨进一步吸收,双侧股骨头彻底塌陷。

【处置】

1. 门诊　行双侧股直肌髂前下棘附着点闭合性针刀松解术。

2. 皮内针　穴位埋置取双侧鱼际穴、太渊穴;行间穴、太冲穴;然谷穴、太溪穴。1周更换1次。

3. 辨证论治　出院方30帖。每3日1帖,服用及煎药方法同前,每晚用中药渣水煎10分钟后泡脚30分钟。

4. 家庭作业　床上运动:开合训练,连续做40个,每天2次;空中蹬车,连续蹬40圈,每天2次。

3个月后复诊。

(四) 第3次复诊

2015年1月5日,出院后第3次复诊。

双髋部疼痛明显缓解,双大腿内侧有紧缩疼痛感,双耻骨上支处软组织有条索样结节,伴有明显压痛。

X线骨盆平片示(图8-28):右侧有新骨生长;左侧死骨进一步吸收。

【处置】

1. 门诊　行双侧耻骨肌针刀闭合性松解术。

2. 皮内针　穴位埋置取双侧然谷穴、太溪穴。1周更换1次。

3. 辨证论治　出院方30帖。每3日1帖,每晚用中药渣水煎10分钟后泡脚30分钟。

4. 家庭作业　床上运动:开合训练,连续做60个,每天2次;空中蹬车,连续蹬50圈,每天2次。

3个月后复诊。

(五) 第4次复诊

2015年3月17日,出院后第4次复诊。

双髋部疼痛缓解较前更明显。直立行走 50 米,右侧臀部肌肉见长,髋关节功能范围:左侧:内收 20°;外展 30°;内旋 30°;外旋 25°;前屈 90°;伸直 0°;后伸 10°;单腿直立下的环转运动最大半径:不能单腿站立,无法测量。右侧:内收 20°;外展 25°;内旋 20°;外旋 15°;前屈 80°;伸直 0°;后伸 0°;单腿直立下的环转运动最大半径:不能单腿站立,无法测量。

X 线骨盆平片(图 8-28):右侧又有新骨生长;左侧出现新骨生长。双髋臼与股骨颈代偿形成假关节。

【处置】

1. 皮内针　穴位埋置取双侧行间穴、太冲穴;然谷穴、太溪穴。1 周更换 1 次。

2. 辨证论治　出院方 30 帖,每 3 日 1 帖,每晚用中药渣水煎 10 分钟后泡脚 30 分钟。

3. 家庭作业

(1) 床上运动:开合训练,连续做 100 个,每天 2 次;空中蹬车,连续蹬 70 圈,每天 2 次。

(2) 户外运动:每天在太阳下骑自行车 60 分钟,分 2 次完成。

3 个月后复诊。

(六) 第 5 次复诊

2015 年 6 月 2 日,出院后第 5 次复诊。

双髋部静止状态疼痛消失,行走 100 米出现疼痛。髋关节功能范围:左侧:内收 25°;外展 40°;内旋 30°;外旋 40°;前屈 120°;伸直 0°;后伸 10°;单腿直立下的环转运动最大半径 30cm。右侧:内收 25°;外展 35°;内旋 30°;外旋 30°;前屈 110°;伸直 0°;后伸 10°;单腿直立下的环转运动最大半径 20cm。

X 线骨盆平片(图 8-28):双侧股骨颈部出现囊性改变。双髋臼与股骨颈代偿形成假关节。

【处置】

1. 皮内针　穴位埋置取双侧大都穴、太白穴;行间穴、太冲穴;然谷穴、太溪穴。1 周更换 1 次。

2. 辨证论治　出院方 30 帖,每 3 日 1 帖,每晚用中药渣水煎 10 分钟后泡脚 30 分钟。

3. 家庭作业

(1) 床上运动:开合训练,连续做 200 个,每天 2 次;空中蹬车,连续蹬 100 圈,每天 2 次。

(2) 户外运动:每天在太阳下骑自行车 120 分钟,分 4 次完成。

3 个月后复诊。

(七) 第 6 次复诊

2015 年 12 月 5 日,出院后第 6 次复诊。

右臀部肌肉弹性恢复,臀隆与左侧基本相等,行走 300 米以上双髋部出现酸胀疼痛感。髋关节功能范围:左侧:内收 30°;外展 40°;内旋 30°;外旋 50°;前屈 130°;伸直 0°;后伸 10°;单腿直立下的环转运动最大半径 40cm。右侧:内收 30°;外展 35°;内旋 30°;外旋 40°;前屈 120°;伸直 0°;后伸 10°;单腿直立下的环转运动最大半径 30cm。

X 线骨盆平片(图 8-28):双侧囊性改变修复。假关节形成。

股骨头缺血性坏死车氏评分量表评分：7分。

【处置】

1. 皮内针　穴位埋置取双侧然谷穴、太溪穴。1周更换1次。

2. 辨证论治　出院方30帖，每3日1帖，每晚用中药渣水煎10分钟后泡脚30分钟。

3. 家庭作业

(1) 床上运动：开合训练，连续做300个，每天2次；空中蹬车，连续蹬100圈，每天2次。

(2) 户外运动：每天在太阳下骑自行车240分钟，分6次完成。不适随诊。

按语：该患者属于典型情绪性软组织损伤引起股骨头缺血性坏死的案例。因家庭贫困，无钱医治，拖延2年，病情严重到只有死骨的吸收，机体没有能力生长出更多的新骨修复股骨头，以致股骨颈与髋臼代偿形成假关节，使得患者生活自理，髋关节的功能维持最基本的生理需要。如果没有正确的治疗，巨大的坏死骨不能够被吸收，该患者不仅仅是瘫痪在床，还有可能危及生命。然正确的治疗是基于整体医学对股骨头缺血性坏死致病因素、病理机制的新认识。首先是通过恢复髋关节周围软组织的动态平衡失调，达到死骨吸收的目的。其次是努力促进新骨的生长，保护股骨颈不再坏死，与髋臼形成假关节。三是通过康复、运动、服务治疗，训练假关节的功能，维持人体生命活动最基本的生理需求。自2014年5月25日到2015年12月5日，接受整体医学治疗，住院7天，门诊6次，历时1年零7个月。间断

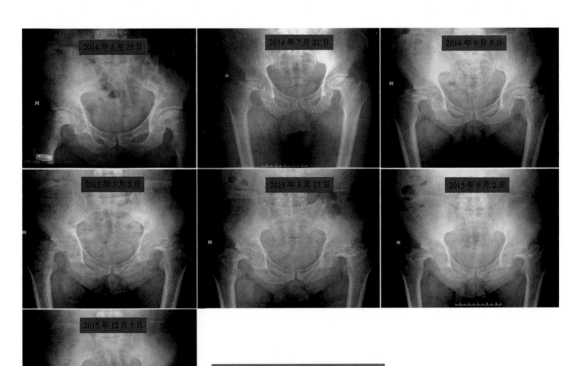

图8-28　孙某病例系列X线片

服药、坚持康复、运动治疗 2 年余,可以骑着电瓶车拉客人挣钱维持家用,供应两个小孩上学。随访 24 个月,病情稳定,体力逐渐增强,徒步行走的距离越来越长,疼痛很少出现。此病例提示我们早期、及时、正确治疗的重要性。

十六、凌某病例(参见图 8-29)

(一) 首诊

凌某,女,35 岁,2014 年 9 月 9 日首诊。

【主诉】双股骨头缺血性坏死 12 个月。

【现病史】患者因患系统性红斑狼疮,丈夫丢下妻女远走他乡,数年杳无音讯,双重打击,终日以泪洗面。一年前不明原因出现左大腿部疼痛,在当地医院诊断为双侧股骨头缺血性坏死,医生建议住院手术,家人拒绝,经人介绍,于 2014 年 9 月 9 日来诊,神情忧郁,面色萎黄,口气臭,左侧髋关节疼痛,食欲不振,舌质红,舌苔黄厚,脉弦。

【专科查体】髋关节功能范围:左侧:内收 20°;外展 30°;内旋 40°;外旋 50°;前屈 130°;伸直 0°;后伸 15°;单腿直立下的环转运动最大半径 30cm。右侧正常。左"4"字试验阳性。

X 线骨盆平片示(图 8-29):双股骨头均有骨质破坏,左侧囊性改变。

【诊断】双股骨头缺血性坏死。整体医学分期:Ⅱ期。

【处置】收住院完善辅助检查,整体综合治疗。

1. 外治

(1) 分别于 2014 年 9 月 11 日、13 日、15 日行左侧闭合性股骨头髓内减压、髋关节囊内减压、臭氧消融三联术。

(2) 皮内针穴位埋置:取双侧鱼际穴、太渊穴;行间穴、太冲穴;然谷穴、太溪穴。隔日 1 次,连做 3 次。

(3) 砭灸罐治疗:取双侧气冲穴、环跳穴、肾俞穴,于行闭合性股骨头髓内减压、髋关节囊内减压、臭氧消融三联术后第 2 天进行治疗,每天 1 次。

(4) 筋膜棒疗法:取足太阳膀胱经自上而下敲打,每次 15 分钟,每日 2 次。

(5) 通络生骨仪治疗:每天 2 次,每次 15 分钟,于筋膜棒治疗之后进行。

以上诸外治具体方法详见本章第二节整体综合疗法总论"一、外治疗法"。

2. 运动医学治疗　床上运动:开合训练,连续做 30 个,每天 2 次;空中蹬车,连续蹬 30 圈,每天 2 次。具体方法详见本章第二节整体综合疗法总论"三、运动医学疗法——1. 床上运动"。

3. 内治　辨证论治:详见本章第二节整体综合疗法总论"二、内治疗法——(一)辨证论治 2. Ⅱ期"。7 帖,每日 1 帖。

住院 7 天,疼痛缓解,功能改善。于 2014 年 9 月 16 日出院。

【出院带药】中草药:住院 30 帖。每 3 日 1 帖。煎药及服用方法同住院。

【出院医嘱】

1. 保持心情愉快,合理膳食。

2. 1 周更换埋置在双侧鱼际穴、太渊穴;行间穴、太冲穴;然谷穴、太溪穴上的皮内针。

3. 床上运动开合训练,连续做 40 个,每天 2 次;空中蹬车,连续蹬 40 圈,每天 2 次。

3 个月后复诊。

(二) 第 1 次复诊

2014 年 12 月 19 日,出院后第 1 次复诊。

左侧髋关节疼痛减轻,左侧腹股沟、大腿根部疼痛,左髂前上棘前下方软组织有条索样改变,伴有压痛。

X 线骨盆平片示(图 8-29):右侧股骨头囊性改变;左侧股骨头囊性改变区域塌陷。

【处置】

1. 门诊　行左侧缝匠肌髂前上棘附着点、左侧耻骨肌耻骨附着点闭合性松解术。

2. 皮内针　穴位埋置取双侧然谷穴、太溪穴。1 周更换 1 次。

3. 辨证论治　出院方 30 帖,每 3 日 1 帖。

4. 家庭作业　床上运动:开合训练,连续做 50 个,每天 2 次;空中蹬车,连续蹬 50 圈,每天 2 次。

3 个月后复诊。

(三) 第 2 次复诊

2015 年 3 月 20 日,出院后第 2 次复诊。

行走时左大腿前侧疼痛,左髂前下棘处软组织有结节样变,伴有深压痛。

X 线骨盆平片示(图 8-29):右侧股骨头囊性改变修复;左侧股骨头囊性改变区域有所修复。

【处置】

1. 门诊　行左侧股直肌髂前下棘附着点闭合性针刀松解术。

2. 皮内针　穴位埋置取双侧然谷穴、太溪穴。1 周更换 1 次。

3. 辨证论治　出院方 30 帖。每 3 日 1 帖。

4. 家庭作业　床上运动:开合训练,连续做 80 个,每天 2 次;空中蹬车,连续蹬 50 圈,每天 2 次。

3 个月后复诊。

(四) 第 3 次复诊

2015 年 7 月 31 日,出院后第 3 次复诊。

左侧髋关节夜间酸痛,左股骨大转子部位叩击痛。左侧髋关节功能范围:内收 30°;外展 40°;内旋 40°;外旋 60°;前屈 130°;伸直 0°;后伸 15°;单腿直立下的环转运动最大半径 40cm。

X 线骨盆平片示(图 8-29):右侧股骨头再次出现囊性改变;左侧股骨头囊性改变进一步修复。

【处置】

1. 门诊　行左股骨大转子部针刀闭合性松解术。

2. 皮内针　穴位埋置取双侧大都穴、太白穴；行间穴、太冲穴；然谷穴、太溪穴。1 周更换 1 次。

3. 辨证论治　出院方 30 帖，每 3 日 1 帖。每晚用中药渣水煎 10 分钟后泡脚 30 分钟。

4. 家庭作业

(1) 床上运动：开合训练，连续做 100 个，每天 2 次；空中蹬车，连续蹬 60 圈，每天 2 次。

(2) 户外运动：每天骑自行车 60 分钟，分 2 次完成。

3 个月后复诊。

(五) 第 4 次复诊

2016 年 8 月 27 日，出院后第 4 次复诊。

左侧髋关节夜间酸痛不适感消失，自行停药，每天坚持加倍完成家庭作业。左髋关节功能范围恢复正常。

X 线骨盆平片示（图 8-29）：双侧股骨头囊性改变修复。

股骨头缺血性坏死车氏评分量表评分：9 分。

【处置】停止治疗，不适随诊。

按语：该患者是典型的情绪性软组织损伤，导致双侧股骨头缺血性坏死的案例。右侧没有临床症状，只有影像表现，左侧临床症状与影像表现均比右侧重。右侧是无塌陷的囊性改变，左侧是有塌陷的囊性改变。这一类型相对比较易治，预后良好。虽然患者没有按时复诊，间断服药，但是也没有影响疾病的康复。患者自 2014 年 9 月 9 日到 2016 年 8 月 27 日，接受整体医学治疗，住院 7 天，门诊 4 次，历时 2 年，停止治疗。随访 12 个月，正常上班无不适，可喜的是：患者停止服用激素，系统性红斑狼疮的血液检查指标由原来的多项阳性，变为只剩下一项阳性。

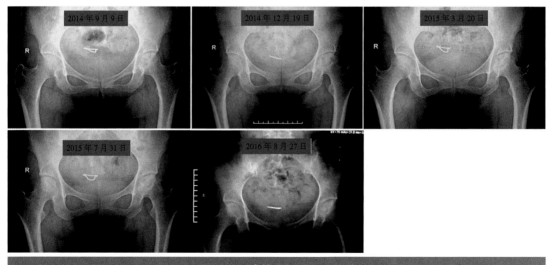

图 8-29　凌某病例系列 X 线片

十七、黎某病例(参见图 8-30)

(一) 首诊

黎某,男,39 岁,2013 年 9 月 11 日首诊。

【主诉】右侧股骨头缺血性坏死 7 个月。

【现病史】患者因交通事故致右侧股骨颈骨折,即行内固定术,术后 7 个月诊断为右股骨头缺血性坏死,取出内固定螺钉后于 2013 年 9 月 11 日来诊。拄双拐,面色无华,神情沮丧,口臭,眠差,右髋部疼痛,不能用正常姿势穿袜子,不思饮食,大便不畅,舌质淡红,有齿印,舌苔黄腻,脉弦。

【专科查体】右侧髋关节功能范围:内收 5°;外展 10°;内旋 15°;外旋 10°;前屈 60°;伸直 0°;后伸 0°;单腿直立下的环转运动最大半径 5cm。右“4”字实验阳性。

X 线骨盆平片示(图 8-30):右侧股骨头骨质破坏,囊性改变,内固定器拔出窦道痕迹。左侧无异常。

【诊断】右股骨头缺血性坏死。整体医学分期:Ⅱ期。

【处置】收住院完善辅助检查,整体综合治疗。

1. 外治

(1) 分别于 2013 年 9 月 13 日、15 日、17 日行右侧闭合性股骨头髓内减压、髋关节囊内减压、臭氧消融三联术。

(2) 皮内针穴位埋置:取右侧鱼际穴、太渊穴;行间穴、太冲穴;然谷穴、太溪穴。隔日 1 次,连做 3 次。

(3) 砭灸罐治疗:取右侧气冲穴、环跳穴、肾俞穴,于行闭合性股骨头髓内减压、髋关节囊内减压、臭氧消融三联术后第 2 天进行治疗,每天 1 次。

(4) 筋膜棒疗法:取足太阳膀胱经自上而下敲打,每次 15 分钟,每日 2 次。

(5) 通络生骨仪治疗:每天 2 次,每次 15 分钟,于筋膜棒治疗之后进行。

以上诸外治具体方法详见本章第二节整体综合疗法总论“一、外治疗法”。

2. 运动医学　治疗床上运动:开合训练,连续做 10 个,每天 2 次;空中蹬车,连续蹬 10 圈,每天 2 次。具体方法详见本章第二节整体综合疗法总论“三、运动医学疗法——1. 床上运动”。

3. 内治　详见本章第二节整体综合疗法总论“二、内治疗法——(一)辨证论治 2. Ⅱ期”。7 帖,每日 1 帖。

住院 7 天,疼痛缓解,功能改善。于 2013 年 9 月 18 日出院。

【出院带药】住院方加黄芪 30g,30 帖。每 3 日 1 帖。每晚睡觉前用中药渣水煎 10 分钟后泡脚 30 分钟。

【出院医嘱】

1. 保持阳光心态,合理膳食,大胆运动。

2. 1 周时更换埋置在右侧鱼际穴、太渊穴;行间穴、太冲穴;然谷穴、太溪穴上的皮内针。

3. 床上运动开合训练,连续做 20 个,每天 2 次;空中蹬车,连续蹬 20 圈,每天 2 次。

3 个月后复诊。

(二) 第 1 次复诊

2013 年 12 月 15 日,出院后第 1 次复诊。

右髋关节疼痛减轻,右腹股沟、大腿前侧疼痛,右髂前上棘前下方软组织有条索样改变,伴有压痛。

X 线骨盆平片示(图 8-30):右侧股骨头骨质破坏,囊性改变增多,内固定器拔出窦道痕迹。左侧无异常。

【处置】

1. 门诊　行右侧缝匠肌髂前上棘附着点、右侧耻骨肌耻骨附着点闭合性松解术。

2. 皮内针　穴位埋置取右侧然谷穴、太溪穴。1 周更换 1 次。

3. 辨证论治　出院方 30 帖,每 3 日 1 帖。每晚睡觉前用中药渣水煎 10 分钟后泡脚 30 分钟。

4. 家庭作业

(1) 床上运动:开合训练,连续做 30 个,每天 2 次;空中蹬车,连续蹬 30 圈,每天 2 次。

(2) 户外运动:每天在太阳下骑自行车 60 分钟,分 2 次完成。

3 个月后复诊。

(三) 第 2 次复诊

2014 年 9 月 9 日,出院后第 2 次复诊。

第 1 次复诊药物用完后右髋部疼痛消失,坚持完成家庭作业,拖延至 9 个月复诊,行走久了右大腿前侧疼痛,仰卧位直腿屈髋可以诱发,右髂前下棘处软组织有结节样变,伴有深压痛。

X 线骨盆平片示(图 8-30):右侧股骨头囊性改变修复,内固定器拔出窦道痕迹。左侧无异常。

【处置】

1. 门诊　行右侧股直肌髂前下棘附着点闭合性针刀松解术。

2. 皮内针　穴位埋置取左侧鱼际穴、太渊穴;行间穴、太冲穴;然谷穴、太溪穴。1 周更换 1 次。

3. 辨证论治　出院方 30 帖,每 3 日 1 帖。每晚睡觉前用中药渣水煎 10 分钟后泡脚 30 分钟。

4. 家庭作业

(1) 床上运动:开合训练,连续做 100 个,每天 2 次;空中蹬车,连续蹬 60 圈,每天 2 次。

(2) 户外运动:每天太阳下骑自行车 120 分钟,分 4 次完成。

3 个月后复诊。

(四) 第 3 次复诊

2014 年 11 月 24 日,出院后第 3 次复诊。

右髋部疼痛加重 7 天,提前复诊。仰卧位直腿屈髋无异常。右侧髋关节功能范围:内收 25°;外展 30°;内旋 30°;外旋 30°;前屈 100°;伸直 0°;后伸 10°;单腿直立下的环转运动最大半径 30cm。

X 线骨盆平片示(图 8-30):右侧股骨头再次出现小的囊性改变,内固定器拔出窦道痕迹。左侧无异常。

【处置】

1. 疼痛加重,功能改善,是死骨再次被吸收的表现,病情进一步好转,所以无需针刀治疗,只用皮内针穴位埋置:取右侧鱼际穴、太渊穴;行间穴、太冲穴;然谷穴、太溪穴。1 周更换 1 次。

2. 辨证论治　出院方 30 帖,每 3 日 1 帖。每晚睡觉前用中药渣水煎 10 分钟后泡脚 30 分钟。

3. 家庭作业

(1) 床上运动:开合训练,连续做 150 个,每天 2 次;空中蹬车,连续蹬 100 圈,每天 2 次。

(2) 户外运动:每天太阳下骑自行车 180 分钟,分 4 次完成。

3 个月后复诊。

(五) 第 4 次复诊

2015 年 2 月 26 日,出院后第 4 次复诊。

右髋部疼痛消失,右大腿内侧有紧缩疼痛感,右耻骨上支处软组织有条索样结节,伴有明显压痛。

X 线骨盆平片示(图 8-30):右侧股骨头囊性改变再次修复,内固定器拔出窦道痕迹。左侧无异常。

【处置】

1. 门诊　行右侧耻骨肌针刀闭合性松解术。

2. 皮内针　穴位埋置取右侧然谷穴、太溪穴。1 周更换 1 次。

3. 辨证论治　出院方 30 帖,每 3 日 1 帖。每晚睡觉前用中药渣水煎 10 分钟后泡脚 30 分钟。

4. 家庭作业

(1) 床上运动:开合训练,连续做 200 个,每天 2 次;空中蹬车,连续蹬 100 圈,每天 2 次。

(2) 户外运动:每天太阳下骑自行车 200 分钟,分 5 次完成。

3 个月后复诊。

(六) 第 5 次复诊

2015 年 5 月 25 日,出院后第 5 次复诊。

右大腿内侧仍有紧缩疼痛感,穿袜子困难。右长收肌、短收肌起点软组织有异常改变,伴有压痛。

X 线骨盆平片示(图 8-30):右侧股骨头较前变圆,内固定器拔出窦道痕迹。左侧无异常。

【处置】

1. 门诊　行右侧长收肌、短收肌耻骨附着点针刀闭合性松解术。

2. 皮内针　穴位埋置取右侧大都穴、太白穴;行间穴、太冲穴;然谷穴、太溪穴。1 周取出更换 1 次。

3. 辨证论治　出院方 30 帖,每 3 日 1 帖。每晚睡觉前用中药渣水煎 10 分钟泡脚 30 分钟。

4. 家庭作业

(1) 床上运动:开合训练,连续做 300 个,每天 2 次;空中蹬车,连续蹬 100 圈,每天 2 次。

(2) 户外运动:每天太阳下骑自行车 210 分钟,分 5 次完成。

3 个月后复诊。

(七) 第 6 次复诊

2015 年 8 月 17 日,出院后第 6 次复诊。

近一个月来右髋部疼痛消失,可以正常穿袜子。右侧髋关节功能范围:内收 30°;外展 40°;内旋 40°;外旋 60°;前屈 130°;伸直 0°;后伸 15°;单腿直立下的环转运动最大半径 50cm。

X 线骨盆平片示(图 8-30):右侧股骨头变扁,又有囊性改变出现,内固定器拔出窦道痕迹。左侧无异常。

股骨头缺血性坏死车氏评分量表评分:8 分。

【处置】

1. 皮内针　穴位埋置取右鱼际穴、太渊穴;行间穴、太冲穴;然谷穴、太溪穴。1 周取出更换 1 次。

2. 辨证论治　出院方 30 帖,每 3 日 1 帖。每晚睡觉前用中药渣水煎 10 分钟后泡脚 30

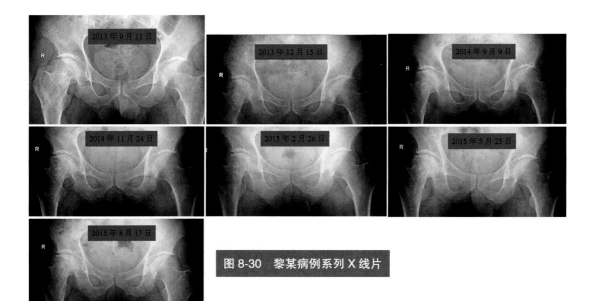

图 8-30　黎某病例系列 X 线片

分钟。用完停止。

3. 家庭作业

（1）床上运动：开合训练，连续做 350 个，每天 2 次；空中蹬车，连续蹬 100 圈，每天 2 次。

（2）户外运动：每天太阳下骑自行车 240 分钟，分 6 次完成。

不适随诊。

按语：该患者是外伤骨折导致股骨头缺血性坏死的典型病例。自 2013 年 9 月 11 日到 2015 年 8 月 17 日。整体医学治疗，住院 7 天，复诊 6 次，历时 1 年零 11 个月。临床症状消失，功能恢复，影像演变经历了坏死骨吸收，囊变修复，再囊变，再修复的过程。随访 24 个月，正常上班，无异常。

十八、李某病例（参见图 8-31）

（一）首诊

李某，男，29 岁，2015 年 2 月 25 日首诊。

【主诉】双股骨头缺血性坏死 11 个月，右侧重，左侧无症状。

【现病史】患者失恋两年走不出阴影，11 个月前诊断为双股骨头缺血性坏死，经病友介绍于 2015 年 2 月 25 日来诊。表情忧伤，面色无华，口臭，眠差，右髋部疼痛，不能用正常姿势穿袜子，不思饮食，大便不畅，舌质淡红，有齿印，舌苔黄腻，脉弦。

【专科查体】髋关节功能范围：右侧：内收 5°；外展 10°；内旋 25°；外旋 10°；前屈 90°；伸直 0°；后伸 5°；单腿直立下的环转运动最大半径 20cm。左侧髋关节功能正常。右"4"字实验阳性。

X 线骨盆平片示（图 8-31）：右侧股骨头骨质破坏，囊性改变；左侧骨小梁结构紊乱。

【诊断】双股骨头缺血性坏死。整体医学分期：Ⅱ期。

【处置】收住院完善辅助检查，整体综合治疗。

1. 外治

（1）分别于 2015 年 2 月 27 日、3 月 1 日、3 日行右侧闭合性股骨头髓内减压、髋关节囊内减压、臭氧消融三联术。

（2）皮内针穴位埋置：取双侧然谷穴、太溪穴。隔日 1 次，连做 3 次。

（3）砭灸罐治疗：取双侧气冲穴、环跳穴、肾俞穴，于行闭合性股骨头髓内减压、髋关节囊内减压、臭氧消融三联术后第 2 天进行治疗，每天 1 次。

（4）筋膜棒疗法：取足太阳膀胱经自上而下敲打，每次 15 分钟，每日 2 次。

（5）通络生骨仪治疗：每天 2 次，每次 15 分钟，于筋膜棒治疗之后进行。

以上诸外治具体方法详见本章第二节整体综合疗法总论"一、外治疗法"。

2. 运动医学治疗　床上运动：开合训练，连续做 30 个，每天 2 次；空中蹬车，连续蹬 30 圈，每天 2 次。具体方法详见本章第二节整体综合疗法总论"三、运动医学疗法——1. 床上运动"。

3. 内治　详见本章第二节整体综合疗法总论"二、内治疗法——（一）辨证论治 2. Ⅱ期"。

7帖,每日1帖。

住院7天,疼痛缓解,功能改善。于2015年3月4日出院。

【出院带药】住院方30帖。每日1帖。每晚睡觉前用中药渣水煎10分钟泡脚30分钟。

【出院医嘱】

1. 平衡心态,合理膳食,大胆运动。

2. 一周时更换埋置在双侧然谷穴、太溪穴上的皮内针。

3. 床上运动开合训练,连续做50个,每天2次;空中蹬车,连续蹬30圈,每天2次。

1个月后复诊。

(二) 第1次复诊

2015年4月16日,出院后第1次复诊。

右髋关节疼痛减轻,右腹股沟、大腿前侧疼痛,右髂前上棘前下方软组织有条索样改变,伴有压痛。

X线骨盆平片示(图8-31):右侧股骨头囊性改变区域死骨吸收;左侧骨小梁结构紊乱。

【处置】

1. 门诊　行右缝匠肌髂前上棘附着点、右耻骨肌耻骨附着点闭合性松解术。

2. 皮内针　穴位埋置取双侧行间穴、太冲穴;然谷穴、太溪穴。1周更换1次。

3. 辨证论治　出院方30帖,每3日1帖。每晚睡觉前用中药渣水煎10分钟后泡脚30分钟。

4. 家庭作业

(1) 床上运动:开合训练,连续做80个,每天2次;空中蹬车,连续蹬40圈,每天2次。

(2) 户外运动:每天太阳下骑自行车60分钟,分2次完成。

3个月后复诊。

(三) 第2次复诊

2015年7月17日,出院后第2次复诊。

右髋部疼痛减轻,右大腿前侧疼痛,仰卧位直腿屈髋可以诱发。右髂前下棘处软组织有结节样变,伴有深压痛。

X线骨盆平片示(图8-31):右侧股骨头囊性改变区域有修复迹象;左侧股骨头内外上方出现囊性改变。

【处置】

1. 门诊　行右侧股直肌髂前下棘附着点闭合性针刀松解术。

2. 皮内针　穴位埋置取双侧大都穴、太白穴;行间穴、太冲穴;然谷穴、太溪穴。1周更换1次。

3. 辨证论治　出院方30帖,每3日1帖。每晚睡觉前用中药渣水煎10分钟后泡脚30分钟。

4. 家庭作业

(1) 床上运动:开合训练,连续做100个,每天2次;空中蹬车,连续蹬50圈,每天2次。

(2) 户外运动:每天太阳下骑自行车 90 分钟,分 3 次完成。

3 个月后复诊。

(四) 第 3 次复诊

2015 年 11 月 3 日,出院后第 3 次复诊。

右髋部疼痛明显减轻,仰卧位直腿屈髋无异常。右大腿内侧有紧缩疼痛感,右耻骨上支处软组织有条索样结节,伴有明显压痛。右侧髋关节功能范围:内收 25°;外展 30°;内旋 30°;外旋 20°;前屈 100°;伸直 0°;后伸 10°;单腿直立下的环转运动最大半径 30cm。

X 线骨盆平片示(图 8-31):右侧股骨头囊性改变修复,股骨头整体塌陷;左侧股骨头内出现大的囊性改变。

【处置】

1. 门诊　行右侧耻骨肌针刀闭合性松解术。

2. 皮内针　穴位埋置取双侧鱼际穴、太渊穴;行间穴、太冲穴;然谷穴、太溪穴。1 周更换 1 次。

3. 辨证论治　出院方 30 帖,每 3 日 1 帖。每晚睡觉前用中药渣水煎 10 分钟泡脚 30 分钟。

4. 家庭作业

(1) 床上运动:开合训练,连续做 120 个,每天 2 次;空中蹬车,连续蹬 60 圈,每天 2 次。

(2) 户外运动:每天太阳下骑自行车 120 分钟,分 4 次完成。

3 个月后复诊。

(五) 第 4 次复诊

2016 年 1 月 22 日,出院后第 4 次复诊。

右髋部疼痛消失,右大腿内侧仍有紧缩疼痛感,右长收肌、短收肌起点软组织有异常改变,伴有压痛。

X 线骨盆平片示(图 8-31):右侧股骨头囊性改变修复;左侧股骨头囊性改变区域有新骨生长。

【处置】

1. 门诊　行右侧长收肌、短收肌耻骨附着点针刀闭合性松解术。

2. 皮内针　穴位埋置取双侧然谷穴、太溪穴。1 周更换 1 次。

3. 辨证论治　出院方 30 帖,每 3 日 1 帖。每晚睡觉前用中药渣水煎 10 分钟泡脚 30 分钟。

4. 家庭作业

(1) 床上运动:开合训练,连续做 150 个,每天 2 次;空中蹬车,连续蹬 70 圈,每天 2 次。

(2) 户外运动:每天太阳下骑自行车 180 分钟,分 4 次完成。

3 个月后复诊。

(六) 第 5 次复诊

2016 年 5 月 25 日,出院后第 5 次复诊。

右大腿内侧紧缩疼痛感消失,可以正常穿袜子。右侧髋关节功能范围:内收 30°;外展 40°;内旋 40°;外旋 50°;前屈 120°;伸直 0°;后伸 10°;单腿直立下的环转运动最大半径

50cm。

X 线骨盆平片示(图 8-31):右侧股骨头囊性改变再次出现;左侧股骨头囊性改变修复。

股骨头缺血性坏死车氏评分量表评分:9 分。

【处置】

1. 皮内针　穴位埋置取双侧大都穴、太白穴;行间穴、太冲穴;然谷穴、太溪穴。1 周取出更换 1 次。

2. 辨证论治　出院方 30 帖,每 3 日 1 帖。每晚睡觉前用中药渣水煎 10 分钟后泡脚 30 分钟。用完停止。

3. 家庭作业

(1) 床上运动:开合训练,连续做 200 个,每天 2 次;空中蹬车,连续蹬 100 圈,每天 2 次。

(2) 户外运动:每天太阳下骑自行车 240 分钟,分 6 次完成。

不适随诊。

按语:该患者是情绪性软组织损伤导致股骨头缺血性坏死的典型病例。自 2015 年 2 月 25 日到 2016 年 5 月 25 日,整体医学治疗,住院 7 天,复诊 5 次,历时 1 年零 3 个月。直至临床症状消失,功能恢复,影像表现右侧股骨头坏死区域还在不断地修复中。左侧自始至终都没有临床症状出现,只能从影像表现上看到死骨吸收、新骨生长的奇妙变化。停止治疗,随访 12 个月,正常工作,无不适。

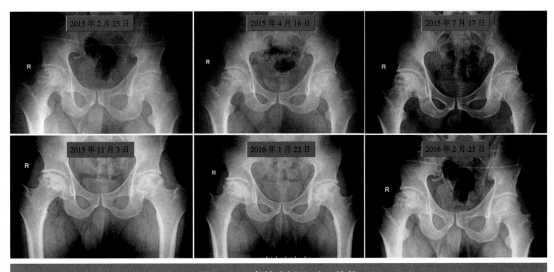

图 8-31　李某病例系列 X 线片

十九、缪某病例(参见图 8-32)

(一) 首诊

缪某,男,41 岁,2012 年 4 月 14 日首诊。

【主诉】左股骨头缺血性坏死 13 个月。

【现病史】患者打篮球致左髋部软组织损伤 8 个月后,诊断为股骨头缺血性坏死,畏惧手术,经病友介绍于 2012 年 4 月 14 日来诊。精神一般,面色无华,口臭,左髋部疼痛,不能用正常姿势穿袜子,舌质淡红,有齿印,舌苔黄腻,脉弦。

【专科查体】髋关节功能范围:左侧:内收 10°;外展 20°;内旋 30°;外旋 10°;前屈 90°;伸直 0°;后伸 5°;单腿直立下的环转运动最大半径 30cm。左"4"字实验阳性。

X 线骨盆平片示(图 8-32):右侧股骨头无异常;左侧股骨头骨质破坏。

【诊断】左股骨头缺血性坏死。整体医学分期:Ⅱ期。

【处置】收住院完善辅助检查,整体综合治疗。

1. 外治

(1) 分别于 2012 年 4 月 16 日、18 日、20 日行左侧髋关节闭合性股骨头髓内减压、髋关节囊内减压、臭氧消融三联术。

(2) 皮内针穴位埋置:取左侧鱼际穴、太渊穴;行间穴、太冲穴;然谷穴、太溪穴。隔日 1 次,连做 3 次。

(3) 砭灸罐治疗:取左侧气冲穴、环跳穴、肾俞穴,于髋关节行闭合性股骨头髓内减压、髋关节囊内减压、臭氧消融三联术后第 2 天进行治疗,每天 1 次。

(4) 筋膜棒疗法:取足太阳膀胱经自上而下敲打,每次 15 分钟,1 日 2 次。

(5) 通络生骨仪治疗:每天 2 次,每次 15 分钟,于筋膜棒治疗之后进行。

以上诸外治具体方法详见本章第二节整体综合疗法总论"一、外治疗法"。

2. 运动医学治疗　床上运动:开合训练,连续做 30 个,每天 2 次;空中蹬车,连续蹬 30 圈,每天 2 次。具体方法详见本章第二节整体综合疗法总论"三、运动医学疗法——1. 床上运动"。

3. 内治　辨证论治:中药 7 帖,每日 1 帖,详见本章第二节整体综合疗法总论"二、内治疗法——(一)辨证论治 2. Ⅱ期"。

住院 7 天,疼痛缓解,功能改善。于 2012 年 4 月 21 日出院。

【出院带药】住院方 30 帖。每 3 日 1 帖。每晚睡觉前用中药渣水煎 10 分钟后泡脚 30 分钟。

【出院医嘱】

1. 心理平衡,合理膳食,大胆运动。

2. 1 周时更换埋置在左侧鱼际穴、太渊穴;行间穴、太冲穴;然谷穴、太溪穴上的皮内针。

3. 床上运动开合训练,连续做 50 个,每天 2 次;空中蹬车,连续蹬 50 圈,每天 2 次。

3 个月后复诊。

(二)第 1 次复诊

2012 年 7 月 18 日出院后第 1 次复诊。

左髋关节疼痛减轻,左腹股沟连及大腿前侧疼痛,左髂前上棘前下方软组织有条索样改变,伴有压痛。

X 线骨盆平片示(图 8-32):右侧股骨头无异常;左侧股骨头骨质破坏。

【处置】

1. 门诊　行左缝匠肌髂前上棘附着点、耻骨肌耻骨附着点闭合性松解术。

2. 皮内针　穴位埋置取左侧大都穴、太白穴;行间穴、太冲穴;然谷穴、太溪穴。1周更换1次。

3. 辨证论治　出院方30帖,每3日1帖。每晚睡觉前用中药渣水煎10分钟后泡脚30分钟。

4. 家庭作业

(1) 床上运动:开合训练,连续做80个,每天2次;空中蹬车,连续蹬80圈,每天2次。

(2) 户外运动:每天太阳下骑自行车60分钟,分2次完成。

3个月后复诊。

(三) 第2次复诊

2012年10月24日,出院后第2次复诊。

左髋部疼痛缓解,左大腿前侧疼痛,左髂前下棘处软组织有结节样改变,伴有深压痛。

X线骨盆平片示(图8-32):右侧股骨头无异常;左侧股骨头骨质破坏。

【处置】

1. 门诊　行左侧股直肌髂前下棘附着点闭合性针刀松解术。

2. 皮内针　穴位埋置取左侧大都穴、太白穴;行间穴、太冲穴;然谷穴、太溪穴。1周更换1次。

3. 辨证论治　出院方30帖,每3日1帖。每晚睡觉前用中药渣水煎10分钟后泡脚30分钟。

4. 家庭作业

(1) 床上运动:开合训练,连续做100个,每天2次;空中蹬车,连续蹬50圈,每天2次。

(2) 户外运动:每天太阳下骑自行车90分钟,分3次完成。

3个月后复诊。

(四) 第3次复诊

2013年1月19日,出院后第3次复诊。

左髋部疼痛明显减轻,左大腿内侧有紧缩疼痛感,左耻骨上支处软组织有条索样结节,伴有明显压痛。左侧髋关节功能范围:内收20°;外展20°;内旋30°;外旋20°;前屈100°;伸直0°;后伸10°;单腿直立下的环转运动最大半径35cm。

X线骨盆平片示(图8-32):右侧股骨头无异常;左侧股骨头骨质破坏。

【处置】

1. 门诊　行左侧耻骨肌针刀闭合性松解术。

2. 皮内针　穴位埋置取左侧鱼际穴、太渊穴;行间穴、太冲穴;然谷穴、太溪穴。1周更换1次。

3. 辨证论治　出院方30帖,每3日1帖。每晚睡觉前用中药渣水煎10分钟后泡脚30分钟。

4. 家庭作业

(1) 床上运动:开合训练,连续做 120 个,每天 2 次;空中蹬车,连续蹬 60 圈,每天 2 次。

(2) 户外运动:每天太阳下骑自行车 120 分钟,分 4 次完成。

3 个月后复诊。

(五) 第 4 次复诊

2013 年 6 月 1 日,出院后第 4 次复诊。

第 3 次复诊后感觉病情减轻许多,中药间断服用,按时泡脚、运动,所以推迟 3 个月复诊。左髋部疼痛消失,左大腿内侧仍有紧缩疼痛感,左长收肌、短收肌起点软组织有异常改变,伴有压痛。

X 线骨盆平片示(图 8-32):右侧股骨头无异常。左侧股骨头骨质破坏区域出现囊性改变。

【处置】

1. 门诊 行左侧长收肌、短收肌耻骨附着点针刀闭合性松解术。

2. 皮内针 穴位埋置取左侧然谷穴、太溪穴。1 周更换 1 次。

3. 辨证论治 出院方 30 帖,每 3 日 1 帖。每晚睡觉前用中药渣水煎 10 分钟后泡脚 30 分钟。

4. 家庭作业

(1) 床上运动:开合训练,连续做 200 个,每天 2 次;空中蹬车,连续蹬 100 圈,每天 2 次。

(2) 户外运动:每天太阳下骑自行车 180 分钟,分 5 次完成。

3 个月后复诊。

(六) 第 5 次复诊

2014 年 1 月 5 日,出院后第 5 次复诊。

左大腿内侧紧缩疼痛感消失,可以正常穿袜子。左侧髋关节功能范围:内收 30°;外展 45°;内旋 40°;外旋 50°;前屈 130°;伸直 0°;后伸 15°;单腿直立下的环转运动最大半径 55cm。

X 线骨盆平片示(图 8-32):右侧股骨头无异常。左侧股骨头囊性改变修复。

【处置】

1. 皮内针 穴位埋置取左侧大都穴、太白穴;行间穴、太冲穴;然谷穴、太溪穴。1 周取出更换 1 次。

2. 辨证论治 出院方 30 帖,每 3 日 1 帖。每晚睡觉前用中药渣水煎 10 分钟后泡脚 30 分钟。

3. 家庭作业

(1) 床上运动:开合训练,连续做 250 个,每天 2 次;空中蹬车,连续蹬 100 圈,每天 2 次。

(2) 户外运动:每天太阳下骑自行车 220 分钟,分 5 次完成。

3 个月后复诊。

(七) 第 6 次复诊

2014 年 5 月 9 日,出院后第 6 次复诊。

左大腿内侧紧缩疼痛感消失,可以正常穿袜子。左侧髋关节功能范围:内收 30°;外展 45°;内旋 40°;外旋 50°;前屈 140°;伸直 0°;后伸 15°;单腿直立下的环转运动最大直径 55cm。

X 线骨盆平片示(图 8-32):右侧股骨头无异常。左侧股骨头囊性改变修复。

【处置】

1. 皮内针　穴位埋置取左侧大都穴、太白穴;行间穴、太冲穴;然谷穴、太溪穴。1 周取出更换 1 次。

2. 辨证论治　出院方 30 帖,每 3 日 1 帖。每晚睡觉前用中药渣水煎 10 分钟后泡脚 30 分钟。

3. 家庭作业

(1) 床上运动:开合训练,连续做 300 个,每天 2 次;空中蹬车,连续蹬 100 圈,每天 2 次。

(2) 户外运动:每天太阳下骑自行车 240 分钟,分 5 次完成。

3 个月后复诊。

(八) 第 7 次复诊

2014 年 10 月 24 日,出院后第 7 次复诊。

临床症状消失,近 2 个月尝试着打了 3 次篮球,无不适。

X 线骨盆平片示(图 8-32):右侧股骨头无异常。左侧股骨头再次出现小囊性改变。

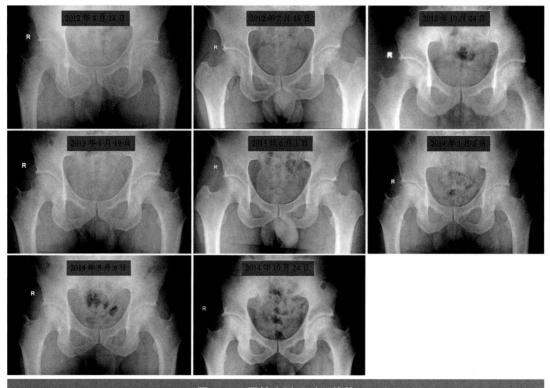

图 8-32　缪某病例系列 X 线片

股骨头缺血性坏死车氏评分量表评分:9分。

【处置】

1. 停止口服中药及外治。

2. 家庭作业

(1) 床上运动:开合训练,连续做 300 个,每天 2 次;空中蹬车,连续蹬 120 圈,每天 2 次。

(2) 户外运动:每天太阳下骑自行车 240 分钟,分 4 次完成。

不适随诊。

按语:该患者是因急性软组织损伤导致股骨头缺血性坏死的典型病例。自 2012 年 4 月 14 日到 2014 年 10 月 24 日。整体医学治疗,住院 7 天,复诊 7 次,历时 2 年零 6 个月。之所以治疗时间比较长是因为股骨头坏死的特点造成的,从影像表现上可以发现端倪:坏死区域没有囊性改变,直到 2013 年 6 月 1 日第 4 次复诊时,才有囊性改变出现,也是患者感觉疗效最明显的时候,以致延迟 3 个月复诊。没有囊性改变的股骨头缺血性坏死病例,治疗都比较棘手,相对疗程长。该患者酷爱篮球运动,因此在整体治疗中,床上运动治疗递增的幅度比较大,户外运动的时间也比较长,是治疗中的关键,不可以忽视。停止治疗,随访 32 个月,正常工作,正常篮球运动无不适。

二十、邱某病例(参见图 8-33)

(一) 首诊

邱某,男,43 岁,2011 年 11 月 22 日首诊。

【主诉】双股骨头缺血性坏死 16 个月。

【现病史】患者因父母财产继承,兄弟反目,诉诸法律,负面情绪 2 年 6 个月后,诊断为股骨头缺血性坏死,畏惧手术,经病友介绍于 2011 年 11 月 22 日来诊。精神沮丧,面色铁青,口臭,双髋部疼痛,左侧明显,不能用正常姿势穿袜子,舌质淡红,有齿印,舌苔黄腻,脉弦。

【专科查体】髋关节功能范围:左侧:内收 10°;外展 20°;内旋 30°;外旋 10°;前屈 90°;伸直 0°;后伸 5°;单腿直立下的环转运动最大半径 10cm。右侧:内收 20°;外展 30°;内旋 30°;外旋 30°;前屈 100°;伸直 0°;后伸 10°;单腿直立下的环转运动最大半径 30cm。双"4"字实验阳性。

X 线骨盆平片示(图 8-33):双侧股骨头骨质破坏,左侧较重。

【诊断】双股骨头缺血性坏死。整体医学分期:Ⅱ期。

【处置】收住院完善辅助检查,整体综合治疗。

1. 外治

(1) 分别于 2011 年 11 月 24 日、26 日、28 日行双侧髋关节闭合性股骨头髓内减压、髋关节囊内减压、臭氧消融三联术。

(2) 皮内针穴位埋置:取双侧鱼际穴、太渊穴;行间穴、太冲穴;然谷穴、太溪穴。隔日 1 次,连做 3 次。

(3) 砭灸罐治疗:取双侧气冲穴、环跳穴、肾俞穴,于行髋关节闭合性股骨头髓内减压、髋关节囊内减压、臭氧消融三联术后第 2 天进行治疗,每天 1 次。

(4) 筋膜棒疗法:取足太阳膀胱经自上而下敲打,每次 15 分钟,每日 2 次。

(5) 通络生骨仪治疗:每天 2 次,每次 15 分钟,于筋膜棒治疗之后进行。

以上诸外治具体方法详见本章第二节整体综合疗法总论"一、外治疗法"。

2. 运动医学治疗　床上运动:开合训练,连续做 20 个,每天 2 次;空中蹬车,连续蹬 30 圈,每天 2 次。具体方法详见本章第二节整体综合疗法总论"三、运动医学疗法——1. 床上运动"。

3. 内治　辨证论治:中药 7 帖,每日 1 帖,详见本章第二节整体综合疗法总论"二、内治疗法——(一)辨证论治 2. Ⅱ期"。

住院 7 天,疼痛缓解,功能改善。于 2011 年 11 月 29 日出院。

【出院带药】住院方 30 帖。每两日 1 帖。每晚睡觉前用中药渣水煎 10 分钟后泡脚 30 分钟。

【出院医嘱】

1. 心理平衡,合理膳食,大胆运动。

2. 1 周时更换埋置在双侧鱼际穴、太渊穴;行间穴、太冲穴;然谷穴、太溪穴上的皮内针。

3. 床上运动开合训练,连续做 50 个,每天 2 次;空中蹬车,连续蹬 50 圈,每天 2 次。

2 个月后复诊。

(二) 第 1 次复诊

2012 年 1 月 31 日,出院后第 1 次复诊。

双髋关节疼痛减轻,双腹股沟连及大腿前侧疼痛,双侧髂前上棘前下方软组织有条索样改变,伴有压痛。

X 线骨盆平片示(图 8-33):双侧股骨头骨质破坏,左侧较重。

【处置】

1. 门诊　行双缝匠肌髂前上棘附着点、耻骨肌耻骨附着点闭合性松解术。

2. 皮内针　穴位埋置取双侧然谷穴、太溪穴。1 周更换 1 次。

3. 辨证论治　出院方 30 帖,每两日 1 帖。每晚睡觉前用中药渣水煎 10 分钟后泡脚 30 分钟。

4. 家庭作业

(1) 床上运动:开合训练,连续做 70 个,每天 2 次;空中蹬车,连续蹬 70 圈,每天 2 次。

(2) 户外运动:每天太阳下骑自行车 60 分钟,分 2 次完成。

2 个月后复诊。

(三) 第 2 次复诊

2012 年 3 月 9 日,出院后第 2 次复诊。

双髋部疼痛缓解,双大腿前侧疼痛,双侧髂前下棘处软组织有结节样改变,伴有深压痛。

X 线骨盆平片示(图 8-33):右侧股骨头坏死区域出现囊性改变。左侧股骨头骨质破坏。

【处置】

1. 门诊 行双侧股直肌髂前下棘附着点闭合性针刀松解术。

2. 皮内针 穴位埋置取双侧行间穴、太冲穴;然谷穴、太溪穴。1 周更换 1 次。

3. 辨证论治 出院方 30 帖,每 3 日 1 帖。每晚睡觉前用中药渣水煎 10 分钟后泡脚 30 分钟。

4. 家庭作业

(1) 床上运动:开合训练,连续做 80 个,每天 2 次;空中蹬车,连续蹬 80 圈,每天 2 次。

(2) 户外运动:每天太阳下骑自行车 90 分钟,分 3 次完成。

3 个月后复诊。

(四) 第 3 次复诊

2012 年 9 月 17 日,出院后第 3 次复诊。

第 2 次复诊后感觉效果明显,间断服药,延迟 3 个月复诊。双髋部疼痛明显减轻。双大腿内侧有紧缩疼痛感,双侧耻骨上支处软组织有条索样结节,伴有明显压痛。髋关节功能范围:左侧:内收 20°;外展 30°;内旋 35°;外旋 30°;前屈 100°;伸直 0°;后伸 5°;单腿直立下的环转运动最大半径 20cm。右侧:内收 30°;外展 40°;内旋 30°;外旋 50°;前屈 130°;伸直 0°;后伸 15°;单腿直立下的环转运动最大半径 50cm。

X 线骨盆平片示(图 8-33):右侧股骨头囊性改变修复。左侧股骨头骨整体塌陷迹象。

【处置】

1. 门诊 行双侧耻骨肌针刀闭合性松解术。

2. 皮内针穴 位埋置取双侧鱼际穴、太渊穴;行间穴、太冲穴;然谷穴、太溪穴。1 周更换 1 次。

3. 辨证论治 出院方 30 帖,每 3 日 1 帖。每晚睡觉前用中药渣水煎 10 分钟后泡脚 30 分钟。

4. 家庭作业

(1) 床上运动:开合训练,连续做 100 个,每天 2 次;空中蹬车,连续蹬 80 圈,每天 2 次。

(2) 户外运动:每天太阳下骑自行车 120 分钟,分 4 次完成。

3 个月后复诊。

(五) 第 4 次复诊

2012 年 11 月 16 日,出院后第 4 次复诊。

第 3 次复诊后双髋部疼痛加重,提前来复诊,双大腿内侧仍有紧缩疼痛感,双侧长收肌、短收肌起点软组织有异常改变,伴有压痛。

X 线骨盆平片示(图 8-33):右侧股骨头囊性改变修复。左侧股骨头坏死区域出现囊性改变。

【处置】

1. 门诊 行双侧长收肌、短收肌耻骨附着点针刀闭合性松解术。

2. 皮内针 穴位埋置取左侧然谷穴、太溪穴。1 周更换 1 次。

3. 辨证论治　出院方 30 帖,每 3 日 1 帖。每晚睡觉前用中药渣水煎 10 分钟后泡脚 30 分钟。

4. 家庭作业

(1) 床上运动:开合训练,连续做 120 个,每天 2 次;空中蹬车,连续蹬 90 圈,每天 2 次。

(2) 户外运动:每天太阳下骑自行车 150 分钟,分 4 次完成。

3 个月后复诊。

(六) 第 5 次复诊

2013 年 5 月 6 日,出院后第 5 次复诊。

第 4 次复诊后一个多月病情大幅度好转,间断服药,再次延迟 3 个月复诊。双髋部疼痛间断发作,双大腿内侧紧缩疼痛感消失,穿袜子较前容易。髋关节功能范围:左侧:内收 30°;外展 40°;内旋 35°;外旋 40°;前屈 110°;伸直 0°;后伸 10°;单腿直立下的环转运动最大半径 40cm。右侧:内收 30°;外展 45°;内旋 40°;外旋 50°;前屈 140°;伸直 0°;后伸 15°;单腿直立下的环转运动最大半径 50cm。

X 线骨盆平片示(图 8-33):右侧股骨头囊性改变修复。左侧股骨头坏死区域出现坏死骨吸收迹象,囊性改变修复。

【处置】

1. 皮内针　穴位埋置取双侧大都穴、太白穴;行间穴、太冲穴;然谷穴、太溪穴。1 周取出更换 1 次。

2. 辨证论治　出院方 30 帖,每 3 日 1 帖。每晚睡觉前用中药渣用水煎 10 分钟后泡脚 30 分钟。

3. 家庭作业

(1) 床上运动:开合训练,连续做 150 个,每天 2 次;空中蹬车,连续蹬 90 圈,每天 2 次。

(2) 户外运动:每天太阳下骑自行车 180 分钟,分 5 次完成。

3 个月后复诊。

(七) 第 6 次复诊

2013 年 9 月 24 日,出院后第 6 次复诊。

双髋部疼痛间歇性出现,双侧股骨大转子部位叩击痛,左侧明显,穿袜子较前更加容易。

X 线骨盆平片示(图 8-33):右侧股骨头囊性改变修复。左侧股骨头坏死区域死骨吸收较前明显。

【处置】

1. 门诊　行双侧股骨大转子部针刀闭合性松解术。

2. 皮内针　穴位埋置取双侧鱼际穴、太渊穴;行间穴、太冲穴;然谷穴、太溪穴。1 周取出更换 1 次。

3. 辨证论治　出院方 30 帖,每 3 日 1 帖。每晚睡觉前用中药渣水煎 10 分钟后泡脚 30 分钟。

4. 家庭作业

（1）床上运动:开合训练,连续做 200 个,每天 2 次;空中蹬车,连续蹬 100 圈,每天 2 次。

（2）户外运动:每天太阳下骑自行车 200 分钟,分 5 次完成。

3 个月后复诊。

（八）第 7 次复诊

2013 年 12 月 31 日,出院后第 7 次复诊。

双髋部疼痛间歇性出现如前,双侧股骨大转子部位叩击痛,左侧明显,穿袜子较前更加容易。

X 线骨盆平片示(图 8-33):右侧股骨头囊性改变修复。左侧股骨头坏死区域死骨吸收较前更加明显,塌陷。

【处置】

1. 门诊 行双侧股骨大转子部针刀闭合性松解术。

2. 皮内针 穴位埋置取双侧然谷穴、太溪穴。1 周取出更换 1 次。

3. 辨证论治 出院方 30 帖,每 3 日 1 帖。每晚睡觉前用中药渣水煎 10 分钟后泡脚 30 分钟。

4. 家庭作业

（1）床上运动:开合训练,连续做 200 个,每天 2 次;空中蹬车,连续蹬 100 圈,每天 2 次。

（2）户外运动:每天太阳下骑自行车 240 分钟,分 6 次完成。

3 个月后复诊。

（九）第 8 次复诊

2014 年 8 月 5 日,出院后第 8 次复诊。

双髋部疼痛偶尔出现,双侧股骨大转子部位叩击痛,左侧明显,可以正常姿势穿袜子。

X 线骨盆平片示(图 8-33):右侧股骨头再次出现囊性改变。左侧股骨头坏死区域死骨进一步吸收,塌陷加重。

【处置】

1. 门诊 行双侧股骨大转子部针刀闭合性松解术。

2. 皮内针穴 位埋置取双侧然谷穴、太溪穴。1 周取出更换 1 次。

3. 辨证论治 出院方 30 帖,每 3 日 1 帖。每晚睡觉前用中药渣水煎 10 分钟后泡脚 30 分钟。

4. 家庭作业

（1）床上运动:开合训练,连续做 250 个,每天 2 次;空中蹬车,连续蹬 100 圈,每天 2 次。

（2）户外运动:每天太阳下骑自行车 250 分钟,分 6 次完成。

3 个月后复诊。

（十）第 9 次复诊

2014 年 12 月 28 日,出院后第 9 次复诊。

第 8 次复诊后一个月临床症状消失。髋关节功能范围:左侧:内收 30°;外展 45°;内旋 35°;外旋 60°;前屈 140°;伸直 0°;后伸 15°;单腿直立下的环转运动最大半径 55cm。右侧:

内收 30°；外展 45°；内旋 40°；外旋 60°；前屈 150°；伸直 0°；后伸 15°；单腿直立下的环转运动最大半径 55cm。

X 线骨盆平片示(图 8-33)：右侧股骨头囊性改变修复。左侧股骨头塌陷区域修复，股骨头表面光整。

股骨头缺血性坏死车氏评分量表评分：9 分。

【处置】

1. 停止口服中药及外治。

2. 家庭作业

(1) 床上运动：开合训练，连续做 300 个，每天 2 次；空中蹬车，连续蹬 120 圈，每天 2 次。

(2) 户外运动：每天太阳下骑自行车 270 分钟，分 6 次完成。

3 个月后复诊。

不适随诊。

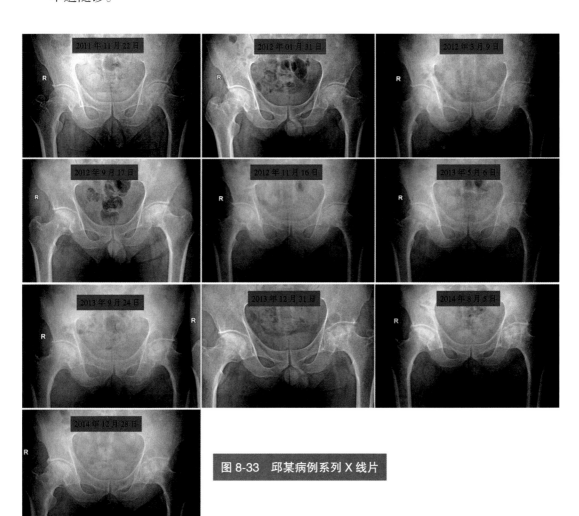

图 8-33　邱某病例系列 X 线片

　　按语:该患者是情绪性软组织损伤导致股骨头缺血性坏死的典型病例。自 2011 年 11 月 22 日到 2014 年 12 月 28 日,整体医学治疗,住院 7 天,复诊 9 次,历时 3 年。治疗时间比较长是因为兄弟之间的官司拖了近三年才告结束,所以负性情绪持续的时间比较长。影像表现:坏死区域一直没有明显的囊性改变出现,直到 2013 年 5 月 6 日第 5 次复诊时,死骨才出现吸收,就像冰凌解冻一样左侧大块死骨开始松动,微循环的重建从此开始,之后的治疗就比较顺畅,同时患者感觉疗效逐渐明显的时候,也是负性情绪逐渐消退的时候。停止治疗,随访 32 个月,正常工作,身体无不适。

第九章

儿童型股骨头缺血性坏死的诊治

第一节　儿童型股骨头缺血性坏死的原因

笔者临床发现,儿童型股骨头缺血性坏死原因相对于成人比较简单,基于儿童的心理发育特点,以快乐为中心,天真烂漫的童心生活,使得情绪性的软组织损伤发生的概率几乎为零。小儿又是"稚阴稚阳"之体,虽然生长发育日新月异,但是肾气尚未充盛,既不耐寒,也不耐热,善动不拘的天性,没有防范意识,容易发生意外,一但出现外伤,最多见的就是软组织损伤,因为其骨骼富含胶原蛋白,有非常好的弹性和韧性,骨折的概率比较低,如果忽略对急性软组织损伤的及时正确处理,那么就容易发生股骨头缺血性坏死。所以儿童型股骨头缺血性坏死的主要原因是外伤,哪怕是轻微的外伤也不容忽视,所以小儿的屁股打不得。任何一处的外伤均可以引起髋关节周围软组织的动态平衡失调,影响血液循环,致使髋关节囊内无菌性炎症发生,刺激关节滑膜上丰富的痛觉感受器,波及闭孔神经,反射性引起膝关节疼痛,出现跛行,病情进一步发展,引起髋关节周围的软组织发育与健侧不同步,由动态平衡失调发展成力的平衡失调,肌肉萎缩,进一步引起股骨头的血供障碍加重,出现骨骺的发育停止、硬化、缺血坏死。临床上儿童型股骨头缺血性坏死大多都是单侧的,很少有双侧的坏死发生。发病年龄,以3岁半到8岁为多见。

第二节　儿童型股骨头坏死的早期诊断

一、病史采集

3 个月以上的外伤史。

二、临床症状

最早出现的症状是疼痛，跛行。疼痛的部位是膝关节或大腿根部。

三、临床体征

1. 髋关节周围软组织压痛：腰臀部、腹股沟区域多有阳性体征。早期一般不会有臀隆消失的症状。

2. "4"字试验阳性。

3. 左右髋间距离：儿童同年龄组的不同身高的髋间距差异比较大，缺乏大样本量的数据统计资料，不同年龄组的工作量更大，在此不敢妄言。例如：6 岁，身高 123cm，髋间距是81cm。笔者在临床中多参考左右髋床距，忽略左右髋间距。

4. 左右髋床距：左右髋床距不等高，左右髋床距离的测量方法同成人，见第六章"成人型股骨头缺血性坏死的早期诊断"。

5. 双侧的腹股沟深浅不相等（图 9-1），患侧的比健侧的深。左右臀纹不等长（图 9-2），患侧的短。

6. 影像检查：影像检查及分析同成人（图 9-3），再增加一条，即看髋关节的表面是否清晰可辨，要左右对比，患侧毛糙，即公认的创伤性关节炎的表现，属阳性。

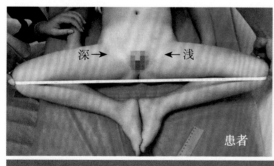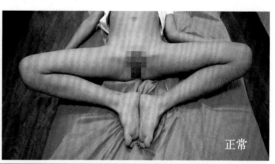

图 9-1　腹股沟图

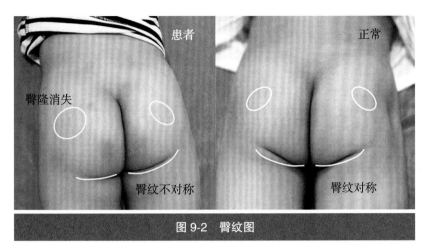

图 9-2　臀纹图

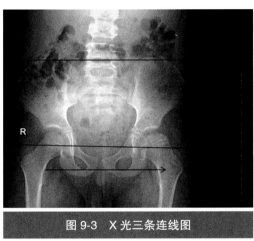

图 9-3　X 光三条连线图

第三节　儿童型股骨头缺血性坏死的治疗

儿童型股骨头缺血性坏死的治疗主要是囊内减压、消除无菌性炎症,缓解疼痛。

一、髋关节囊内针刀闭合性减压和臭氧消融二联术

(一) 操作流程标准

1. 体位　仰卧位,患肢外展 15°。

2. 定点　髂前上棘下划线与腹股沟线的交点做体表定点。

3. 消毒　骨外科常规消毒,铺无菌洞巾。

4. 手术入路　髋关节囊前外侧。

5. 方法　首先取 0.5% 的利多卡因 1ml 在体表定点处皮内注射形成一皮丘,然后将 I 型 3 号(0.8mm×75mm)的针刀与躯干正中矢状面成 45°角,按照针刀医学"四步进针规程"刺入皮下浅筋膜层(结缔组织),再慢慢穿过肌肉层,达到髋关节囊外侧,行"十字"切开,将针刀缓慢退至皮外。即刻用 7 号 10cm 的注射针头连接 20ml 注射器,沿针刀手术通道慢慢进

入髋关节囊内,注入 2ml 60μg/ml 的臭氧。用纱布块压迫针刀眼不出血为止,用医用术后贴贴敷针眼。推入病房平卧 2 小时。

(二) 注意事项

1. 术中　体表定位要准确。注射麻醉药先皮内形成皮丘后,再至皮下组织即可,不可过深,更没有必要进入髋关节腔。针刀穿透皮肤后,要掌握好角度及方向,切不可伤及股静脉、股动脉、股神经。

2. 臭氧注入　注射针头一定按针刀入路原路进入髋关节囊内,注入臭氧要缓慢,尽量减轻患儿疼痛感,切忌将臭氧注入血管。

3. 推入病房　平卧 2 小时期间,不要苛求一个姿势,累了可以在床上自由活动。2 小时以后下地自由运动。

二、皮内针治疗

同成年人,详见第八章第二节。

三、砭灸罐治疗

同成年人,详见第八章第二节。

四、辨证论治

基于儿童稚阴稚阳之体不任攻伐、无七情内伤症的生长发育特质,中药的应用以滋补肾阴为主,以促进肾气发育,壮骨生髓。

1. 方用　六味地黄汤:熟地24g,山药12g,制山茱萸12g,茯苓9g,丹皮9g,泽泻9g。7剂。

2. 煎法　7 剂药一起煎。选大号砂锅,用 2000ml 冷水浸泡 2 小时,先大火烧开,改小火煎 45 分钟,将药汁滤出。再加入开水 1000ml,大火烧开,再改成小火煎 30 分钟,把药汁滤入第一煎中,合二为一约 1000ml,置冰箱冷藏。

3. 服法　根据不同年龄,每次 10~50ml,加热后早晚饭前半小时分服。3~5 岁,每次 10ml;6~8 岁,每次 30ml;9~12 岁,每次 50ml。

在治疗期间不可以限制患儿的运动,要让其随心所欲、顺其自然的玩耍,但是要悉心看护,防止跌仆损伤。

第四节　儿童型股骨头缺血性坏死的典型病例

一、汪某病例(参见图 9-4)

(一) 首诊

汪某:男,12 岁,2011 年 7 月 30 日首诊。

【主诉】左侧股骨头缺血性坏死 42 个月。

【现病史】患儿 8 岁玩耍时不慎从 4 楼坠至 1 楼地面,至双股骨颈骨折,行开放性手术,右侧痊愈。6 个月后出现左侧髋部疼痛,在当地医院诊断为股骨头缺血性坏死,在康复理疗科治疗不见好转,后辗转数家医院,口服外用中西药物、针灸推拿,无效,经人介绍于 2011 年 7 月 30 日爸爸背着孩子来诊。刻诊:患儿形体偏胖,面色红润,精神活泼,舌质淡红,有齿印,舌苔薄白,脉缓。

【专科查体】左侧腹股沟变深;髋间距 50cm,左右髋床距不等高;左侧臀纹变短,臀隆明显小于右侧;双下肢不等长,左腿比右腿短 4cm。左侧 "4" 字实验阳性。

【影像检查】X 线骨盆平片示(图 9-4):骨盆倾斜,左侧股骨头月牙状骨质破坏,髋臼发育不良,股骨头有半脱位。

【诊断】左股骨头缺血性坏死(儿童型)。

【处置】收住院完善辅助检查,整体综合治疗。

1. 外治

(1) 分别于 2011 年 8 月 1 日、5 日行左侧髋关节囊内减压和臭氧消融二联术 1 次。

(2) 皮内针穴位埋置:取左侧鱼际穴、太渊穴;行间穴、太冲穴;然谷穴、太溪穴。隔日 1 次,连做 3 次。

(3) 砭灸罐治疗:取左侧气冲穴、环跳穴、肾俞穴,于行髋关节囊内减压和臭氧消融二联术后第 2 天进行治疗,每天 1 次。

以上诸外治方法详见本章第三节。

2. 内治　辨证论治:中草药 7 帖,方药及煎服方法详见本章第三节"四、辨证论治"。

住院 7 天,疼痛缓解,功能改善。于 2011 年 8 月 6 日出院。

【出院带药】中草药:住院方 84 帖,煎服方法同住院。

【出院医嘱】

1. 饮食运动皆遵循随心所欲,顺其自然的原则。

2. 1 周更换埋置在左侧鱼际穴、太渊穴;行间穴、太冲穴;然谷穴、太溪穴上的皮内针。

3 个月后复诊。

(二) 第 1 次复诊

2011 年 10 月 30 日,出院后第 1 次复诊。

左髋关节疼痛减轻,跛行消失,原手术刀口瘢痕周围软组织有条索样改变,伴有压痛。

X 线骨盆平片示(图 9-4):骨盆倾斜矫正,左侧股骨头月牙状坏死区域变深,髋臼发育不良,股骨头有半脱位。

【处置】

1. 门诊　行原手术刀口瘢痕周围软组织针刀闭合性松解术。

2. 皮内针　穴位埋置取左侧然谷穴、太溪穴。1 周更换 1 次。

3. 辨证论治　出院方 98 帖。煎服方法同住院。

6 个月后复诊。

（三）第 2 次复诊

2012 年 5 月 14 日,出院后第 2 次复诊。

左髋部疼痛有所好转,原手术刀口瘢痕周围软组织还有不规则结节样改变,伴有压痛。

X 线骨盆平片示(图 9-4):左侧股骨头坏死区域有新骨生长,髋臼发育不良,股骨头有半脱位。

【处置】

1. 门诊 行原手术刀口瘢痕周围软组织针刀闭合性松解术。

2. 皮内针 穴位埋置取左侧大都穴、太白穴;行间穴、太冲穴;然谷穴、太溪穴。1 周更换 1 次。

3. 辨证论治 出院方 70 帖。煎服方法同住院。

3 个月后复诊。

（四）第 3 次复诊

2012 年 8 月 7 日,出院后第 3 次复诊。

左髋部疼痛依旧,原手术刀口瘢痕周围软组织仍有不规则结节样改变伴有压痛。

X 线骨盆平片示(图 9-4):左侧股骨头坏死区域有新骨生长,髋臼发育不良,股骨头有半脱位。

【处置】

1. 门诊 行原手术刀口瘢痕周围软组织针刀闭合性松解术。

2. 皮内针 穴位埋置取右侧鱼际穴、太渊穴;行间穴、太冲穴;然谷穴、太溪穴。1 周更换 1 次。

3. 辨证论治出院方 84 帖。煎服方法同住院。

4 个月后复诊。

（五）第 4 次复诊

2012 年 12 月 9 日,出院后第 4 次复诊。

左髋部疼痛呈间歇性发作,原手术刀口瘢痕周围软组织弹性恢复无压痛,左侧臀隆见长。

X 线骨盆平片示(图 9-4):左侧股骨头坏死区域有新骨生长,髋臼发育不良,股骨头有半脱位。

【处置】

1. 皮内针 穴位埋置取左侧然谷穴、太溪穴。1 周更换 1 次。

2. 辨证论治 出院方 98 帖。煎服方法同住院。

5 个月后复诊。

（六）第 5 次复诊

2013 年 5 月 20 日,出院后第 5 次复诊。

左髋部疼痛消失,两侧臀隆基本等大。

X 线骨盆平片示(图 9-4):左侧股骨头坏死区域新骨生长,髋臼发育不良,股骨头有半脱位。

【处置】

1. 皮内针　穴位埋置取左侧大都穴、太白穴;行间穴、太冲穴;然谷穴、太溪穴。1周取出更换1次。

2. 辨证论治　停服中草药,改服六味地黄丸,每次15粒,1日2次,饭前用淡盐水送服。嘱其1个月后停止治疗。

按语:儿童型股骨颈骨折合并股骨头缺血性坏死的病例比较少见。该患儿自2011年7月30日至2013年5月20日,住院7天,门诊治疗5次,历时1年零10个月。三个月的时间,骨盆矫正,跛行消失,疗效显著。首战告捷,为后续治疗奠定了基础。前三次门诊治疗的重点是运用针刀闭合性松解术,解决原先手术瘢痕粘连所引发的临床症状,后2次门诊治疗的重点是根据"各补其荥而通其俞,调其虚实,和其逆顺。筋脉骨肉,各以其时受月,则病已矣"的原则,运用皮内针按照不同的季节灵活选用穴位埋置,再配合以六味地黄汤补肾生骨。让小儿随心所欲地运动,是重建髋关节周围软组织生物力学动态平衡体系的关键。虽然股骨头还没有完全修复,但是髋关节的功能确已经恢复在先。停止治疗,大可不必担心,通过人体强大的自我修复和康复能力,就会慢慢的康复。停止治疗,随访36个月,身体无不适。

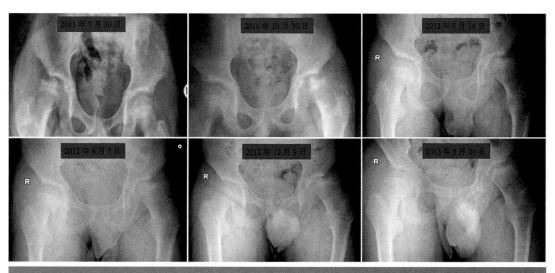

图9-4　汪某病例系列X线片

二、吴某病例(参见图9-5)

(一) 首诊

吴某,4岁半,2013年4月3日初诊。

【主诉】左侧股骨头缺血性坏死12个月。

【现病史】该患儿1年前不明原因出现左侧髋关节疼痛,跛行,在当地医院诊断为股骨头缺血性坏死,行开放性手术治疗无效。孩子父母看到孩子多方治疗无效,心里的压力不仅仅是对孩子的疼爱和家庭的贫困,还有世俗之见,老是感觉到在族人面前抬不起头。于是再次从凯里到贵阳求医,在火车上夫妻二人背着孩子想到伤心处暗自流泪,被坐在邻座上的一对夫妻看到,经过简短的交流,得知孩子的病情,就马上介绍他们带孩子到上海治疗,这对好心夫妇的女儿杨桂英,在 8 岁时患股骨头缺血性坏死,经过我 3 个月的治疗痊愈,当时她们没有我的联系方式,只知道医院,看着没有来过上海、文化程度极低的孩子父母,非常同情,夫妇二人就亲自从贵阳乘火车把患儿及其父母送到我的诊室,告诉孩子的父母:"就是这个医生给我们女儿治好的病。"时间是 2013 年 4 月 3 日。刻诊:患儿形体瘦弱,不能行走,面色无华,舌质淡红,指纹淡红。

【专科查体】左侧腹股沟变深;髂间距 40cm,左侧髂床距高于右侧;左侧臀纹变短,臀隆明显小于右侧,外侧有一 7cm 长的手术瘢痕。左侧"4"字实验阳性。

X 线骨盆平片示(图 9-5):左侧股骨头消失,只剩下干酪样坏死骨影像。

【诊断】左股骨头缺血性坏死(儿童型)。

【处置】收住院完善辅助检查,整体综合治疗。

1. 外治

(1) 分别于 2013 年 4 月 5 日、9 日行左侧髋关节囊内减压和臭氧消融二联术。

(2) 皮内针穴位埋置:取左侧行间穴、太冲穴;然谷穴、太溪穴。隔日 1 次,连做 3 次。

(3) 砭灸罐治疗:取左侧气冲穴、环跳穴、肾俞穴,于行髋关节囊内减压和臭氧消融二联术后第 2 天进行治疗,每天 1 次。

以上诸外治方法详见本章第三节。

2. 内治　辨证论治:中草药 7 帖,方药及煎服方法详见本章第三节"四、辨证论治"。

住院 7 天,疼痛缓解。于 2013 年 4 月 10 日出院。

【出院带药】中草药住院方 7 帖。煎药及服用方法同住院。

【出院医嘱】

(1) 饮食运动皆遵循随心所欲,顺其自然的原则。

(2) 1 周时更换埋置在左侧行间穴、太冲穴;然谷穴、太溪穴上的皮内针。

3 个月后复诊。

(二) 第 1 次复诊

2013 年 7 月 12 日,出院后第 1 次复诊。

左髋关节疼痛减轻,跛行减轻,原手术刀口瘢痕周围软组织有结节样改变,伴有压痛。

X 线骨盆平片示(图 9-5):左侧股骨头消失,死骨有吸收。

【处置】

1. 门诊　行原手术刀口瘢痕周围软组织针刀闭合性松解术。

2. 皮内针　穴位埋置取左侧大都穴、太白穴;行间穴、太冲穴;然谷穴、太溪穴。1 周更换 1 次。

3. 辨证论治　住院方 14 帖,煎药及服用方法同住院。

3 个月后复诊。

（三）第 2 次复诊

2013 年 10 月 14 日,出院后第 2 次复诊。

左髋部疼痛有所好转,原手术刀口瘢痕周围软组织还有不规则结节样改变,伴有压痛。

X 线骨盆平片示(图 9-5):左侧股骨头消失,坏死区域有新骨生长。

【处置】

1. 门诊　行原手术刀口瘢痕周围软组织针刀闭合性松解术。

2. 皮内针　穴位埋置取左侧鱼际穴、太渊穴;行间穴、太冲穴;然谷穴、太溪穴。1 周更换 1 次。

3. 辨证论治　住院方 14 帖,煎药及服用方法同住院。

3 个月后复诊。

（四）第 3 次复诊

2014 年 1 月 16 日,出院后第 3 次复诊。

左髋部疼痛减轻,原手术刀口瘢痕周围软组织仍有不规则结节样改变,伴有压痛。

X 线骨盆平片示(图 9-5):左侧股骨头消失,坏死区域有新骨生长。

【处置】

1. 门诊　行原手术刀口瘢痕周围软组织针刀闭合性松解术。

2. 皮内针　穴位埋置取左侧然谷穴、太溪穴。1 周更换 1 次。

3. 辨证论治　住院方 14 帖,煎药及服用方法同住院。

3 个月后复诊。

（五）第 4 次复诊

2014 年 5 月 5 日,出院后第 4 次复诊。

左髋部疼痛明显减轻,稍有跛行,原手术刀口瘢痕周围软组织弹性恢复无压痛,左侧臀隆见长。

X 线骨盆平片示(图 9-5):左侧坏死区域有新骨生长,出现股骨头轮廓。

【处置】

1. 皮内针　穴位埋置取左侧大都穴、太白穴;行间穴、太冲穴;然谷穴、太溪穴。1 周更换 1 次。

2. 辨证论治　住院方 14 帖,煎药及服用方法同住院。

3 个月后复诊。

（六）第 5 次复诊

2014 年 8 月 5 日,出院后第 5 次复诊。

左髋部疼痛消失,左侧臀隆明显长大。

X 线骨盆平片示(图 9-5):左侧坏死区域新骨生长,股骨头轮廓明显。

【处置】

1. 皮内针　穴位埋置取左侧大都穴、太白穴;行间穴、太冲穴;然谷穴、太溪穴。1 周取出更换 1 次。

2. 辨证论治　住院方 14 帖,煎药及服用方法同住院。

3 个月后复诊。

(七) 第 6 次复诊

2014 年 11 月 4 日,出院后第 6 次复诊。

左髋部疼痛消失,跛行消失,左侧臀隆明显长大。

X 线骨盆平片示(图 9-5):左侧长出新的股骨头。

【处置】

1. 皮内针　穴位埋置取左侧然谷穴、太溪穴。1 周取出更换 1 次。

2. 辨证论治　住院方 14 帖,煎药及服用方法同住院。

3 个月后复诊。

(八) 第 7 次复诊

2015 年 2 月 2 日,出院后第 7 次复诊。

左髋部疼痛消失,跛行消失,双侧臀隆一样大。

X 线骨盆平片示(图 9-5):左侧长出新的股骨头,头型完整。

【处置】停止治疗。

(九) 第 8 次复诊

2015 年 7 月 15 日,出院后第 8 次复诊。

患儿于 7 天前玩耍时扭伤导致右大腿部疼痛。查体无异常。

X 线骨盆平片示(图 9-5):左侧股骨头完全修复,右侧股骨头无异常。

【处置】云南白药气雾剂外用。不适随诊。

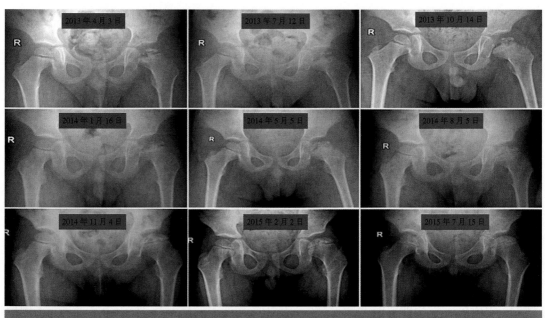

图 9-5　吴某病例系列 X 线片

按语：该患儿属于手术失败病例。其实手术一旦失败，就延长了病程，需要 1~2 年的时间才能治愈。没有经过手术治疗的患儿，一般 1~3 个月就可以治愈。该案例自 2013 年 4 月 3 日至 2015 年 2 月 2 日，住院 7 天，门诊治疗 7 次，历时 1 年零 10 个月，方才痊愈。住院期间有创治疗 2 次，穴位埋置 3 次，配合砭灸罐 5 次。共计煎服中药 98 帖，每 7 帖服用 50 天，既节约费用，又省去每天煎药的时间。该患儿的治疗关键是消除髋关节囊内的非特异性炎症，缓解疼痛，再治疗手术刀口瘢痕粘连，配合以自主运动，恢复髋关节周围生物力学的动态平衡，重建股骨头内的微循环，达到股骨头修复的目的。儿童型股骨头缺血性坏死修复后的股骨头表面光滑，与成人型修复后的股骨头成蚕食样的改变大有不同。

第十章

整体医学治疗股骨头缺血性坏死的体会

第一节　对疼痛的体会

股骨头缺血性坏死:早期症状有疼痛,病情进展疼痛加重,病情好转也有疼痛,以上3种情况在不同的时期,表现为不同程度的疼痛性质。至于疼痛的部位,早期症状多在膝部,病情进展期多在髋、股、膝部,表现为静止痛和运动痛交替出现,并伴随着髋关节功能受限加重;病情好转期的疼痛表现为静止痛和运动痛交替出现,同时伴随着髋关节功能受限好转的出现。因为股骨头缺血性坏死的发生,最早受累的是髋关节周围的软组织,慢慢地才导致髋关节囊内的环境发生改变,引起滑膜的分泌功能产出和回流的平衡被打破,产出多于回流,关节腔内压力增高,滑膜无菌性炎症。髋关节滑膜上丰富的痛觉感受器,将疼痛反射到闭孔神经上,引起膝关节及下肢疼痛,所以很多股骨头缺血性坏死的病人首发症状是膝关节痛,往往被误诊为膝关节病变。

病情进展期的疼痛。其主要原因是,髋关节囊内的无菌性炎症没有得到有效控制,使囊内压持续增高,波及到股骨头内髓腔的缺血加重,使得死骨面积逐渐增大,这样必然造成股骨头内的压力也随之增高,囊内、髓内双重压力的高压产生大量的致疼物质,反射性地引起髋关节周围的肌肉出现痉挛,导致疼痛加剧的同时,也引起关节功能障碍进一步的加重。现代医学解剖学研究发现"在正常关节软骨周围的滑膜下组织,没有毛细血管系统朝向软骨。"那么因为髋关节周围的软组织损伤,动态平衡失调,势必会影响到髋关节囊内环境的动态平衡失调,主要是关节腔润滑液的代谢速度滞缓于产生速度,也就是说产生的正常关节腔润滑液,不能在正常的时间内被代谢出去,润滑液就会在关节囊内聚集,形成所谓的关节腔"积液",导致关节囊内的压力增高,产生"涨应力",激发"无菌性炎症"的发生,刺激关节软骨周围的滑膜,滑膜上丰富的痛觉感受器,不断地将疼痛信号通过神经反射弧传递到神经中枢,神经中枢经过分析甄别,迅速向机体发出指令,保护病变组织,保护的结果是让关节周围的软组织产生痉挛来对抗关节囊内的"涨应力"。这就是股骨头缺血性坏死在病情进展期产生疼痛的机制,在Ⅱ期疼痛表现得尤为明显。到第Ⅲ期软组织损伤已经固定在人体生物力学力的平衡失调上,出现肌肉萎缩板结,关节间隙狭窄僵硬,功能受限明显,关节腔内润滑液代谢出现了病态下的动态平衡,没有无菌性炎症的产生,股骨头内缺血坏死区域没有囊性改变的产生,所以也就没有疼痛症状的出现。

病情好转期的疼痛,是经过正确的治疗,股骨头的血液运行得到改善,骨髓内的毛细血管网生物活性增加,前面一边吞噬坏死骨,后面一边运输 Ca^{2+},堆积在毛细血管网的基底部,形成增生硬化区带的影像改变。以此为基础,虽然股骨头内微循环的重建速度会快速推进,但是也不是一次就能完成的。需要经历初级、中级、高级的不同阶段。初级阶段是毛细血管爬行深入坏死骨区域,形成基本框架结构,分割包围死骨,为死骨的吸收奠定基础。中级阶段是吸收消化死骨的过程,毛细血管再次分级,为死骨的生长奠定基础。高级阶段是新骨生长的过程,毛细血管网不断地完善,构建骨小梁结构,使得坏死骨区域逐渐被新骨替代。即便如此,也不是一个初、中、高级阶段的过程就彻底完成了股骨头缺血性坏死的修复,而是要经历几个初、中、高级的螺旋式的轮回式上升过程,才能彻底完成修复。在股骨头缺血性坏死修复这个复杂的生命活动过程中,如果吸收死骨的速度和毛细血管的再生速度、新骨生长的速度不协调,一个慢,一个快,就会导致骨髓内一过性的高压产生致痛物质,因为这种高压仅限于髓内,外周关节腔内的环境经过治疗比较干净,没有无菌性炎症的产生,所以尽管有疼痛,也不会影响到髋关节的功能,还能感觉到髋关节功能的改善。

第二节 髋关节功能与疼痛的关系体会

一般讲,股骨头缺血性坏死的病情程度与髋关节的功能改善情况成正比例关系。即病情加重,髋关节功能受限严重;病情好转,髋关节功能受限也随之改善。所以,髋关节的功能是评判疗效的金标准。如果髋关节融合,功能消失,疼痛也随之消失。

在治疗过程中,如果出现疼痛加剧,伴随着的是髋关节功能改善,那么这个疼痛就是良性的,是病情好转的表现。如果出现疼痛加剧,伴随着的是髋关节功能受限加重,那么这个疼痛就是恶性的,是病情加重的表现。在新骨生长期,伴随着的是疼痛逐渐缓解,功能逐渐改善,行走时腿部的力量逐渐增大,特别是爬楼梯时感觉越来越不费力气。

第三节 对影像演变的体会

一、囊性改变的临床意义

股骨头的囊性改变,不是病情的加重,是人体自我保护和修复能力的影像体现。股骨头一旦发生缺血性坏死,人体的免疫系统会马上做出应急反应,在最先坏死区域内,使得微循环系统活跃,产生毛细血管的分裂、再生,不断地吞噬坏死骨,渐渐形成肉芽组织,呈圆球形扩散,毛细血管向坏死区域伸延,将死骨分割包围,逐渐将其吸收,形成的毛细血管网状结构,也就是现代医学描述的"爬行替代"现象,是重建微循环系统的基础,目的是在吸收死骨的同时,把修复骨细胞必须的钙和磷等微量元素输送到囊性改变区域,制造骨细胞,搭建骨小梁结构,慢慢地长出新骨,极力与骨坏死的行为进行抗争,通过清除死骨,制造新骨,努力维护股骨头内环境的平衡。因此囊性改变是与骨坏死同时发生的,哪里有坏死的发生,哪里就有修复,哪里就有囊性改变的产生动机,除非体弱抗争无力,就不会有囊性改变的形成,只有病情的发展。其实也不是所有的股骨头缺血性坏死都会发生囊性改变,没有囊性改变的病例预后比较差。如果在治疗过程中出现囊性改变,非但不是病情的加重,而是病情的好转。所以说囊性改变不是病情的加重,相反,它是人体自我康复、自我修复能力的体现。囊性改变区域越大,吸收死骨的能力越强。此时正确的干预可使修复能力大于坏死的速度,病情首先得到控制,其次到相持,再次出现逆转。反之,坏死就会进一步发展,甚至达到难以逆转的地步。

这就要求我们医生,不要把囊性改变认为是病情加重的表现,要从根本上认识囊性改变,及时正确的制定治疗方案,让患者感受到疗效,让家属看到希望,积极配合治疗,避免手术。

二、塌陷的临床意义

与囊性改变一样,不是所有的股骨头缺血性坏死的病例都有塌陷,塌陷独立出现是人体正气不足、病情严重的表现。此类患者在治疗过程中,如果没有囊性改变的出现,就有可能会成为保髋失败的病例。在囊性改变基础上的塌陷是死骨被分割吸收的影像表现,预后相对比较好。

三、囊性改变和塌陷的关系及临床意义

囊性改变和塌陷的关系一般有:有囊性改变的塌陷;无囊性改变的塌陷;无塌陷的囊性改变;塌陷中囊性改变。分析囊性改变和塌陷的关系,可以指导临床治疗,顺势利导,逆流挽舟;判断疾病的预后。

(一) 有囊性改变的塌陷

囊性改变是塌陷的基础,其实塌陷不是人为可以防止的,它恰恰是死骨吸收、新骨生长的必要经历阶段。这就是为什么德国人发明的钽棒植入技术,是针对防止股骨头塌陷而设计的,但是其近期疗效和远期疗效都不理想的根本原因。

有囊性改变的塌陷是股骨头缺血性坏死的双向转折时期,是坏死和修复的相持,塌陷是死骨被分割吸收的影像表现,也是人体吸收死骨能力发挥到极致的表现。治疗要把握住塌陷刚刚开始发生的时机,积极正确的治疗,使新骨生长的速度及时赶上死骨被吸收的速度,塌陷得快,修复得也快,塌陷和修复同步(图 10-1)进行,促进病情好转。伴随着的是患者的

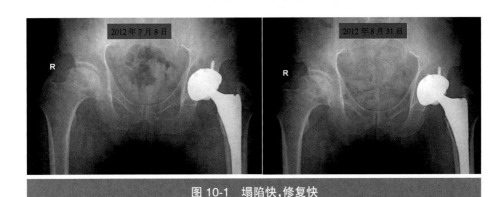

图 10-1　塌陷快,修复快

自我感觉不断好转,症状和体征不断地缓解和改善。如果没有正确的治疗,或者是错误的治疗,只有死骨被动吸收,没有新骨的生长,那么就只有塌陷得快,修复得慢,此时人体的正气已经消耗殆尽,病情就会急转直下,伴随着的是患者的自我感觉没有好转,症状和体征没有缓解和改善,反而加重的表现。所以有囊性改变的塌陷,不必为虑,关键是正确认识,积极对待,否则就会向反方向发展,甚至到不可逆转的地步。

（二）无囊性改变的塌陷

无囊性改变的塌陷相比有囊性改变的塌陷,病情严重得多,是病人的体质比较差,对疾病的抵抗能力和自我修复能力、康复能力比较差的表现。这就是为什么有的病人刚刚有股骨头缺血性坏死的发生,缺血坏死的面积就比较大,机体的反应来不及形成囊性改变,即发生股骨头整体塌陷,使得病情迅速恶化的原因。伴随着的是患者的自我感觉一天比一天加重。无囊性改变的塌陷治疗起来比较棘手,治疗效果比较慢,一般预后不佳。

（三）无塌陷的囊性改变

无塌陷的囊性改变,一般预后良好,治疗效果比较理想。因为此现象是人体对坏死的抗争与修复能力占优势,坏死的速度小于人体自我修复的速度,治疗上因势利导,囊性改变增大,迅速被修复,所以,预后良好,治疗效果也好。如果没有积极正确的治疗,坏死的速度大于修复的速度,囊性改变就不会有变化,病情就会加重,目前最大的误治就是把囊性改变认为是病情的加重,进行手术干预,导致失去保髋良机,留下遗憾。

（四）塌陷中的囊性改变

塌陷中的囊性改变,多发生在无囊性改变塌陷的病例中,一般有两种情况,一是没有治疗就出现囊性改变,说明人体的正气在恢复阶段。二是在治疗过程中,塌陷区域内出现囊性改变,是治疗产生效果的影像表现,抓住时机,进一步治疗就有可能成为保髋成功的病例。

四、关节间隙狭窄的临床意义

股骨头缺血性坏死其关节间隙的影像改变,也是评判治疗效果及病情预后的重要指标。关节间隙逐渐狭窄是疗效差、病情加重的表现,预后不良;间隙逐渐增宽是疗效好、病情好转的表现,预后良好。

缺血坏死使关节囊内和髓内发生内环境的平衡失调,囊内高压,髓内高压,无菌性炎症的刺激,通过髓关节囊内滑膜丰富的痛觉感受器,不断地把疼痛信息传递到周围的软组织,反射性地引起周围软组织的平衡失调进一步加重。产生粘连、瘢痕、挛缩、堵塞,使得供应股骨头的血运障碍进一步加重,形成一个恶性循环导链。周围软组织的弹性下降,支撑力不断低下,痉挛不断加重,最终把关节间隙拉压的狭窄,使动态平衡失调固定在力的平衡失调上。

狭窄的关节间隙,通过正确的治疗是可以增宽的,所以不断研究改进关节间隙增宽的治疗方法显得尤为重要。笔者长期观察髋关节发育不良的合并关节间隙狭窄的治疗比较棘手,也是今后研究的重点。

五、对影像与病情不成比例的认识

此种现象多见于股骨颈骨折后,诱发股骨头缺血性坏死的患者群中。也有其他原因引起的比较重的股骨头缺血性坏死的病人,其影像的改变与病情不成比例关系。虽然患者的疼痛消失,功能改善,已经恢复了社会功能,但是他(她)们的 X 线片表现还是一塌糊涂。可是其三年后的片子我还没有做过更多病例的观察,有待于进一步完善。

只有一个结论:就是股骨头缺血性坏死患者的康复,是先从周围的软组织开始,骨头的康复是比较晚的,也有个体差异,因此影像与病情不成比例的成因还需要进一步的临床研究。

第四节　临 床 体 会

一、对适应证的体会

(一) 早期,为最佳适应证

(二) Ⅱ期、Ⅲ期有手术适应证,不愿意承担手术风险或没有能力手术者

(三) 开放性手术之后(不包括股骨头及人工髋关节置换术)

(四) 非手术适应证者

对于高龄(70 岁以上)、重症、有原发疾病并发股骨头缺血性坏死,特别是长期服用激素维持的患者,不要轻言放弃。只要有效,就可以继续治疗,将病痛和致残率降到最低,提高生活质量。

二、对疗效和疗程体会

(一) 疗效体会

疗效分近期疗效和远期疗效。近期疗效包括疼痛缓解,功能改善。远期疗效包括社会功能恢复,伴随着影像的改变。近期疗效是远期疗效的前提和保证,远期疗效才是最终目的。

(二) 疗程体会

儿童型的股骨头缺血坏死的病程比较短,如果是没有手术的患者,康复一般是 3~6 个

月。如果是做过手术的患者,康复就需要 1~2 年的时间。年龄越小康复得越快,10 岁以下的患者比较明显,曾经有一个贵州大山里 8 岁的小女孩,一个月就痊愈了,初诊时是爸爸背着来的,住院治疗 7 天,一个月来复诊,孩子自己推门跑进来的,大家都没有认出来是一个月前的小患者,经过检查确实痊愈了,至今已经结婚生子,身体健康。

　　成人型的股骨头缺血性坏死的病程比较长,一般需要 6 个月到 3 年的时间。早期:一般 6 个月即可痊愈。Ⅱ、Ⅲ期:前 6 个月是治疗的关键时期,治疗达到 6 个月时,是判定是否保髋成功的时间点,如果疗效肯定,之后还需要间断治疗达 3 年时间方可痊愈。有原发性疾病的患者病程还要延长。有一例原发病是系统性红斑狼疮 37 岁的女性患者,5 年还在间断服药治疗,虽然原发病反反复复,时而发作,时而缓解,激素一直停不下来,最少是每天口服泼尼松 10mg,甚者系统性红斑狼疮出现病情发作时还被迫住院行激素冲击治疗,每天达 300mg 以上,但是 5 年下来,患者双侧股骨头缺血性坏死的病情非但没有加重,而且一直在好转中,所以患者一直追随笔者治疗,并且信心满满。同样是一例原发病是系统性红斑狼疮 29 岁的女性患者,治疗 3 年,双侧股骨头缺血性坏死痊愈,于治疗期间的 1 年零 2 个月时,停用激素,并且系统性红斑狼疮的生化指标也逐渐好转,现在只有一个指标呈现阳性,其余皆转阴,停止治疗至今已经超过 10 年,身体健康,两个病都没有复发。人的个体差异对疾病的发生和康复有着很大的影响,人体生命科学的奥秘我们知道的还非常少,所以我的师父张灿玾 90 岁感言:"不论中医还是西医,都永远在路上,谁也没有顶峰,谁也没有终点。"

三、存在问题

　　3 年的疗程,对患者及其家属的精神压力和经济压力都是巨大的,如何缩短疗程是技术攻关的重点。疼痛对人体的伤害也是巨大的,如何让患者顺利度过与病情恢复不成比例的疼痛关,寻求治疗顽固性疼痛的靶向点,是我们医生义不容辞的责任。实用性共识版的早期诊断、早期治疗标准、分期标准、疗效评定标准的出台,迫在眉睫。

后 记

人在自然界中生长,中医学就是通过人与自然界的关系来认识、研究人体生命的本质,有着自身的规律性,作为活生生的人,形形色色,千差万别,个体内的生命活动瞬息万变,所以人与天地相参,人与天地相应的整体观念就成为了中医学研究人体生理变化的指导思想;辨证论治就成为了预防、治疗人体疾病的指导思想。《易传·系辞》中有一句"形而上者谓之道,形而下者谓之器。"道是无形的自然规律,器是有形的各种物质,各种物质产生灭亡、运动发展的规律就是道,无形的道,存在于有形的物质之中。故《论语·里仁篇》曰:"朝闻道,夕死可矣。"《论语·为政篇》又曰:"君子不器"。有学问、有修养、有抱负的人必须广泛地涉猎各种知识,培养各种才能;大气谦和,海纳百川,德艺双馨,追求卓越;待人处事,不失原则,又具灵活,因时、因地、因人制宜,获事半功倍之成效。一名医生如果没有独立的人格思维、博爱情怀、奉献精神,那么,就是有器无道,即使有再高的学问,再深的资历,再好的专业,也只能是一个工匠,甚至有的人专业程度越高,对社会的危害越大。

中医学的"人文"就是一种植根于内心的素养,一种能设身处地为别人着想的善良。它就在我们日常的生活中,就在人和人的关系中。想想我们作为一名新时代的医务工作者,有多少时候,不需要病人提醒,就能够自发地做到"临病人问所便"?

在中医学里没有不治之症,只有"疾虽久,犹可毕也,言不可治者,未得其术也"的古训。我继承弘扬"未病先防,既病防变,治疗整体"的医学思想,在预防治疗股骨头缺血性坏死这一疑难骨病的过程中,获益良多。

股骨头缺血性坏死是可以预防的,短板是科普教育的普及;早期治疗不难,难的是早期诊断;Ⅱ期治疗,完全可以防止进入Ⅲ期,缩短病程,短板是如何正确认识病理机制,影像演变,指导临床实践;Ⅲ期完全可以治疗,难点是健康自信,职业自信态度的呼唤。这是笔者专攻股骨头缺血性坏死多年以来的深切体会。

当前多数医生认为对于股骨头坏死西医是最主要的治疗手段,但笔者认为,在该病的治疗方面,西医存在的认识的误区,如:①概念误区:把骨病视为创伤。②诊断误区:过度关注和依赖影像诊断结果,忽略主诉及物理检查,注重局部解剖,忽略整体联系,忽略人体生命科学,忽略骨病产生的综合原因。③治疗误区:过度依赖开放性手术,至把大道至简,更显真章的中医适宜技术视为雕虫小技;强调绝对的卧床休息,忽视适量合理运动的治疗作用等。

笔者以为,以解除病人痛苦为至高理想的医生,面对疾病,应从整体医学角度出发,认真研究患者心理,认真研究中医原理,认真研究解剖生理,综合以观,众法兼善,胸怀悲悯,惟效是求。笔者深信,未来不是西医的天下,也不是中医的天下,而是东西方哲学的融合,再到中西医融合,整体医学的天下。

谨奉上此书与致力于中、西医学事业的仁人志士共勉!

主要参考书目

1. 张灿玾,徐国仟.针灸甲乙经校注[M].北京:人民卫生出版社,1996.

2. 朱汉章.针刀医学原理[M].北京:人民卫生出版社,2002.

3. 王令习,王晶.针刀临床安全操作手册[M].北京:人民卫生出版社,2012.

4. 柳百智.针刀治疗颈肩腰腿痛[M].北京:人民卫生出版社,2008.

5. 蒋协远,王大伟.骨科临床疗效评价标准[M].北京:人民卫生出版社,2007.

6. 赵德伟.股骨头缺血性坏死的修复与再造[M].3版.北京:人民卫生出版社,2013.

7. 刘春山.经筋学说与新铍针疗法[M].北京:人民卫生出版社,2010.

8. 郭豪.疑难骨病诊治[M].北京:人民卫生出版社,2007.

9. 王军,杨春.筋膜学[M].乌鲁木齐:新疆人民卫生出版社,2015.

10. 傅安秋.心理咨询师培训教程[M].上海:华东师范大学出版社,2010.

11. 朱燕中.灵枢真意集成[M].沈阳:辽宁科学技术出版社,2014.